# Kamasutra

VATSYAYANA

# Kamasutra

## Leitfaden der Liebeskunst

Aus dem Sanskrit

Übersetzung von Klaus Mylius

OTUS

# INHALT

## Erster Hauptteil: Allgemeines



## Zweiter Hauptteil: Auf den Geschlechtsverkehr Bezügliches



## Dritter Hauptteil: Von der Brautwerbung bis zur Hochzeit

## Vierter Hauptteil: Über das Verhalten einer Ehegattin



## Fünfter Hauptteil: Über das Verhalten zu den Gattinnen anderer Männer



## Sechster Hauptteil: Prostitution



## Siebenter Hauptteil: Geheimmittel

ERSTER HAUPTTEIL

# ALLGEMEINES

ERSTES KAPITEL

## Zusammenfassung des Lehrbuches

Verehrung sei Dharma, Artha und Kama dargebracht; sind sie es doch, die in diesem Lehrbuch behandelt werden. Verehrung sei aber auch den Lehrern, die das Wesen dieser drei Begriffe erkannt haben, und insbesondere denjenigen Lehrern, die in Beziehung zu diesem Lehrbuch stehen.

Der Gott Prajapati hat ja die Wesen geschaffen und für ihre Wohlfahrt zu Anbeginn der Welt einen verkündet, der in zehntausend Kapiteln die vollendete Erlangung der drei hohen Güter, nämlich Dharma, Artha und Kama, lehrt. Aus diesem riesigen Text hat dann Manu, der Sohn des Svayambhu, den auf den Dharma bezüglichen Teil abgetrennt. Wiederum hat Brhaspati dasselbe mit den Ausführungen über Artha getan. So blieb das Kamasutra übrig, und Nandin, der Gefolgsmann des Mahadeva, hat es verkündet; tausend Kapitel umfaßte es damals.

Später hat dann Svetaketu, der Sohn des berühmten Philosophen Uddalaka, das Kamasutra in fünfhundert Kapiteln zusammengefaßt. Aber auch in dieser Form war das Werk für die Benutzer zu umfangreich. Deshalb schuf der aus dem Volk der Pancala gebürtige Babhravya eine neue Zusammenfassung in hundertfünfzig Kapiteln und gliederte diese zur besseren Übersicht in die folgenden sieben Hauptteile:

- Allgemeines
- Auf den Geschlechtsverkehr Bezügliches
- Auf die Herstellung einer ehelichen Beziehung zu einem Mädchen Bezügliches
- Auf die Rolle der Gattin Bezügliches
- Auf die Gattinnen von anderen Männern Bezügliches
- Prostitution
- Auf Geheimmittel Bezügliches

Damals nun waren die Hetären von Pataliputra die berühmtesten in Indien. Sie wandten sich an Dattaka, einen hervorragenden Kenner der Liebeskunst, und baten ihn um die gesonderte Bearbeitung des der Prostitution gewidmeten Hauptteils. Dattaka sagte zu. In Anlehnung daran hat Carayana den das Allgemeine enthaltenden Hauptteil bearbeitet. Suvarnanabha widmete sich dem Abschnitt über den Geschlechtsverkehr, während Ghotakamukha den auf die eheliche Verbindung mit einem Mädchen bezüglichen Hauptteil näher darstellte. Gonardiya befaßte sich mit den Aufgaben und Pflichten der Ehegattin, Gonikaputra mit den Beziehungen zu den Gattinnen anderer Männer. Schließlich wurde der die Betrachtungen über Geheimmittel enthaltende Hauptteil gesondert durch Kucumara bearbeitet.

Die einzelnen Hauptteile erfuhren somit jeweils eine spezielle Durcharbeitung und Darstellung. Dieser Vorteil brachte aber auch einen großen Nachteil mit sich, denn indem das Lehrbuch nunmehr stückweise von vielen Lehrern bearbeitet wurde, ging darüber seine Grundsubstanz, sein innerer Zusammenhang, so gut wie verloren. Somit befand man sich nun erst recht in einer mißlichen Lage: Die von Dattaka und den anderen genannten Autoritäten vorgelegten Werke trugen den Stempel des Torsohaften und splitterten gewissermaßen das Liebesleben in viele unzusammenhängende Einzelzüge auf; andererseits ermangelte das Werk des Babhravya der Durchdringbarkeit und damit der praktischen Brauchbarkeit. Angesichts dieser Situation hat Vatsyayana die gesamte Materie neu bearbeitet und, gestützt auf die früheren Autoritäten, in

***Belauschte Liebesfreuden – zärtliche Annäherungen im Schlafgemach.***

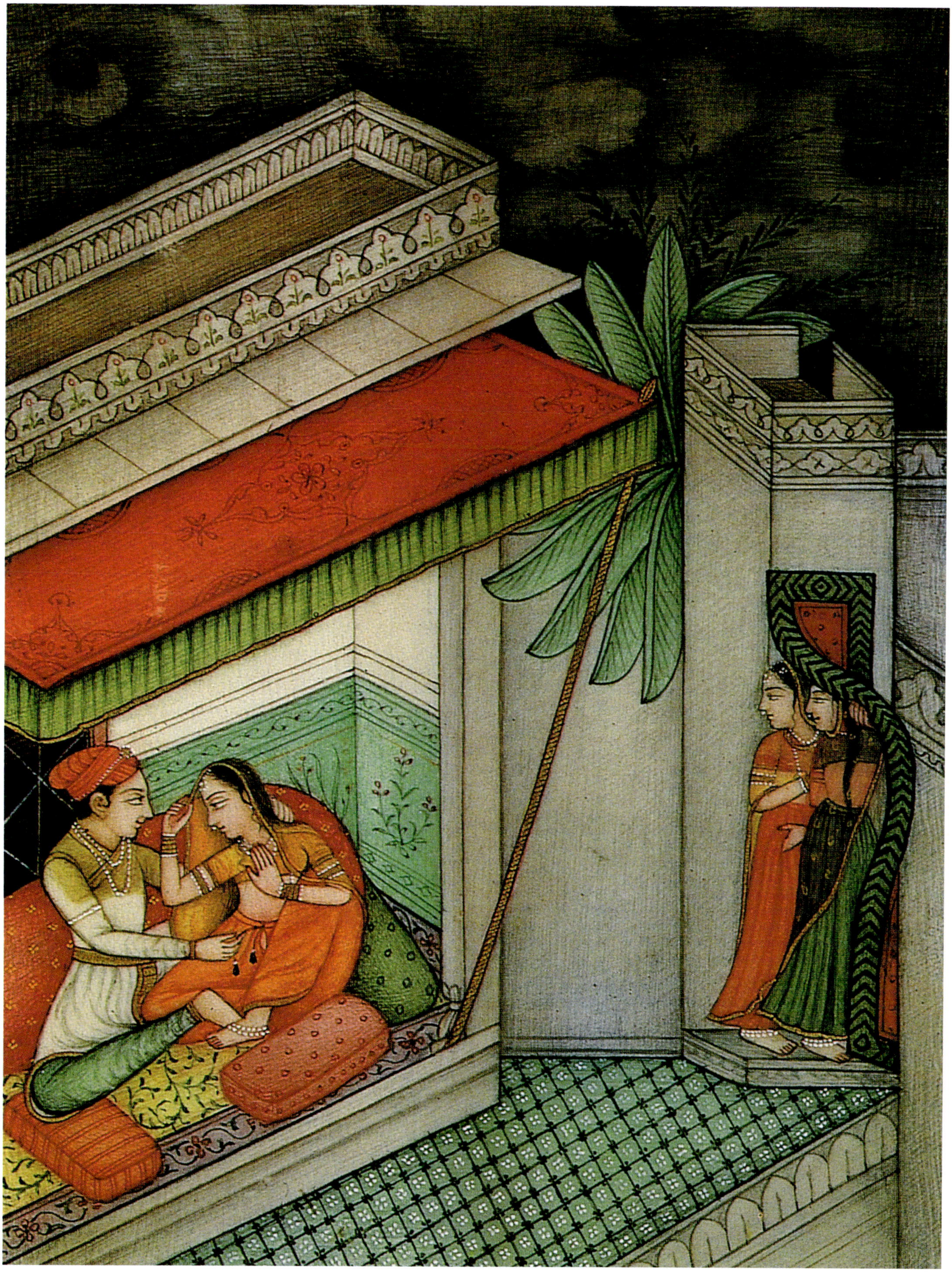

einem gedrängt gehaltenen Buch zusammengefaßt, nämlich in dem uns hier vorliegenden Kamasutra.

Damit der Leser weiß, was er von diesem Leitfaden der Liebeskunst zu erwarten hat, gibt Vatsyayana zu Beginn eine Übersicht über Inhalt und Einteilung seines Werkes.

Der erste Hauptteil widmet sich dem Allgemeinen und besteht aus fünf Kapiteln. Einer Gesamtzusammenfassung des Lehrbuches folgen Hinweise zur Erlangung der drei Hauptgüter: Dharma, Artha und Kama. Danach werden Wissenschaften und Fertigkeiten aufgeführt, die in Beziehung zur Liebeskunst stehen. Es folgen eine Beschreibung des Lebenswandels eines eleganten jungen Mannes sowie eine Abhandlung über des Liebhabers Freundinnen und das Amt von Liebesbotinnen.

Im zweiten Hauptteil, der aus zehn Kapiteln besteht, beginnt Vatsyayana mit einer Definition des Geschlechtsverkehrs nach Ausmaß, Zeitpunkt und Dauer. Er zeigt die Möglichkeiten, die liebenden Paaren beim Umarmen und Küssen gegeben sind, beschreibt die Arten der Fingernagelspuren und die Varietäten der Bißspuren und schildert die Verhaltensweisen der Frauen aus den einzelnen indischen Provinzen sowie die Arten des dort ausgeübten Geschlechtsverkehrs.

Ausführlich beschreibt er die einzelnen beim Geschlechtsverkehr einzunehmenden Stellungen mit ihren Vorteilen und Nachteilen und legt dar, daß und auf welche Weise auch durch Schläge ein Lustgewinn zu erzielen ist. Vatsyayana läßt dabei nicht außer acht, daß auch die Frau ihrerseits die Initiative ergreifen und auf dem Mann liegen kann, und er berücksichtigt die Möglichkeit, daß die Partner sich auch auf dem Wege des Mundverkehrs vereinigen können. Mit der lebensvollen Beschreibung eines koketten Streits schließt Vatsyayana diesen Teil seines Buches ab.

Der dritte Hauptteil enthält fünf Kapitel und lehrt die Mittel und Wege, die zur ehelichen Verbindung mit einem Mädchen führen können. Nach welchen Gesichtspunkten soll eine Brautwahl vor sich gehen? Wie gewinnt man das Vertrauen der Braut? Wie nähert man sich überhaupt am günstigsten seiner Herzensdame? Und wie erreicht man es, daß sie, nachdem man sie erlangt hat, sich für keinen anderen Mann mehr interessiert? Nachdem der Autor diese und andere Fragen erörtert hat, schließt er mit der Krönung der Bemühungen um eine geliebte Frau: mit der Hochzeitsfeier.

Der vierte Hauptteil besteht lediglich aus zwei Kapiteln. Sie enthalten die Vorschriften für den Wandel einer treuen Gattin, besonders für den Fall, daß der Ehemann auf Reisen ist. Wie sich die älteste und die jüngste Gattin, wie sich wiederverheiratete Witwen, wie sich ungeliebte Frauen zu verhalten haben, all das erfahren wir ebenso aus diesem Kapitel wie die Richtlinien für das Verhalten eines Mannes mit mehreren Gattinnen.

Der fünfte Hauptteil, der sechs Kapitel umfaßt, befaßt sich mit dem Verhalten zu den Gattinnen anderer Männer. Nach der Kennzeichnung des Charakters von Mann und Frau wie auch der bei Frauen erfolgreichen Männer und der mühelos zu gewinnenden Frauen äußert sich der Autor über die verschiedenen Wege, auf denen man zur Bekanntschaft mit einer Frau kommt, und über die Bemühungen, sie zu gewinnen. Dabei spielt die Erkundung der Neigungen einer fremden Ehefrau eine wesentliche Rolle. Hier finden auch die Aufgaben einer Liebesbotin ihren eigentlichen Platz. Eine gesonderte Darstellung erfährt die Verliebtheit der Herrscher; auch über den Harem äußert sich Vatsyayana ausführlich.

Ebenfalls sechs Kapitel finden sich im folgenden, dem sechsten Hauptteil, der der Prostitution gewidmet ist. Hetären können aus ihm fast unerschöpfliche Belehrung ziehen. Wie man sich einen geeigneten Mann aussucht, wie man Zugang zu ihm findet, wie man ihn gewinnt, wie man dann die Hingabe an ihn vollzieht, wie man durch ihn möglichst schnell zu großem Gewinn kommt, wie man sich des ausgeplünderten Mannes wieder entledigt oder auch ein locker gewordenes Verhältnis wieder festigt – all das und anderes mehr lehrt dieser Hauptabschnitt unseres Kamasutra. Der Verfasser schließt mit Betrachtungen über Gewinn und Ver-

***Innige Intimität:***
***Tête-à-tête im Dunkel der Nacht.***

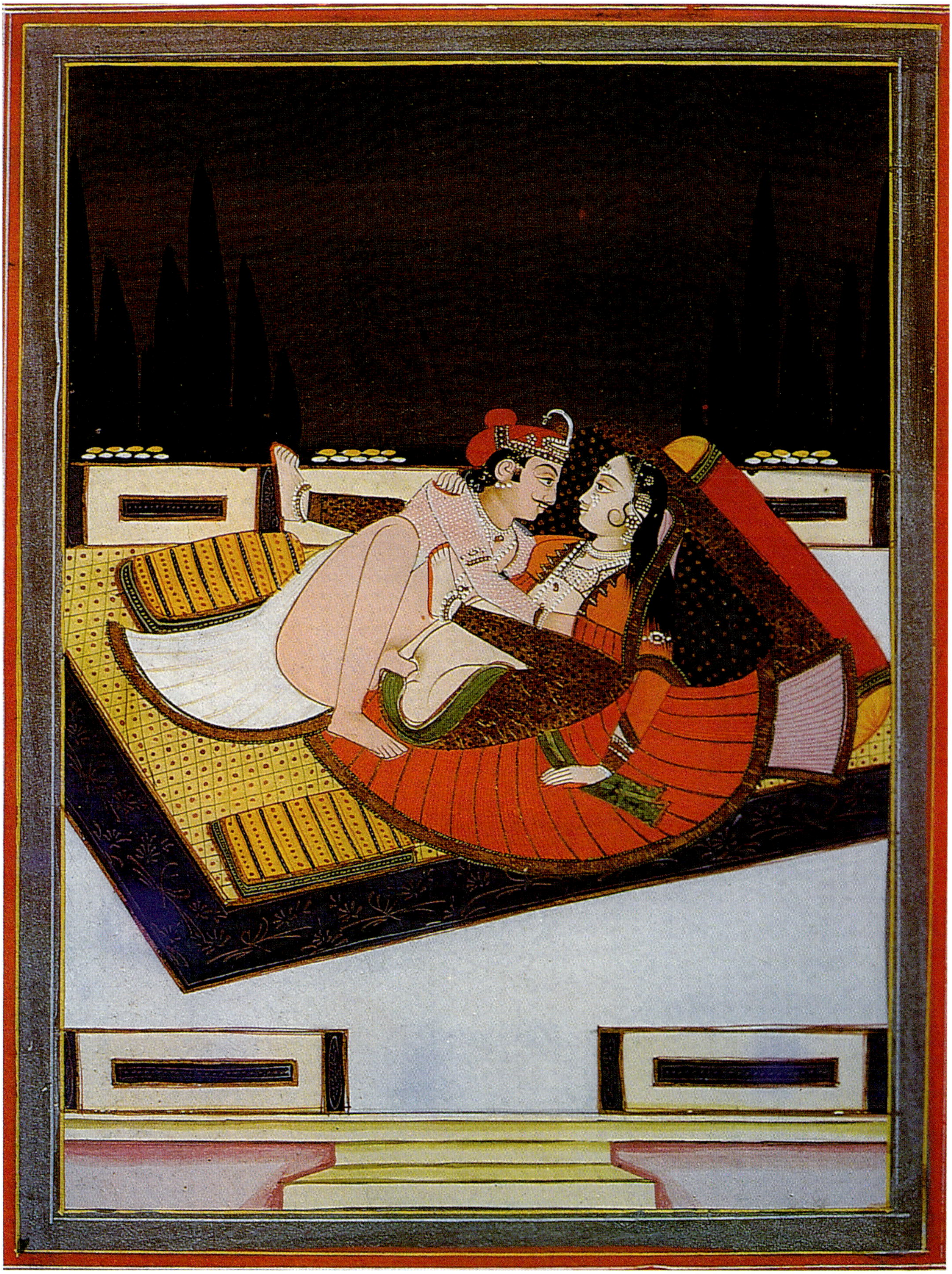

lust und mit einer Aufzählung der Typen der Prostituierten diesen besonders interessanten Teil seines Werkes ab.

Der letzte Hauptteil mit seinen zwei Kapiteln will all denen eine Hilfe sein, die aus dem vorangegangenen eigentlichen Kamasutra nicht den gehörigen Nutzen gezogen haben. Hier findet man Hinweise und Ratschläge dafür, wie man sich anderen Menschen gewinnend machen und sie bestricken kann, wie man die geschlechtliche Potenz steigert, den Penis vergrößert, verlorene Liebesfähigkeit wiedergewinnt und anderes mehr.

Unser Kamasutra, das hier kurz zusammenfassend vorgestellt wurde, besteht also aus 36 Kapiteln (manche Lehrer teilen das Werk auch in 67 Abschnitte ein), die wiederum aus insgesamt 1250 kurzen Abschnitten gebildet werden.

Vatsyayana schließt dieses Kapitel mit dem folgenden Vers:

**Nachdem diese Kurzfassung gegeben wurde,**
**wird im folgenden deren ausführliche Fassung dargelegt.**
**Gewünscht wird ja von den Gebildeten auf der Welt**
**die Aussage als Kurzfassung und in Ausführlichkeit.**

## ZWEITES KAPITEL

### Erlangung der drei Güter

Der Mensch kann ein Alter bis zu hundert Jahren erreichen. Diese Zeit soll er sich für das Streben nach den drei Gütern – nämlich nach Dharma, Artha und Kama – sinnvoll einteilen. Stets sollen diese drei miteinander harmonisch verbunden sein. Man soll vermeiden, daß sie gegenseitig in ein Mißverhältnis geraten.

In der Kindheit strebe man nach Wissen und nach solchen Fähigkeiten, die später materiell nutzbar gemacht werden können. In der Jugend widme man sich der Liebe. Im Alter bemühe man sich um Tugendhaftigkeit als Voraussetzung zur Erlösung. Freilich kann ein solches Schema nur dann Gültigkeit haben, wenn das Leben in gesicherten Bahnen abläuft. Da aber nicht selten das Gegenteil der Fall ist, sei man gegebenenfalls flexibel und richte sein Streben nach den jeweiligen Lebensumständen ein. Immerhin sollte man aber darauf achten, in der Zeit des Wissenserwerbs – manche sagen bis zum Alter von sechzehn Jahren – einen keuschen Wandel zu führen.

Was ist nun unter Dharma zu verstehen? Dieser Begriff hat einen doppelten Inhalt. Einmal versteht man darunter die Durchführung religiöser Handlungen, die ohne sichtbare Auswirkungen sind. Dazu zählen etwa die in den Rituallehrbüchern vorgeschriebenen Opfer. Zum anderen ist Dharma die Unterlassung weltlicher Handlungen, die bestimmte sichtbare Auswirkungen haben. Hierher gehört etwa die Unterlassung des Verzehrs von Fleisch. Auch hierüber geben die Lehrbücher nähere Auskunft, doch bilden die Texte der heiligen Offenbarung die ursprüngliche Quelle. Außerdem nutze man Zusammenkünfte mit Dharma-Kundigen, um sich zusätzliche Belehrung zu verschaffen.

Artha hingegen ist der Erwerb von Wissen, Ländereien, Gold, Vieh, Getreide, sonstigen Waren und Gerätschaften, freundschaftlichen Verbindungen usw.; dazu zählt auch die Mehrung des Erworbenen. Man erlernt ihn am besten, indem man auf den Wandel der Beamten schaut, aber auch durch den Umgang mit gewerbe- und handelskundigen Kaufleuten.

Kama schließlich ist die Sinnesfreude an den jeweiligen Objekten, die durch das Gehör, die Haut, das Sehen, Schmecken und Riechen vermittelt wird; sie steht unter der Herrschaft des Geistes in Verbindung mit der Seele. Insbesondere ist Kama aber das lustvolle Empfinden, das aus der Berührung mit einem lustgebenden Objekt hervorgeht und sich als mit Wollust einhergehendes Selbstgefühl realisiert. Zum Studium des Kama diene als Hilfsmittel das Kamasutra, aber auch der Umgang mit kultivierten jungen Leuten aus der Stadt erweist sich als nützlich.

***Tanz der Begierde – Triumph der Phantasie.***

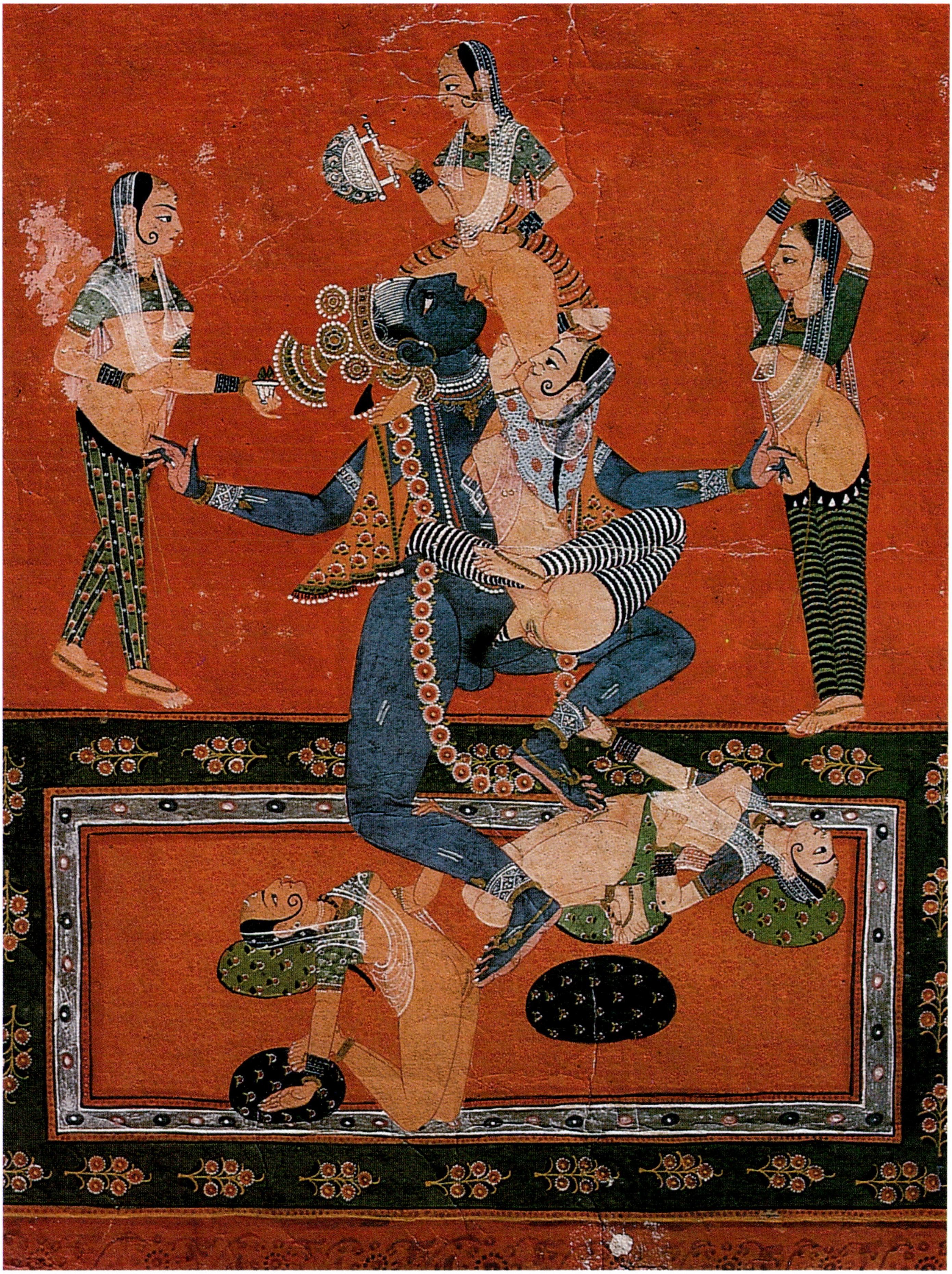

Wenn man die Begriffe Dharma, Artha und Kama in dieser Reihenfolge aufzählt, dann ist der jeweils vorherstehende Begriff höher als der folgende: Dharma steht höher als Artha und dieser wiederum höher als Kama. Aber diese Regel hat ihre Ausnahmen. Für einen König beispielsweise ist Artha wegen seiner grundlegenden Bedeutung für den Lebensunterhalt des Volkes zweifellos der wichtigste Begriff. Auch für eine Hetäre steht nicht Tugend an erster Stelle, sondern das Streben nach Reichtum.

Dharma ist, wie wir gesehen haben, im wesentlichen überweltlicher und daher nicht leicht faßbarer Natur. Darum bedarf es zu seinem richtigen Verständnis geeigneter Lehrbücher. Kennen muß man aber auch die Mittel, die zum Artha führen; daher gibt es auch für diese ein Lehrbuch. Nun sagen manche Lehrer, daß es auf dem Gebiet der Liebe anders sei. Da der Liebestrieb sich von selbst betätige (was man schon in der Tierwelt sehen könne) und zudem angeboren sei, erscheine ein diesbezügliches Lehrbuch überflüssig.

Demgegenüber ist Vatsyayana ganz anderer Meinung. Die Liebe von Mann und Frau verwirklicht sich im Beischlaf, und für diesen bedarf es sehr wohl bestimmter Erfahrungen. Und den Zugang zu solchen Erfahrungen gewinnt man eben aus dem Kamasutra. Das Liebesleben der Menschen kann man mit dem der Tiere nicht vergleichen. Bei den Tieren verbergen und verhüllen sich die Weibchen nicht; in der Brunstzeit führt bei ihnen die Begattung bis zur Erfüllung, und Überlegung bei ihrer Vereinigung gibt es nicht. Daher bedürfen die Tiere für ihre geschlechtliche Vereinigung keiner Vorbereitungen.

Übrigens ist nicht nur Kama Einwänden unterworfen; es gibt auch solche gegen Dharma und Artha. Gegen die Lehre von Dharma wird beispielsweise folgendes vorgebracht: Der Lohn für gute Taten wird in ungewisse Zukunft gerückt und ist zudem durchaus zweifelhaft. Nur wer kindisch ist, kann auf Erworbenes zugunsten anderer verzichten. Besser ist es, heute eine Taube zu besitzen als morgen einen Pfau. Besser als ein in Aussicht gestellter Goldschmuck ist der tatsächliche Besitz einer Kupfermünze.

Doch Vatsyayana hält demgegenüber neben der Bedeutung von Kama auch an der von Dharma fest. Die Lehrbücher gelten ihm als unanzweifelbar. Behexung und Verfluchung haben wenigstens gelegentlich sichtbaren Erfolg. Ebenso ersichtlich ist ihm das Wirken der Sternbilder, des Mondes, der Sonne und der Planeten zum Nutzen der Welt nach wohlüberlegtem Plan. Der Ablauf des Weltgetriebes wird durch den Wandel der einzelnen sozialen Gruppen – der brahmanischen Priester, der Krieger, der freien Bauern, Handwerker und Kaufleute und schließlich der unfreien Bauern und Sklaven – ebenso bestimmt wie durch das Verhalten innerhalb der verschiedenen Lebensstufen: als Schüler, Hausvater, Waldeinsiedler und weltflüchtiger Asket. Und schließlich: Was man als Saat hingibt, dient der künftigen Ernte. Darum soll man entsprechend den Dharma-Vorschriften wandeln.

Nun einige Einwände gegen das Streben nach Artha. Man sehe doch, wie oft die Menschen mit aller Anspannung nach Besitztümern streben, die sie schließlich doch nicht erlangen: Andererseits falle einem oft etwas in den Schoß, um das man sich gar nicht bemüht habe. Nicht das Streben sei ausschlaggebend, sondern das Walten des Schicksals. Nur das Schicksal bestimmt über Gewinn oder Verlust der Menschen, über Sieg oder Niederlage, über Glück oder Unglück. Schicksal war es, das Bali dazu trieb, sich an die Stelle des Gottes Indra setzen zu wollen. Das Schicksal wiederum stürzte ihn vom Thron, und nur das Schicksal kann ihn wieder einsetzen. So argumentieren die Fatalisten.

Mit ihnen ist Vatsyayana nicht einverstanden. Alles, was dem Menschen auf Erden widerfährt, sagt er, ist von seinem Tun abhängig. Das gilt auch für ein scheinbar zwangsläufig entstehendes Vermögen. Dem Untätigen erblüht kein Lohn.

Und nun zu den Argumenten gegen das Streben nach Kama. Man solle keine Liebesangelegenheiten verfolgen, heißt es, da sie sonst in unzulässige Rivalität mit Dharma und Artha, die doch die Hauptanliegen der Menschen sein sollen, kommen.

***Liebe als Fest –***
***bis ins kleinste Detail malerisch geschmückt***

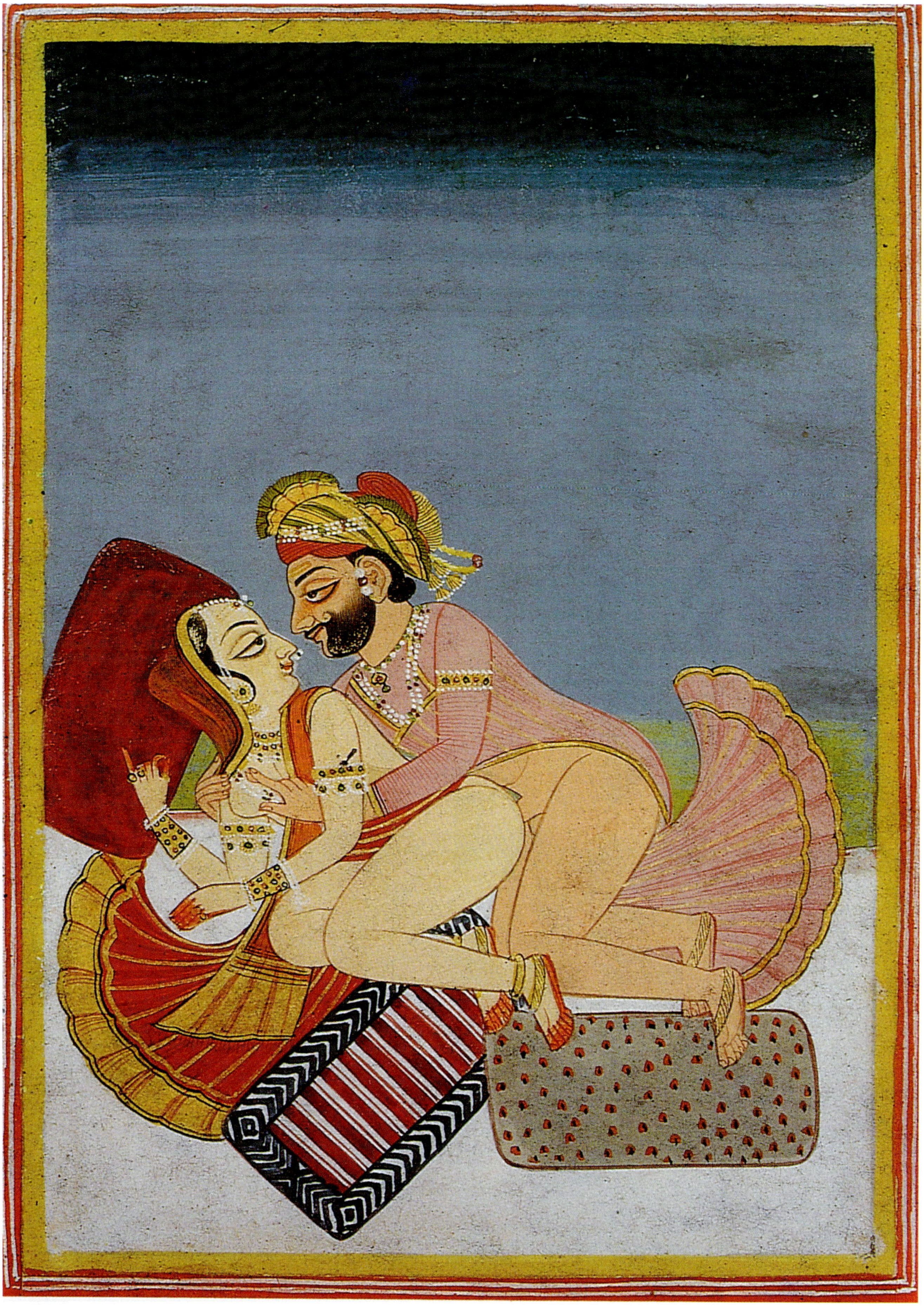

Außerdem gerate man dadurch bei edlen Persönlichkeiten in Verruf. Denn durch Liebesdinge komme man mit allerhand verkommenem Volk in Berührung, mit Unreinlichkeit und allerlei unguten Plänen. Außerdem verleiten Schürzenjägereien zu Tollheit und Leichtsinn, untergraben die Vertrauenswürdigkeit und bewirken, daß man allgemein zurückgewiesen werde. Man höre von Verliebten ferner, daß sie auf ihren gefährlichen Wegen nicht einmal durch ihre Begleitschar geschützt werden konnten. Dafür gebe es historische Beispiele. So sei der Bhoja-König Dandakya, der in Liebe zu der Tochter eines Priesters entbrannt war, mitsamt seiner Verwandtschaft und dem ganzen Reich untergegangen; wie manche sagen, durch einen Staubsturm. Der Götterkönig Indra, der die Ahalya begehrte, der großmächtige Kicaka, der nach dem Besitz der Draupadi strebte, der Dämonenfürst Ravana, der die Sita entführte, und viele andere, die in die Gewalt der Liebe gerieten, seien daran zugrunde gegangen. Dies ist die Auffassung der Banausen und Moralisten.

Es leuchtet ein, daß Vatsyayana einem solchen Standpunkt gleichfalls entgegentritt. Auf Liebesbeziehungen, sagt er, gründe sich die Existenz des Menschengeschlechts überhaupt. Sie sind darum der Nahrung gleichwertig. Als Früchte sind sie aus Dharma und Artha hervorgegangen. Und wenn eingewendet wird, daß sie Unannehmlichkeiten mit sich bringen können, muß erwidert werden, daß keine menschliche Tätigkeit frei davon ist. Natürlich überlegt man sich beispielsweise, daß es Bettler gibt, aber deswegen wird man doch nicht darauf verzichten, Essen zu kochen. Oder man vergegenwärtigt sich, daß Gazellen die Saatkörner fressen könnten; doch kann man sich dadurch veranlaßt sehen, keinen Ackerbau mehr zu treiben? Indem er dies zu bedenken gibt, schließt Vatsyayana dieses Kapitel mit den folgenden Versen:

**Der so dem Artha wie dem Kama**
**wie auch dem Dharma obliegende Mann**
**erlangt auf Erden wie im Jenseits**
**sorgenfreies, unendliches Glück.**

**Bei einer Tat, von der man nicht befürchten muß:**
**»Was mag daraus im Jenseits werden?«,**
**und die dem Artha nicht zuwiderläuft,**
**bei einer solchen verharren die Weisen.**

**Was die drei Güter zu erlangen hilft**
**oder zwei oder auch nur eines –**
**diese Tat vollbringe man,**
**aber keine, die die zwei anderen vernichtet.**

## DRITTES KAPITEL

### Darlegung der Lehren

Ohne die Zeit für das Studium von Dharma, Artha und der ihnen angeschlossenen Lehren zu versäumen, studiere der Mann das Kamasutra und die auch diesem angeschlossenen Lehren. Aber auch die Frau studiere die Liebeskunst, und zwar noch vor der Vollendung der Jugendzeit und damit vor ihrer Verheiratung. In der Ehe setze sie mit Billigung des Gatten diese Studien fort. Manche Lehrer sagen nun, daß Frauen grundsätzlich nicht imstande seien, ein Lehrbuch zu verstehen. Deshalb sei ihre Unterrichtung durch das Lehrbuch der Liebeskunst zwecklos. Dem widerspricht Vatsyayana entschieden und verweist darauf, daß den Frauen ein Begreifen der Liebespraxis in jedem Falle möglich ist. Die Kenntnis der Praxis aber ist aus dem Vorliegen eines Lehrbuches herzuleiten. Auf allen Gebieten ist es ja so, daß es nur wenige Kenner von Lehrbüchern gibt; dagegen liegt die Praxis im Bereich aller Menschen. Aber selbst ein in der Ferne verfaßtes Lehrbuch kann schulbildend wirken und eine große Zahl von Schülern an die Praxis heranführen. Das trifft zum Beispiel auf die Opferpriester zu: Sie verwenden in ihren Ritualhandlungen Sprüche und deren grammatische Umwandlungen, ohne selbst Grammatiker zu sein, wohl aber wissend, daß sie nach grammatischen

***Erregte Erwartung:***
***verhaltene Gestik und Selbststimulation.***

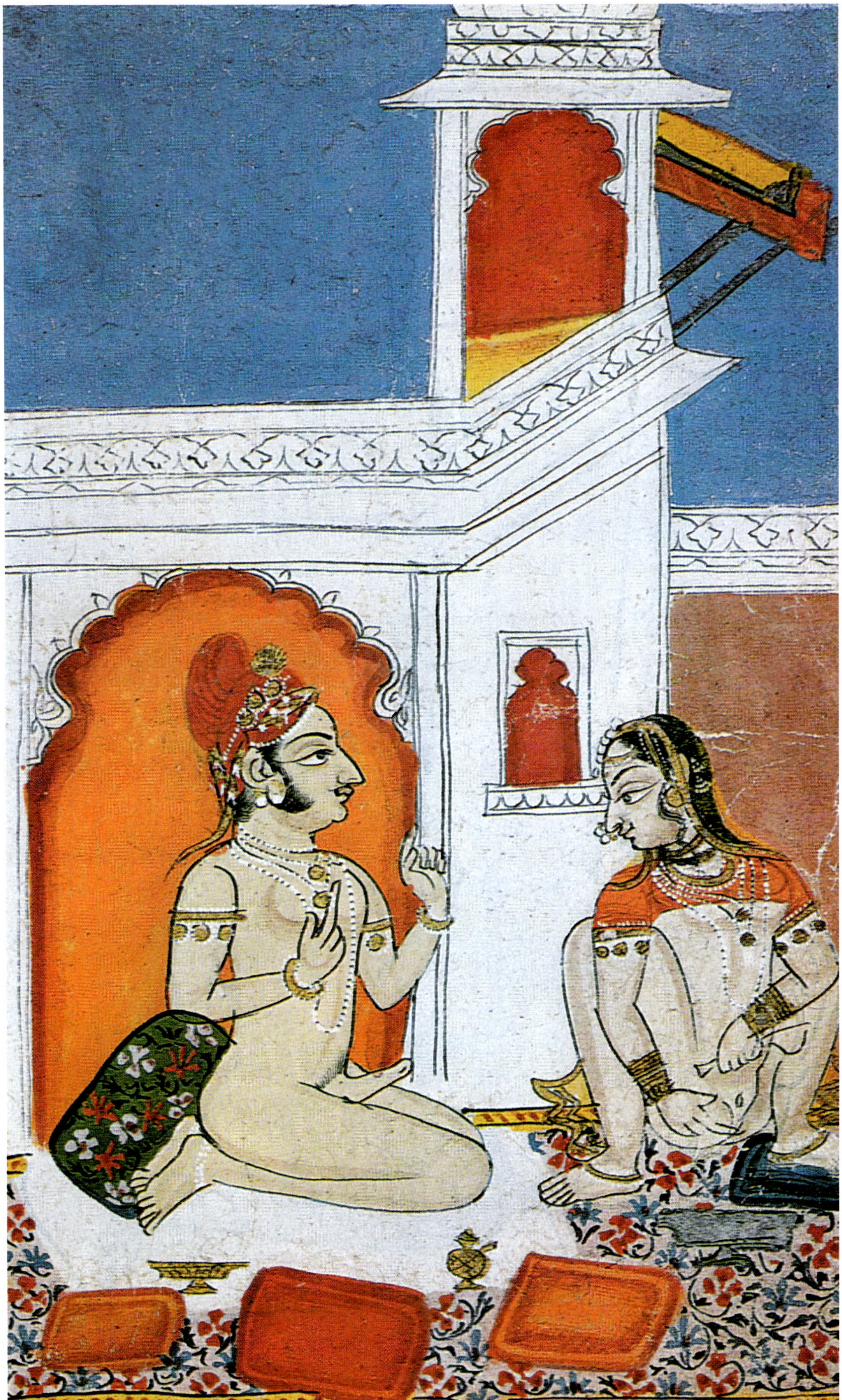

Regeln verfahren. Ähnlich ist es in der Astrologie: Auch Laien ermitteln die für sie günstigen Konstellationen, obwohl sie wissen, daß sie keine Fachastrologen sind. Reiter lenken sicher ihre Pferde und Elefanten, auch wenn sie die über die Reitkunst verfaßten Lehrbücher nicht kennen. In der Politik gibt es dafür Parallelen. Räuberische Völker werden eine Landesgrenze nicht zu überschreiten wagen, wenn sie wissen, daß jenseits derselben ein mächtiger König herrscht – auch wenn dieser König weit von ihnen entfernt wohnt.

Außerdem gibt es Frauen, die an der Liebeskunst unmittelbares Interesse haben und darum das Kamasutra unbedingt studieren sollten, nämlich Hetären, Prinzessinnen und die Töchter hoher Beamter. Daher soll eine Frau bei einer Person ihres Vertrauens insgeheim die Liebespraxis sowie das Lehrbuch oder wenigstens einen Teil davon studieren. Die wiederholt anzuwendenden, die 64 Künste betreffenden Praktiken erlerne ein Mädchen insgeheim und für sich allein.

Welche Personen sind nun die geeigneten Lehrerinnen solcher Mädchen? Da ist zunächst die Milchschwester, mit der man zusammen aufgewachsen ist und die bereits mit einem Mann Geschlechtsverkehr gehabt hat. Das kann aber auch eine ebensolche Freundin sein, mit der sich ohne Bedenken reden läßt. Ebenso kommt eine altersmäßig passende Schwester der Mutter in Betracht oder auch eine vertrauenswürdige Dienerin. Auch eine von früher bekannte und erprobte Bettelnonne kann zur Lehrerin dienen. Schließlich denke man an die Möglichkeit, sich von einer eigenen älteren Schwester, zu der man Vertrauen hat, belehren zu lassen.

Die Liebeskunst erschöpft sich nun nicht etwa in der eigentlichen körperlichen Liebe, sondern umfaßt nicht weniger als 64 Wissensgebiete und Fertigkeiten, die man beherrschen sollte. Dazu zählen Gesang, Instrumentalmusik, Tanz, Zeichnen, Ritzen von Umrissen in Blätter zum Bemalen der Stirn, Anfertigung verschiedener Muster aus Reis und Blumen, Streuen von Blüten, Färben von Zähnen, Gewändern und Körperteilen, Schmükkung des Fußbodens mit Juwelenintarsien, Herrichtung einer Lagerstatt, Wassermusik, das Wasserspritzspiel, wundertätige Praktiken, die Arten des Kranzwindens, die Anbringung von Stirn- und Kopfschmuck, Wahl der passenden Garderobe, Arten des Ohrschmucks, Parfümzubereitung, das Anlegen von Schmuck, Zauberkunststücke, die Zubereitung kosmetischer Geheimmittel, Geschicklichkeit der Hände, die Zubereitung verschiedener Arten von Gemüse, Brühe und anderen Gerichten, die Herstellung von Getränken, Säften, Würztränken und Likören, Näh- und Webarbeiten, Filetstickereien, das Spielen von Musikstücken auf der Laute und der Trommel, die Komposition und das Lösen von Rätseln, Rezitationsspiele, das Hersagen von Zungenbrechern, das Vorlesen aus Büchern, die Kenntnis von Schauspielen und Erzählungen, die Vervollständigung von Zeilen eines Gedichtes, das Flechten von Bändern und Bambus, Drechslerarbeiten, Zimmern, Architektur, Echtheitsprüfung von Silber, Metallurgie, die Kenntnis von Juwelen, Farben und Mineralien, die Praktiken der Baumpflege, die Veranstaltung von Widder-, Hahnen- und Wachtelkämpfen, die Sprechdressur von Papageien und Predigerkrähen, Geschicklichkeit im Einreiben, Massieren und Frisieren, Mitteilungen mit Hilfe der Fingersprache, die Arten von Geheimsprachen, die Kenntnis der Provinzdialekte, die Anfertigung von Blumenwagen, die Kenntnis der Vorzeichen und des Alphabets der Diagramme, Mnemotechnik, gemeinsames Rezitieren, in Gedanken erfolgende Abfassung von Gedichten, Kenntnisse in der Lexikographie und der Metrik, Arten der literarischen Arbeit, Arten der Verstellung durch Gestikulation, Verkleidungen, Glücksspiele, das Würfelspiel, die Arten der Kinderspiele, die Kenntnis der Anstandsregeln und Leibesübungen.

Der schon genannte Babhravya hat eine von der vorstehenden abweichende Liste dieser Wissensgebiete aufgestellt. Sie werden wir im Hauptteil über den Geschlechtsverkehr besprechen, weil sie eng zur körperlichen Liebe in Beziehung stehen. Nun schließen wir auch dieses Kapitel wieder mit einigen Versen.

***Auch im alten Indien gern praktiziert: die Fellatio in der „69"er-Position.***

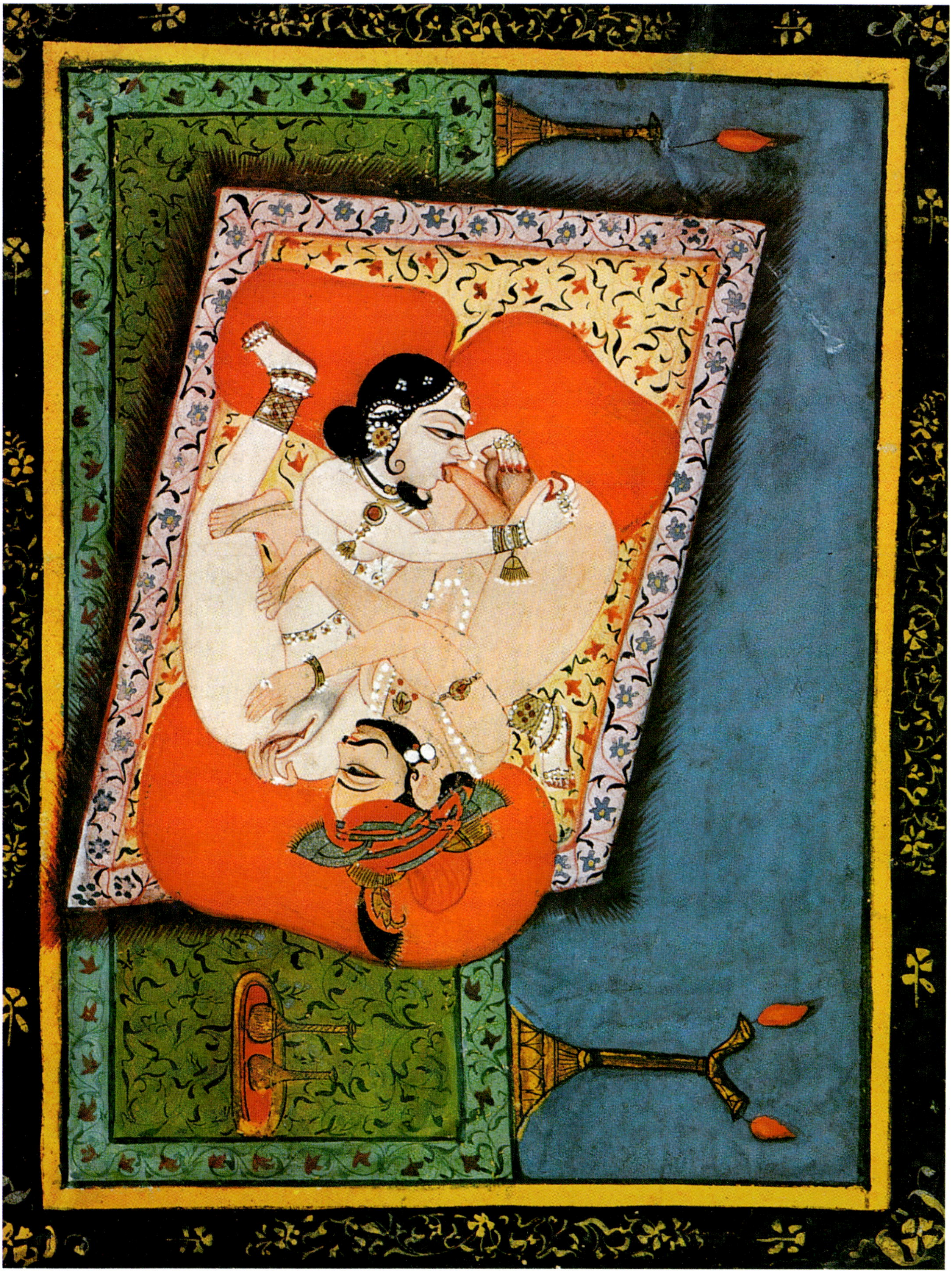

Eine Prostituierte, die sich durch
diese Künste auszeichnet
und mit Charakter, Schönheit und
anderen Vorzügen ausgestattet ist,
erlangt den Titel einer Hetäre
und einen geachteten Platz inmitten des Volkes.

Verehrt wird sie immerdar vom König,
und von den Trefflichen wird sie gepriesen.
Begehrenswert ist sie und des Aufsuchens wert
und wird so zu einem Vorbild.

Eine Prinzessin wie auch eine Beamtentochter,
die in der Liebespraxis wohl erfahren ist,
bringt den Gatten, auch wenn er einen Harem
von tausend Frauen hat, in ihre Gewalt.

Ebenso lebt eine vom Gatten getrennte
oder von sonstigem Unglück betroffene Frau
selbst in der Ferne durch Kenntnis
dieser Künste noch einigermaßen glücklich.

Ein in den Künsten bewanderter Mann,
der beredt ist und Elogen macht,
findet, auch wenn er noch so fremd ist,
schnell Eingang in der Frauen Gemüt.

Nur durch der Künste Erfassen
entsteht das Glück.
Aber nur in Rücksicht auf Ort und Zeit
soll ihre Anwendung erfolgen oder nicht.

## VIERTES KAPITEL

### Lebenswandel eines Nagaraka

Zuerst muß man im Leben Wissen erlangen und sich die Voraussetzungen für die Gründung eines Hausstandes schaffen. Das geschieht so: Der Priester nimmt Geschenke entgegen, der Krieger erringt Siege, die Kaufleute treiben Handel, und die Lohnarbeiter und Bauern leben von ihrer Hände Arbeit. Hat man auf solche Weise oder aber durch Erbschaft Geld erworben, kann man den Lebenswandel eines Nagaraka führen. Ein solcher nehme seinen Wohnsitz in einer Großstadt oder in einer Stadt, in einem Marktflecken oder in einem anderen großen Ort; jedenfalls aber dort, wo er Gelegenheit zum Verkehr mit trefflichen Menschen hat oder wo es der Erwerb seines Lebensunterhalts erforderlich macht. Dort lasse er ein am Wasser gelegenes Gebäude, das in einem Garten liegt, mit einem separaten Werkstatthof und einem Doppelbett-Schlafzimmer errichten.

Das äußere Schlafgemach sei mit einer angenehm weichen, auf beiden Seiten mit Kissen versehenen, in der Mitte eingedellten und mit weißer Überdecke bezogenen Lagerstatt ausgestattet. Auch ein Feldbett soll dort stehen. Am Kopfende des Hauptbettes ist der Platz für eine Grasmatte und den Opferaltar. Dorthin gehören auch die von der Nacht übriggebliebenen Reste an Salbe und das Kranzgewinde, ein Schüsselchen mit gekochtem Reis, ferner Behälter mit Aromastoffen, Zitronenschale und Betel. Auf dem Fußboden stehe ein Spucknapf. An einem Elfenbeinhaken sei eine Laute aufgehängt. Eine Palette nebst Farbdose seien ebenso vorhanden wie ein Buch und Girlanden aus Amaranthblüten, die ja die Liebe verkörpern. Nicht allzu weit davon befinde sich auf dem Fußboden ein Streulager mit einer Kopfstütze; ferner dürfen Würfel- und Spielbrett nicht fehlen. Außerhalb des Schlafgemachs sollen Käfige mit Stubenvögeln hängen. Ebenfalls separat liege die Werkstatt für Drechsler- und Zimmermannsarbeiten sowie für andere Beschäftigungen. Im Garten befinde sich eine gutgepolsterte, von Bäumen beschattete Gondelschaukel, ferner eine aus Estrich gefertigte, mit Blumen bedeckte Sitzbank. Dies etwa soll die Einrichtung des Anwesens sein.

Wie ist nun der Tagesablauf eines solchen jungen Mannes? Frühmorgens erhebt er sich, verrichtet seine Notdurft und putzt sich die Zähne. Dann trägt er – doch in Maßen – Salbe, Wachs und roten Lack auf und gebraucht Räucherwerk und Kranz-

***Das Bild demonstriert die Armfreiheit in der stehenden Koitus-Position. In diesem Fall wird sie zur Fütterung eines Pfaus genützt.***

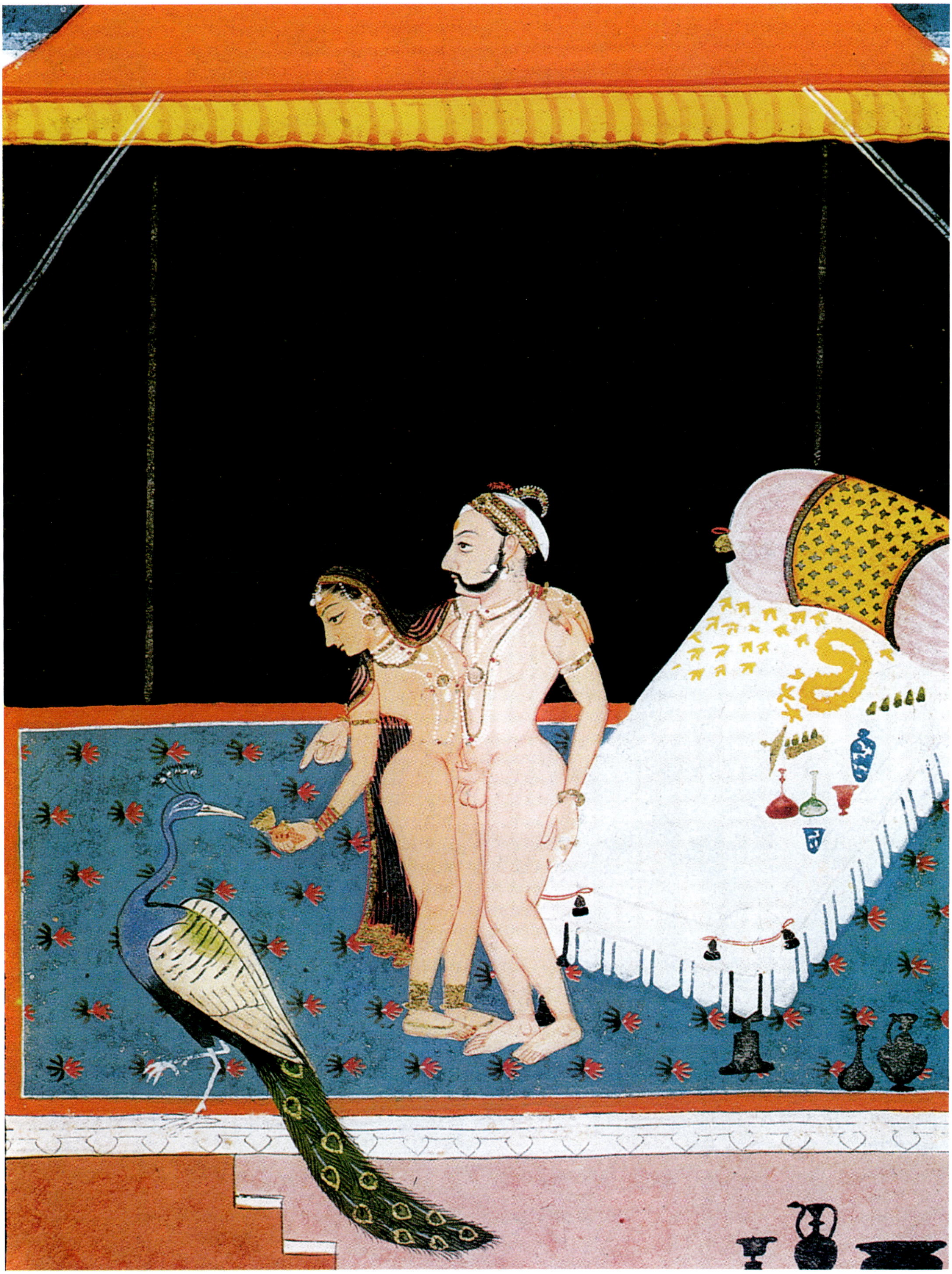

schmuck. Nach dieser Herrichtung beschaut er noch einmal sein Gesicht im Spiegel, nimmt ein Mittel gegen Mundgeruch sowie Betel und geht dann seinen Geschäften nach.

Neben den genannten hat er noch die folgenden Hygieneregeln zu beachten. Täglich nehme er ein Bad. An jedem zweiten Tag ist eine Massage fällig, an jedem dritten Tag ein Schaumbad und an jedem vierten Tag eine Rasur. An jedem fünften oder zehnten Tag erfolge zusätzlich eine Rasur aller Körperstellen. Jede einzelne dieser Vorschriften ist bindend und darf nicht übergangen werden. Außerdem ist aus allen Körperhöhlungen sorgfältig und regelmäßig der Schweiß zu entfernen.

Am Vormittag wie am Nachmittag soll er jeweils eine Mahlzeit zu sich nehmen. Übrigens verlegt Carayana die Nachmittagsmahlzeit auf den seiner Ansicht nach günstigeren Abend.

Im Anschluß an die Mahlzeiten mag sich der Nagaraka damit beschäftigen, Papageien und Predigerkrähen das Sprechen zu lehren, Wachtel-, Hahnen- und Widderkämpfe vorzubereiten und sich in den obengenannten Künsten und Fertigkeiten zu üben.

Außerdem mag er Proben für Theateraufführungen ansetzen und selbst daran mitwirken. An die Stelle dieser Beschäftigungen kann natürlich auch der Mittagsschlaf treten.

Nach diesem beziehungsweise nach Abschluß der genannten Beschäftigungen soll sich der junge Mann fein machen und gesellige Zusammenkünfte besuchen. Abends finden dann Konzerte statt. Dann suche er sein Heim auf und erwarte im geschmückten Schlafzimmer, das vom Wohlgeruch eines Räucherwerkes durchdrungen ist, in Gemeinschaft mit seinen Freunden auf der Lagerstatt das Eintreffen der Freundinnen. Diese hat er vorher entweder durch Botinnen einladen lassen, oder er hat sie persönlich zum Kommen aufgefordert.

Sind die Freundinnen nun eingetroffen, bewillkommne er sie zusammen mit seinen Freunden, plaudere liebenswürdig mit ihnen und erweise ihnen jede Höflichkeit.

Ist das Wetter schlecht und ihre Bekleidung vom Regen durchnäßt, kümmere er sich selbst, daß sie wieder hergerichtet wird, oder lasse es durch die Freunde tun.

Dies sind die täglich oder fast täglich wiederkehrenden Beschäftigungen des Nagaraka. Jetzt mögen noch einige Hinweise für besondere Gelegenheiten folgen. Dazu zählen neben anderen gemeinschaftliche Gottesdienste, gesellige Zusammenkünfte, Trinkgelage, Parkspaziergänge und Gesellschaftsspiele. Einmal oder zweimal im Monat kommen die Nagarakas im Tempel der Sarasvati zusammen. Von gastierenden Barden lassen sie sich Schauspiele aufführen, deren Darbietung sie am folgenden Tag zu entlohnen haben. Hat das Schauspiel Anklang gefunden, so mögen sie es noch einmal aufführen lassen; im anderen Falle erfolge die Entlassung der Schauspieler. Übrigens besteht bei einer Verhinderung durch Unfall oder ein anderes Engagement für die Schauspieler die Verpflichtung einer wechselseitigen Übernahme ihrer Rollen. Die Nagarakas wiederum haben für die Ehrung und Betreuung ihrer auswärtigen Gäste Sorge zu tragen. Dies sind einige Regeln für das Verhalten in Gesellschaft. Bei Zusammenkünften anläßlich von Gottesdiensten finden sie ebenfalls sinngemäße Anwendung.

Was ist nun eine Gesellschaft im Sinne unseres Lehrbuches? Diejenigen jungen, vermögenden Leute, die sich im Haus einer Freundin oder in einer Versammlungshalle oder in der Wohnung des einen oder anderen zusammengefunden haben, an Wissen, Weisheit, Charakter, Vermögen und Alter gleich sind und nun mit den Freundinnen angemessen plaudern – diese bilden eine Gesellschaft. Doch verbringen sie die Zeit nicht in seichtem Geschwätz, sondern erörtern die in den einzelnen Künsten erzielten Fortschritte, beispielsweise neue literarische Werke.

Und sie nutzen diese Gelegenheit, um den an Wissen und Rhetorik hervorragenden und von der Welt geschätzten Hetären ihre Verehrung darzubringen. Sie sollen sich daher von vornherein bemühen, zu solchen Zusammenkünften nur solche Freundinnen einzuladen, die auch dieser Ehren wert sind.

***Stehender Akt am Fürstenhof im Beisein einer Dienerin, die einen großen Fächer schwingt.***

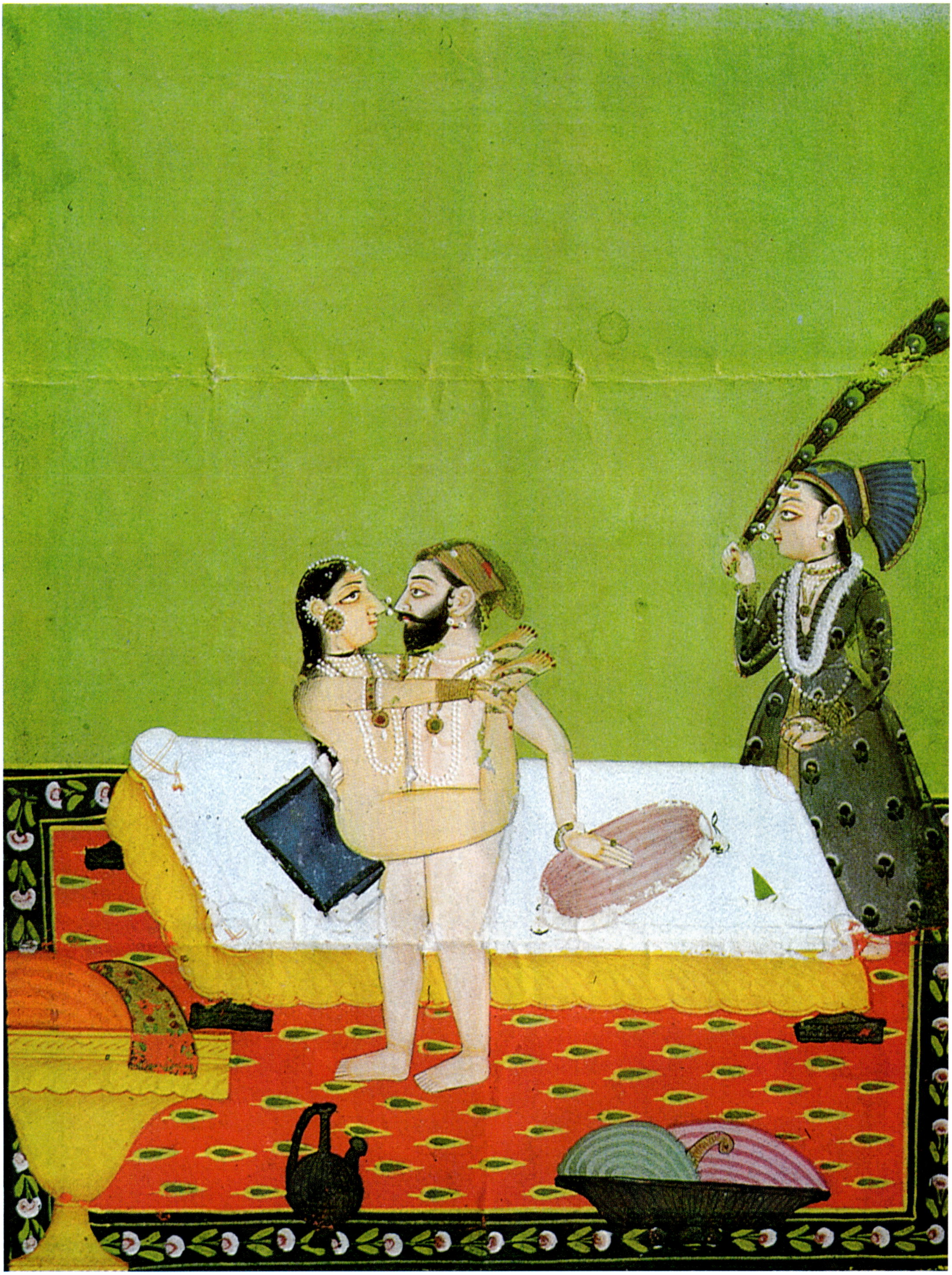

Trinkgelage werden abwechselnd in den Häusern der Nagarakas abgehalten. Getrunken werden dort Maireya-Schnaps, Branntwein und Rum; dazu beköstigt man sich mit allerlei gesalzenen, scharfen und sauren Delikatessen sowie mit Früchten, Salat und Gemüse. All dies wird von den Freudenmädchen serviert, die auch beim Trinken mithalten.
Ähnlich wird bei Picknicks gegessen und getrunken. Zu einem solchen begeben sich die schön geschmückten Nagarakas, hoch zu Roß, mit ihren Freundinnen und begleitet von einem Gefolge, in einen Lustpark. Dort verbringen sie den Tageslauf mit Hahnenkämpfen, Spielen, Schauspielen und anderen angenehmen Beschäftigungen. Haben sie sich so die Zeit vertrieben, schmücken sie sich am Nachmittag mit Blüten und kehren nach Hause zurück. Ähnlich verlaufen sommerliche Ausflüge zu Wasserspielen; sie finden bei denjenigen Gefährten statt, die dafür ein Schwimmbecken angelegt haben. Es gibt darüber hinaus auch noch andere gemeinschaftliche Belustigungen. Dazu zählen die »Geisternacht« – nächtliche Würfelspiele beim Schein von Lampions; das »Vollmonderwachen« – Schaukelspiele in der Vollmondnacht; und das aus Tanz und Gesang zu Ehren des Liebesgottes bestehende Frühlingsfest. In den einzelnen indischen Provinzen gibt es ferner die für die jeweilige Gegend typischen Spiele: das mit Hilfe von Bambusrohren ausgeübte Wasserspritzen, Puppenspiele oder das Kadamba-Spiel, bei welchem die Teilnehmer sich wechselseitig mit Blütenzweigen schlagen. Diese und andere Gesellschaftsspiele, ob sie nun allgemein bekannt oder nur für die jeweilige Provinz typisch sind, mögen die vornehmen jungen Leute im Unterschied zu den anderen Menschen spielen.
Auch andere Leute, wie etwa die Hetären, mögen einen dementsprechenden Lebenswandel führen; freilich hat das in Abhängigkeit von den Vermögensumständen zu erfolgen. Letztere sind natürlich nicht jedem günstig. Das gilt etwa für den Pithamarda; dieser besitzt kein Vermögen und verfügt außer über den eigenen Körper allenfalls über einen Klappstuhl, ein paar Toilettenartikel und ein rotgelbes Gewand; doch stammt er aus ehrbaren Verhältnissen, ist in den Künsten bewandert und verschafft sich, indem er diese Künste andere lehrt, Eingang in die Gesellschaft und kennt sich auch in den Angelegenheiten der Hetären aus. Ein Vita wiederum ist ein Mann, der sein Vermögen bereits aufgezehrt hat, aber tugendhaft mit seiner Frau lebt, und der im allgemeinen, besonders aber von Hetären, hochgeschätzt wird. Ein Halbgebildeter schließlich, der aber ein Witzbold und zugleich vertrauenswürdig ist, führt die Bezeichnungen Vidusaka oder Spaßvogel.
Diese drei Typen sind für Hetären und Nagarakas gewissermaßen die Minister, indem sie die Beziehungen zwischen ihnen herstellen und regeln und entstandene Mißhelligkeiten aus der Welt schaffen. Und ganz ähnlich ist auch die Rolle ausgekochter Bettelnonnen und Kahlköpfe sowie von ordinären Weibern und alt gewordenen Hetären.
Wer nun seine dafür aufgeschlossenen und daran interessierten Verwandten zu einem solchen Lebenswandel angefeuert hat, indem er Neugier darauf erzeugte, der soll natürlich diesen Wandel auch selber führen und entsprechende gesellige Zusammenkünfte veranstalten. Auf diesem Weg soll er die Menschen für sich gewinnen. Indem er seinerseits anderen bei ihren Unternehmungen zur Seite steht, soll er sie damit an sich fesseln und somit seinen Einfluß vermehren. Zu diesem Lebenswandel des Nagaraka mögen hier noch einige Verse beigefügt werden.

**Nicht mit allzu kunstvoller**
**und nicht mit allzu provinzieller Sprache**
**die Unterhaltung in Gesellschaften führend,**
**ist man in der Welt hochgeschätzt.**

**Eine Gesellschaft, die der Welt verhaßt ist,**
**und welche zügellos vor sich geht**
**und welche andere verletzt,**
**diese soll der Weise meiden.**

**Der an eine dem Treiben der Welt zugewandte,**
**sich ausschließlich mit Spielen beschäftigende**
**Gesellschaft sich anschließende Wissende**
**erlangt in der Welt Erfolg.**

*Irritation auf dem Weg zum Liebeslager:*
*Sie hat die falsche Richtung eingeschlagen.*

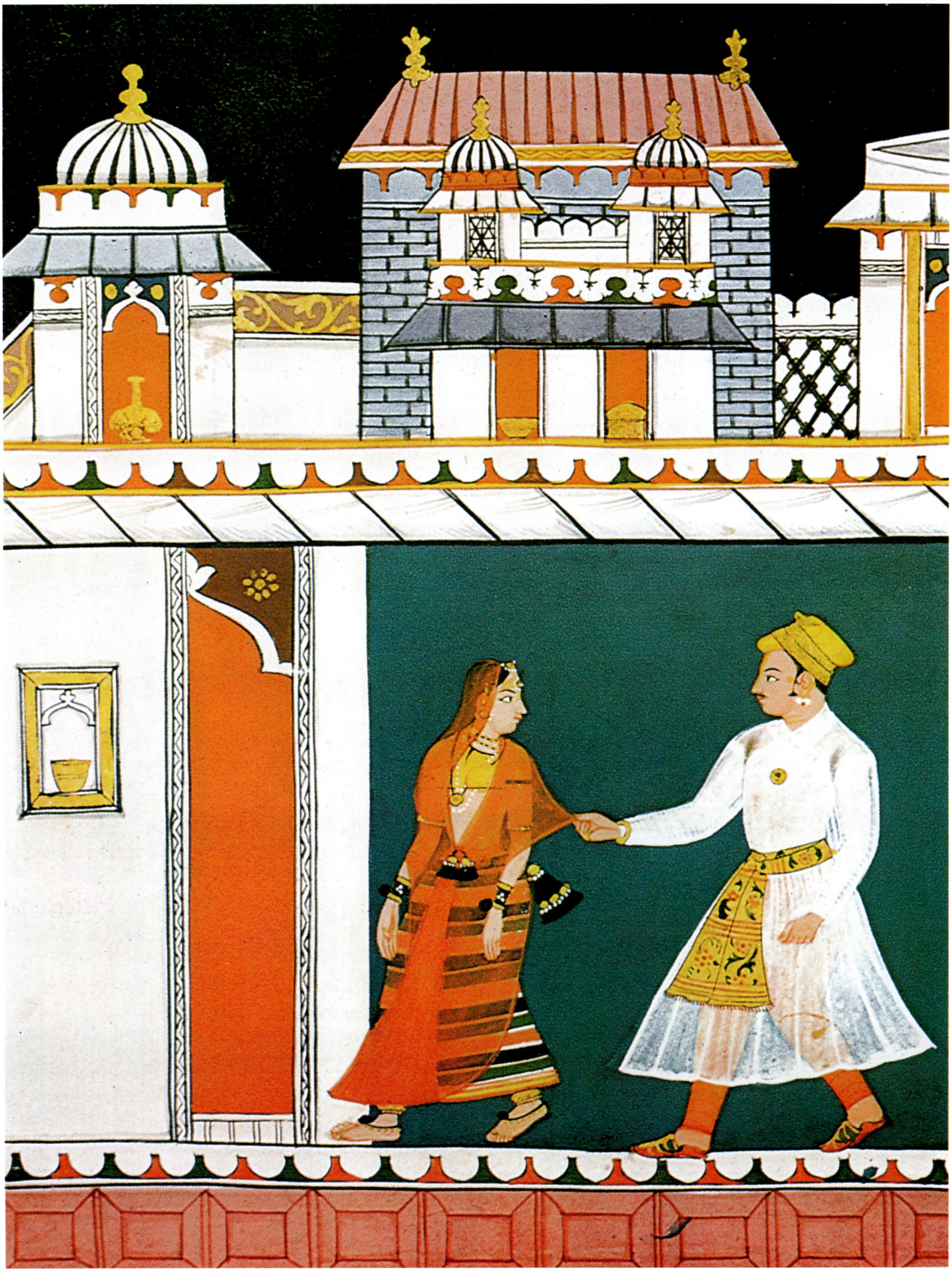

## FÜNFTES KAPITEL

### Abhandlung über des Liebhabers Freundinnen und das Amt von Liebesbotinnen

Die Liebe, die man in allen vier Varnas seinem Stand gemäß und nach Befolgen der Lehrbücher einer Frau zuwendet, die zuvor keinem anderen Mann angehört hat, ist allgemeiner Brauch. Sie verhilft ja zu Söhnen und damit zu Ansehen.
Das Umgekehrte davon ist die Liebesverbindung mit Frauen von höherer Abstammung oder aber mit verheirateten Frauen. So etwas ist ausdrücklich verboten. Anders steht es um Liebesbeziehungen mit Frauen von niederer Herkunft, mit aus dem Varna ausgestoßenen Frauen, mit Prostituierten und mit wiederverheirateten Witwen. Intimer Verkehr mit solchen Frauen ist weder geboten noch verboten, weil die Liebesbeziehung ja nur Vergnügen zum Ziel hat.
Was für Freundinnen kann ein Mann haben? In Betracht kommen ein Mädchen, eine wiederverheiratete Witwe und eine Prostituierte. Nach Gonikaputra gibt es noch eine vierte Art von Freundinnen: die Paksiki, das ist eine mit einem anderen Mann verheiratete Frau, die vom Liebhaber aber als erotisch ungebunden betrachtet wird. Letztere führt einen etwas anrüchigen Wandel, so daß der Liebhaber den Gang zu ihr mit dem zu einer Prostituierten gleichsetzen darf. Selbst wenn sie einem höheren Varna angehören sollte, verletzt er in diesem Fall doch nicht die Tugend. Eine solche Frau gilt eben dem Status nach lediglich als Wiederverheiratete. Indem sie auch anderen gehört hat, braucht man keine Bedenken walten zu lassen.
Es gibt zahlreiche Gründe dafür, daß man sich eine Paksiki zur Freundin nimmt. Beispielsweise sagt sich der Liebhaber: »Sie übt auf ihren Gatten, der ja ein hohes Tier ist, aber leider mit meinem Feind verbündet, einen großen Einfluß aus. Gewinne ich sie für mich, so wird sie aus Liebe zu mir ihren Mann umstimmen und ihn von meinem Feind abwenden.«
Oder er sagt sich: »Ihr Gatte ist ein mächtiger Herr, doch mir neuerdings abgeneigt und im Begriff, mich unrecht zu behandeln. Den wird sie dahingehend beeinflussen, daß er sich mir gegenüber so verhält, wie er es früher getan hat.«
Oder der Liebhaber sagt sich: »Wenn sie mich unterstützt, so kann mir das in irgendeiner Hinsicht nützlich sein. So könnte ich das Anliegen eines Freundes zum guten Ende führen; ich könnte einen Feind abwehren; ich könnte überhaupt etwas erreichen, was ohne ihre Hilfe sonst nur sehr schwer zu bewerkstelligen wäre.«
Oder aber er sagt sich: »Ich könnte mich mit ihr verbünden und mit ihrer Beihilfe ihren Gatten töten. So würde ich die Verfügung über sein Vermögen erlangen!«
Oder er sagt sich: »Ich habe im Leben Pech gehabt und mein Vermögen eingebüßt. Der Weg zu einer Frau hingegen verspricht Geldeinkünfte und ist überdies gefahrlos. Wenn ich sie umgarne, werde ich ihr riesiges Vermögen mühelos in die Hand bekommen.«
Oder der Liebhaber sagt sich: »Die Frau ist heftig in mich verliebt. Leider kennt sie auch meine Schwächen. Wenn ich mich ihr nun nicht füge und ihre Liebe nicht erwidere, wird sie meine Fehler ausplaudern und mich dadurch zugrunde richten.«
Oder aber er sagt sich: »Wenn ich ihr nicht zu Willen bin, dann kann sie gefährlich werden. Vielleicht bezichtigt sie mich eines Verbrechens, das ich gar nicht begangen habe, und tut das so glaubhaft und auf eine so schwierig zu widerlegende Weise, daß mir der Untergang sicher ist.«
Oder er sagt sich: »Ihr Gatte ist einflußreich und mir gewogen. Das könnte sie aber ändern, indem sie ihn mir abspenstig macht und meine Feinde gegen mich vereint. Vielleicht könnte sie sich auch selbst direkt mit diesen Feinden verbünden.«
Oder der Liebhaber überlegt: »Ihr Gatte hat meine Haremsdamen beschlafen und geschändet. Jetzt werde ich ihm das heimzahlen, indem ich nunmehr seine Frauen schände.«
Oder der Liebhaber sagt sich: »Sie hat bei sich einen Feind des Königs verborgen, der überall nach

***Stehvermögen – von Liebesdienerinnen sanft unterstützt.***

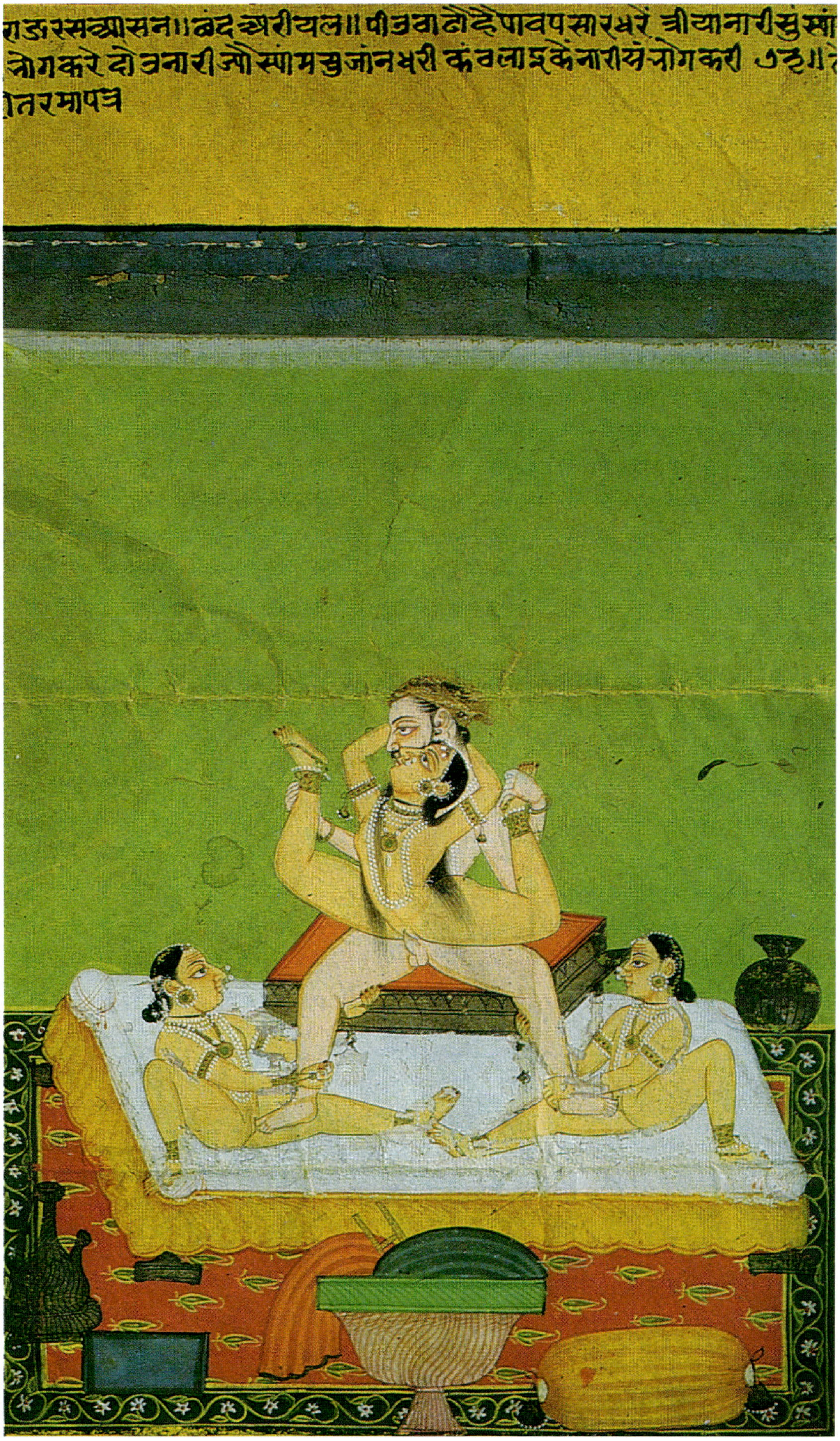

jenem fahnden läßt. Im Auftrag des Königs werde ich diesen Feind stellen und töten.«

Oder er stellt folgende Betrachtung an: »Im Grunde liebe ich ja eine andere. Aber sie steht unter der Botmäßigkeit dieser Paksiki. Mit dieser als Brücke werde ich zu jener gelangen, die ich wirklich liebe.«

Oder er hegt folgenden Gedanken: »Wenn ich es geschickt anstelle, wird sie mir ein schönes und wohlhabendes, ohne ihre Hilfe aber unerreichbares Mädchen zugängig machen.«

Oder er sagt sich: »Mein Feind ist zu ihrem Gatten in freundschaftliche Beziehungen getreten. Jenem werde ich durch sie einen verderbenbringenden Trank verabreichen lassen.«

Diese und noch andere Gründe sind es, die einen Mann veranlassen können, die Gattin eines anderen zu verführen. Natürlich ist und bleibt dies eine Verwegenheit. Eine solche ist nur dadurch zu rechtfertigen, daß nicht blinde Leidenschaft der Anlaß ist, sondern durch Vernunft gelenkte Motive dafür ausschlaggebend sind. Nur solche können für das Verführen der Gattinnen anderer Männer in Betracht kommen.

Daher lehrt Carayana, daß es noch eine fünfte Art von Freundinnen gibt: eine mit einem Minister oder gar mit dem König liierte beziehungsweise anderweitig einflußreiche Witwe. Suvarnanabha rechnet als sechste Art solcher Freundinnen eine geeignete Wandernonne. Als siebente kommen nach Ghotakamukha die Tochter einer Hetäre oder eine Dienerin, die zuvor keinem anderen Mann angehört haben, in Betracht. Gonardiya rechnet als achte eine passende Jungfrau aus guter Familie, die das Kindesalter überschritten hat und dazu geeignet ist, ebenfalls dazu.

Vatsyayana ist jedoch der Meinung, daß diese letztgenannten Gruppen nichts wirklich charakteristisch Besonderes darstellen. Für ihn gibt es daher nur die erwähnten vier Arten von Freundinnen.

Manche Autoren sehen in den Eunuchen wegen ihrer Verschiedenheit von den anderen Gruppen eine fünfte Art von Freundinnen.

Für alle Kategorien von Freundinnen gibt es zwei Typen von Liebhabern. Der eine ist der weltweit bekannte, weil offen vorgehende. Der andere Typ dagegen ist der verborgene, weil er sein Ziel auf besonders geheime Weise erreicht. Bei ihm unterscheidet man eine höhere, mittlere und niedere Art, je nach der Qualifikation. Darauf wird im Hauptteil über Prostitution noch zurückzukommen sein.

Wir haben nun die Frauentypen besprochen, die für einen Liebhaber in Frage kommen. Hier folgt nun noch eine Aufstellung derjenigen Kategorien, die ein Mann zu meiden hat. Es sind dies: die Aussätzige, die Geistesgestörte, die Verworfene, die Geheimnisverräterin, die öffentlich Buhlende, eine solche, die ihre Jugend hinter sich hat und verblüht ist, eine gar zu Hellhäutige, eine gar zu Dunkelhäutige, eine mit üblem Geruch Behaftete, eine nahe Verwandte, eine Freundin der eigenen Frau, eine Wandernonne. Selbstverständlich kommen auch die Gattinnen von Verwandten, Freunden, gelehrten Brahmanen und Königen als Freundin nicht in Betracht. Die Anhänger des Babhravya sind der Meinung, daß eine Frau, die sich fünf Männern hingegeben hat, nicht zu dem Kreis der zu Meidenden gehört. Gonikaputra bleibt aber bei der Einschränkung, daß die Gattinnen von Verwandten, Freunden, gelehrten Brahmanen und Königen unter keinen Umständen in Betracht kommen.

Hier unterbrechen wir uns und stellen – weil das auch später noch eine Rolle spielen wird – die Frage, wer eigentlich als Freund zu gelten hat. Ein Freund etwa ist zum Beispiel der, mit dem man schon als Kind zusammen im Sand gespielt hat; der einem durch eine Hilfeleistung seine Freundschaft bereits bewiesen hat; der von gleichem Charakter ist und die gleichen Neigungen hat wie man selbst; der Studiengefährte; der unsere Schwächen und Geheimnisse kennt, sie aber nicht ausnützt; der, dessen Schwächen und Geheimnisse man selbst kennt; schließlich der Sproß der Amme, mit dem zusammen man aufgewachsen ist.

Und worin besteht die Vorzüglichkeit eines Freundes? Seine Freundschaft beruht auf Bindungen, die sich über Generationen hinweg bewährt haben; von seinem gegebenen Wort weicht er niemals ab; in

***Entscheidend ist auch die Qualität des Nachspiels: entspanntes Beisammensein auf dem Sofa.***

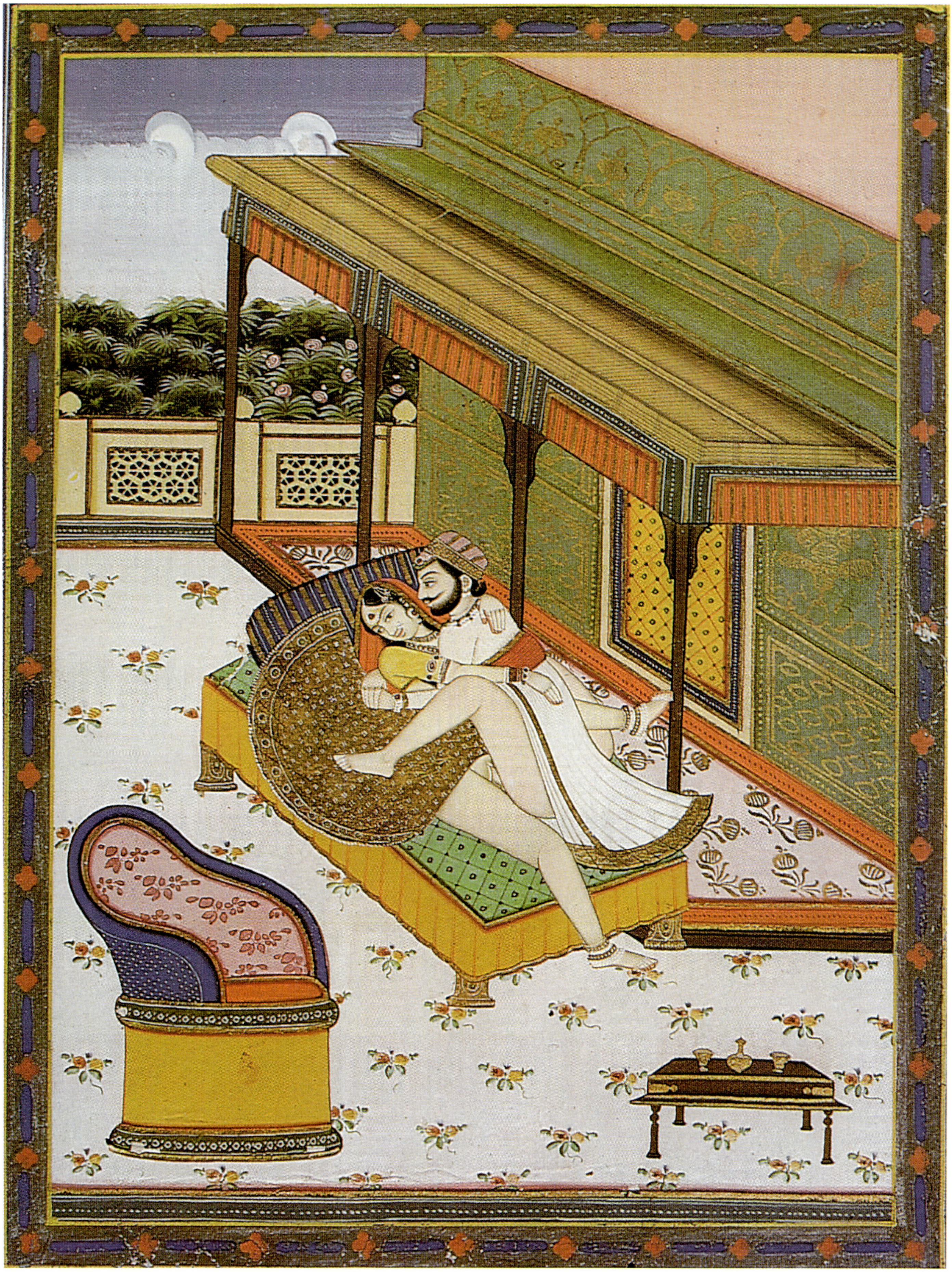

seinem Verhalten ist er unwandelbar, treu ergeben, beständig; sein Charakter ist frei von Habgier und unbeirrbar; ihm anvertraute Geheimnisse hütet er wohl. Welche Leute kommen für einen Nagaraka als Freunde in Betracht? Das sind solche, die ihm auf irgendeine Weise bei seinen amourösen Vorhaben nützlich sein können, also Wäscher, Barbiere, Kranzbinder, Parfümhändler, Branntweinverkäufer, Bettler, Kuhhirten, Betelverkäufer, Goldschmiede, der Pithamarda, der Vita, der Vidusaka und noch andere. Vatsyayana empfiehlt außerdem, daß die Nagarakas sich mit den Frauen dieser Männer gut stellen sollen.
Zum Schluß noch ein paar Bemerkungen zur Rolle der Liebesbotinnen, auf die wir später in anderem Zusammenhang zurückkommen werden. Die Liebesbotin muß beiden Partnern, insbesondere aber der Dame, voll vertrauenswürdig sein, und sie muß beider Interessen vertreten. Eine Liebesbotin muß eine ganze Reihe trefflicher Eigenschaften haben: Scharfsinnigkeit, Couragiertheit, Menschenkenntnis, Gespür für den richtigen Zeitpunkt ihres Auftretens und Handelns, Geistesgegenwart und glückliche Hand in der Wahl der jeweils erforderlichen Mittel.

**Ein selbstbewußter, an Freunden reicher,**
**geeigneter,**
**liebeskundiger, Ort und Zeit berücksichtigender**
**Mann**
**mag mühelos auch eine als unerreichbar**
**geltende Frau bezwingen.**

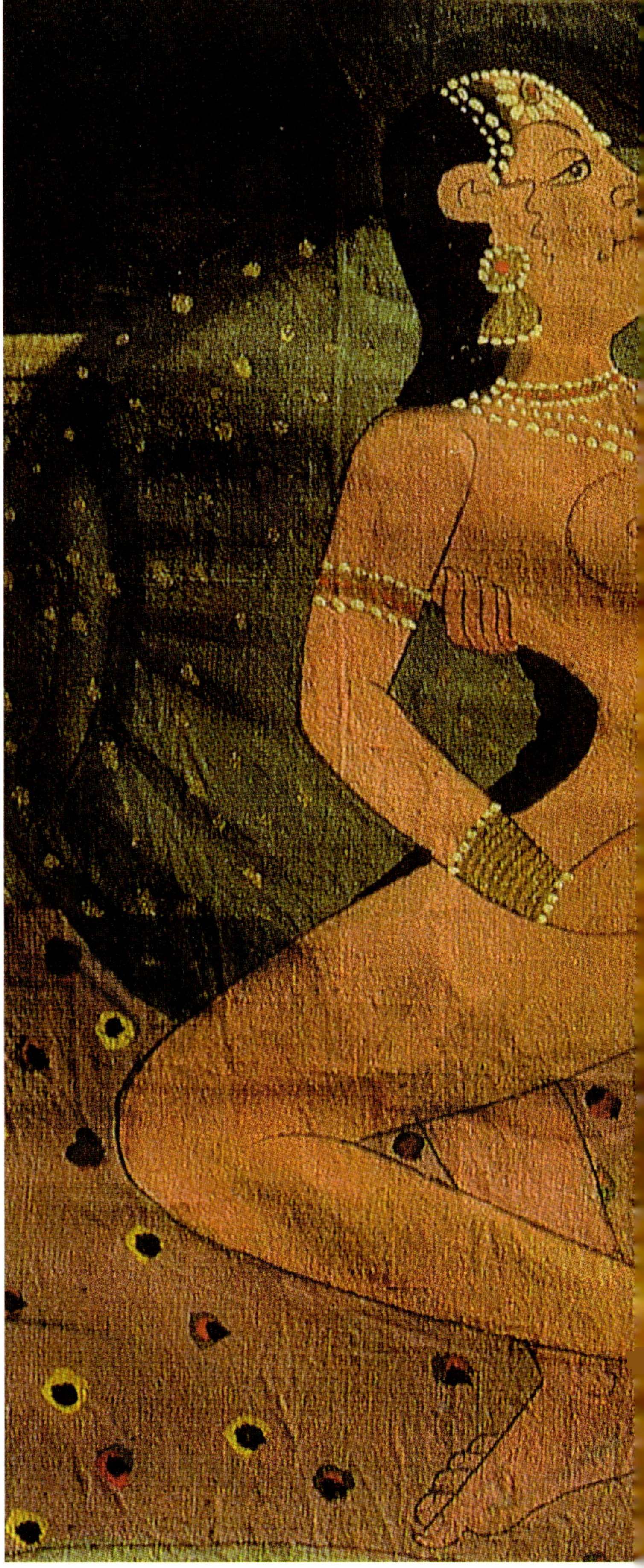

***Bereit mit breiten Beinen –***
***Entspannung auf der weichen Bettstatt***

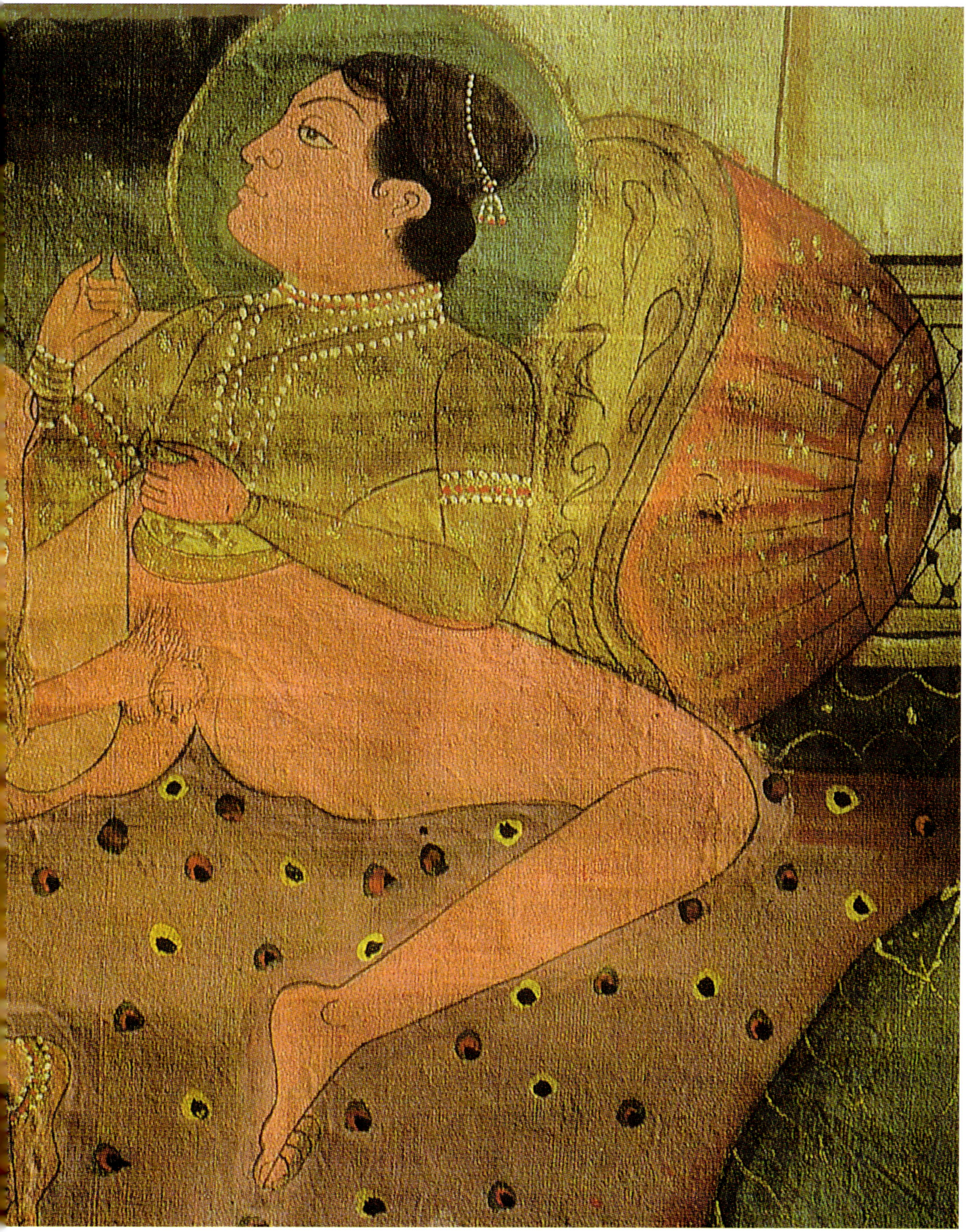

# ZWEITER HAUPTTEIL

# AUF DEN GESCHLECHTSVERKEHR BEZÜGLICHES

## ERSTES KAPITEL

### Art des Geschlechtsverkehrs nach Ausmaß der Genitalien – Zeitpunkt und Dauer des Verkehrs – Variationen der Liebe

Man kann die Typen der Liebhaber nach der Größe ihres Geschlechtsteils einteilen. Indem wir die Vergleiche aus dem Tierreich entnehmen, unterscheiden wir Rammler, Stier und Hengst. Die Partnerin hingegen kann vom Typ einer Gazelle, Stute oder Elefantenkuh sein.

Die Wonne des Geschlechtsverkehrs hängt nun weitgehend von der Kombination dieser Typen ab. Bei gleichartiger Vereinigung gibt es drei ebenfalls gleichartige Liebeserlebnisse; bei einer Vertauschung gibt es sechs ungleiche. Die gleichartigen Liebeserlebnisse sind die besten. Ausgezeichnet passen also zusammen: Rammler und Gazelle, Stier und Stute, Hengst und Elefantenkuh. Gut harmonieren Stier und Gazelle sowie Hengst und Stute. Denn wenn schon die Geschlechtsteile von Mann und Frau unterschiedlichen Umfangs sind, so ist es besser, wenn das Glied des Mannes größer ist als die Scheide der Frau, als wenn das umgekehrte Verhältnis besteht. Daher ist die Proportion von Hengst und Gazelle immer noch besser als die von Rammler und Stute oder die von Stier und Elefantenkuh. Am schlechtesten ist das Verhältnis von Rammler und Elefantenkuh. So gibt es also insgesamt neun Arten von Liebeserlebnissen gemäß der Größe der den Partnern eigenen Geschlechtsteile.

Außerdem kann man die Liebesleute nach ihrem Temperament klassifizieren. Es gibt Leute von geringem, mittlerem und feurigem Temperament. Jemand, der nur geringes Temperament besitzt, bleibt auch beim Geschlechtsverkehr gleichgültig; überhaupt ist er von unbedeutender Manneskraft und zudem empfindlich gegen Wunden, die ihm die Frau in der Ekstase mit Nägeln und Zähnen zufügt. Ganz im Gegensatz dazu stehen die Mittleren und die Feurigen, wobei gleich bemerkt werden soll, daß es dieselben Temperamentstufen bei den Frauen gibt.

Auch hinsichtlich des Temperaments gibt es genau wie bei der Einteilung nach der Größe der Genitalien neun Arten von Liebeserlebnissen.

Beide Partner können kühl, mittelmäßig oder feurig sein. Ferner kann der Mann kühl, die Frau aber mittelmäßig oder feurig sein; der Mann kann mittelmäßig, die Frau aber kühl oder feurig sein; schließlich kann der Mann feurig, die Frau aber kühl oder mittelmäßig sein.

Man kann die Liebhaber in noch weitere drei Kategorien aufteilen, und zwar je nach der Zeitdauer, die sie benötigen, um zum Orgasmus zu gelangen: nämlich solche, bei denen es wenig Zeit erfordert, und die anderen, die durchschnittlich oder viel Zeit dazu brauchen.

Hinsichtlich der Frauen sind sich die Lehrer der Liebeskunst nicht gleichermaßen einig. So meint Auddalaki, daß die Frau einen Orgasmus, wie ihn der Mann erlebt, nicht fühle, da ihr nach Liebe verlangender Kitzel stets durch den Mann beseitigt werde. Außerdem erzeuge sie keinen Samen. Doch wenn sie eines Glücksgefühls fähig sei, dann spüre sie, wie ihre Scheide feucht wird, und darin liege für sie das Glückserlebnis. Soweit Auddalaki.

Hiergegen wird der Einwand erhoben, daß das Liebesgefühl des Mannes und das der Frau nicht zu

***Die gegenseitige Hochlage gewährt den Liebenden unvergeßliche Momente vollendeter Lust.***

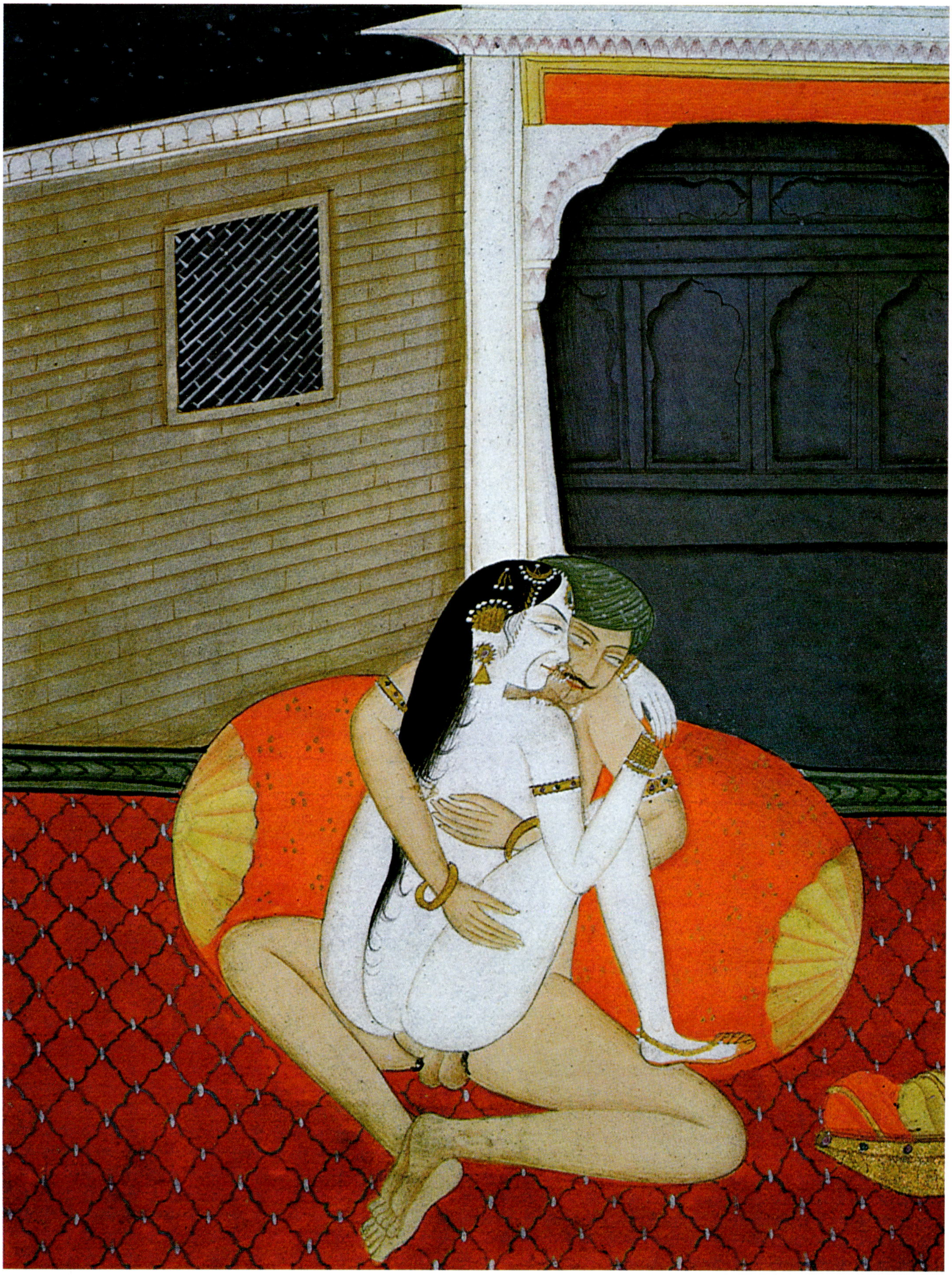

ergründen seien. Unmöglich sei es ja zu fragen: »Wie geartet und wie stark ist dein Wollustgefühl?« Wie will man also Genaueres darüber aussagen?
Auddalaki hat dagegen nur den schwachen Einwand, daß der Mann, nachdem er Befriedigung erlangt hat, nach eigenem Ermessen den Geschlechtsakt beende, ohne dabei Rücksicht auf die Frau zu nehmen. Die Frau dagegen verhalte sich anders.
Dagegen spricht, daß die Frauen von einem Liebhaber, der langsam vorgeht und sich für die Befriedigung seiner Partnerin Zeit nimmt, entzückt sind. Bei einem Mann, der nur an seine eigene Befriedigung denkt und deshalb schnell zum Samenerguß kommt, erlangen die Frauen keinen Orgasmus – kein Wunder, daß sie verstimmt sind, wenn er dann aufhört. An diesen Tatsachen sieht man, daß es bei den Frauen sehr wohl Anzeichen dafür gibt, ob sie ein Wollustgefühl erlangen oder nicht.
Auddalaki entgegnet, daß dem nicht so sei. Es sei insbesondere zweifelhaft, ob die Frau überhaupt durch die Stillung ihrer Libido oder durch den Samenerguß des Mannes befriedigt werde. Daß die Wollustgefühle von Frau und Mann unterschiedlich verlaufen und miteinander nicht zu vergleichen seien, zeige dieser Vers:

**Beim Verkehr wird der Frau durch den Mann**
**der Geschlechtstrieb gestillt.**
**Dies wird, wenn mit eigener Lust verbunden,**
**als Wollustgefühl bezeichnet.**

Die Anhänger des Babhravya argumentieren so: Die Frau empfinde während des gesamten Geschlechtsaktes, also von Beginn an, ein Wollustgefühl; beim Mann dagegen stelle sich dieses erst am Schluß ein. Beim Eintritt des Orgasmus finde die Empfängnis statt. Ob die Frau durch Stillung der Libido oder durch Ejakulation befriedigt wird, bleibe offen.
Hier könnte nun folgender Einwand gebracht werden: Wenn die Frau tatsächlich ein ununterbrochenes Glücksgefühl während des Verkehrs erlangt, woher kommt es dann, daß sie zu Beginn meist so gleichgültig ist? Und woher kommt dann ihre während des Aktes steigende Leidenschaftlichkeit, die bis zur Rücksichtslosigkeit gegenüber ihrem eigenen Körper führen kann? Und woher kommt am Schluß ihr Verlangen nach Beendigung des Verkehrs?
Doch so sei das nicht, meinen die Babhravya-Anhänger. Man ziehe zum Vergleich die Drehbewegung heran, die man einer Töpferscheibe oder einem Kreisel verleiht. Hier zeige sich ebenfalls zu Beginn eine geringe Geschwindigkeit, die schrittweise zunimmt, bis sie den Höhepunkt bei einem solchen Drehkörper erreicht hat. Auch die Frau erleide schließlich einen Antriebsschwund, der vom Versiegen ihrer Feuchtigkeit herrührt. Daher ihr Wunsch nach Beendigung des Verkehrs.
Hierzu gibt es folgenden Vers:

**Am Ende der Liebeswonne empfinden die Männer ein Glücksgefühl;**
**für die Frauen aber währt das Glück ohne Unterbrechung.**
**Durch den Antriebsschwund bedingt, entsteht bei ihnen**
**der Wunsch nach Beendigung der Umarmung.**

Wenn also das Verlangen nach Vereinigung sich bei der Frau ähnlich wie beim Mann äußert und wenn beide auf ein und dasselbe Ziel hinarbeiten – wie sollte es da eine Verschiedenheit der Wirkung geben? Nun, es gibt sie doch, sagt Vatsyayana. Und zwar aufgrund der Unterschiedlichkeit der Mittel und der Gefühlswelt.
Inwiefern kann man von einer Unterschiedlichkeit der Mittel sprechen? Diese ergibt sich aus der Natur. Denn der Mann ist der aktive, die Frau der passive Teil. Und der aktive Teil vollbringt seine Tätigkeit auf eine andere Weise als der passive. Somit gibt es infolge der Unterschiedlichkeit der Mittel von Natur aus auch eine Unterschiedlichkeit der Gefühlswelt. Der Mann sieht sich selbst als den aktiven Teil, und indem er sich so sieht, wird er be-

*Stürmisches Wetter –*
*der Galan läßt auf sich warten.*
*Die Dienerin schläft schon,*
*während die Geliebte ins Dunkle späht.*

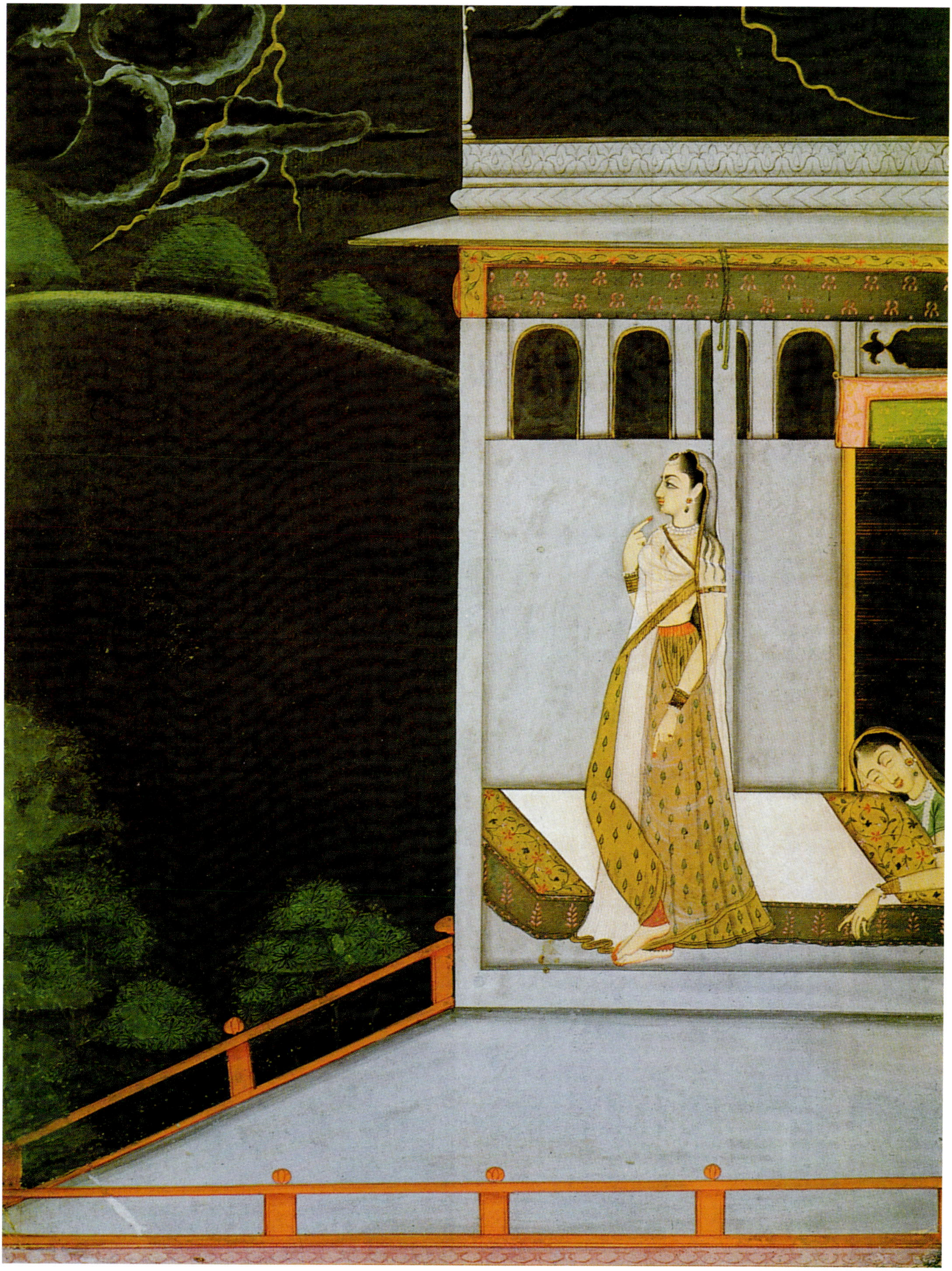

friedigt. Die Frau dagegen sieht sich als die vom Mann Bestürmte, und indem sie sich so sieht, wird sie befriedigt.

Gegen diese Auffassung Vatsyayanas wird folgender Einwand erhoben: Wenn es eine Unterschiedlichkeit der Mittel gibt, warum soll es da nicht auch eine Unterschiedlichkeit der Wirkung geben? Doch das verhält sich anders. Die Unterschiedlichkeit der Mittel ist eben in der Unterschiedlichkeit zwischen dem aktiven und dem passiven Partner begründet. Aber eine Unterschiedlichkeit hinsichtlich der Gattung gibt es nicht: Mann und Frau sind beide Menschen. Es wäre also unlogisch, wollte man eine Unterschiedlichkeit der Wirkung behaupten. Beide sind Menschen, beide empfinden Wollust, und beide genießen sie den Geschlechtsverkehr.

Da könnte es nun wieder einen Einwand geben. Beide Partner bewerkstelligen zwar nach der Vereinigung ein und dieselbe Sache, dabei vollzieht aber jeder den Akt auf seine spezifische Weise.

Vatsyayana hält dem entgegen, daß es Beispiele gibt, bei denen mehrere Aktionen in gleicher Weise und zur gleichen Zeit vollbracht werden, die aber dennoch einander entgegenwirken. Man denke an das Aufeinanderprallen zweier Widder, an das Gegeneinanderwerfen zweier Früchte oder an den Kampf zweier Athleten. Wenn man nun einwirft, daß es keinen Unterschied der Handelnden gebe – beide sind ja Athleten, Widder usw. –, so ist das richtig, aber es gibt eben auch keinen Unterschied in der Aktion selbst: Beide Partner stoßen oder ringen auf die gleiche Weise. Die Unterschiedlichkeit der Mittel beim Menschen rührt, wie wir vorhin festgestellt haben, aus der Natur her. Daher genießen Mann und Frau auch eine ähnliche sexuelle Wonne.

**Da es in der Gattung einen Unterschied nicht gibt,**
**wird beiden Eheleuten ähnliche Wonne zuteil.**
**Doch soll der Mann dabei derart verfahren,**
**daß zuerst die Frau den Höhepunkt erreicht.**

Damit schließen wir diese Erörterungen über die Wollust bei Frau und Mann ab.

Ähnlich wie bei der Unterscheidung nach dem Ausmaß der Genitalien ergeben sich auch hinsichtlich der Zeitdauer neun verschiedene Arten von Liebesgenüssen.

Dabei muß hervorgehoben werden, daß Wollust nicht eine isolierte, sondern eine komplexe Erscheinung ist. Es gehören dazu körperliche Lust, geistige Lust, Zuneigung, Liebe, Leidenschaft, Erguß und Höhepunkt. Die Erscheinungsformen des Koitus sind der Beischlaf, die körperliche Liebe, die Geheimhaltung des Liebesgenusses vor der Welt und der eigentliche, mit dem Beilager verknüpfte Wollustrausch.

Da von den aus dem Ausmaß der Genitalien, aus der Zeitdauer und aus der Intensität des Geschlechtsverkehrs sich ergebenden Koitus-Kategorien jede einzelne neun Varianten in sich schließt, kommt man bei deren Kombination auf eine gewaltige Zahl von möglichen Wollustarten – nämlich 729. Vatsyayana rät, bei diesen Kombinationen nach eigenem Ermessen die jeweils geeigneten Methoden anzuwenden.

Hierzu diene als Beispiel die Unterschiedlichkeit im Verhalten beim Erstverkehr mit einer Frau und bei späteren Zusammenkünften. Beim ersten Zusammensein sind Feurigkeit und damit baldiges Erreichen des Orgasmus Charakteristika des Mannes. Späterhin ändert sich dies. Wiederum umgekehrt verhält es sich bei der Frau: Hier dauert es im Anfang lang, bis sich ihre Feuchtigkeit erschöpft hat, während es bei Gewöhnung an das Geschlechtsleben immer weniger Zeit in Anspruch nimmt. Im übrigen ist es eine bekannte Tatsache, daß sich der Liebesstoff des Mannes schneller als der der Frauen erschöpft, so daß also auch die Potenz beim Mann rascher nachläßt. Eine weitere Tatsache soll von dem folgenden Vers verdeutlicht werden:

**Die von Natur aus zarten Frauen**
**erlangen durch die Reibung**
**schnell ihre Befriedigung –**
**so erkannten es die Weisen.**

***Fürstlicher Freier:***
***Wollust in wallendem Gewand.***

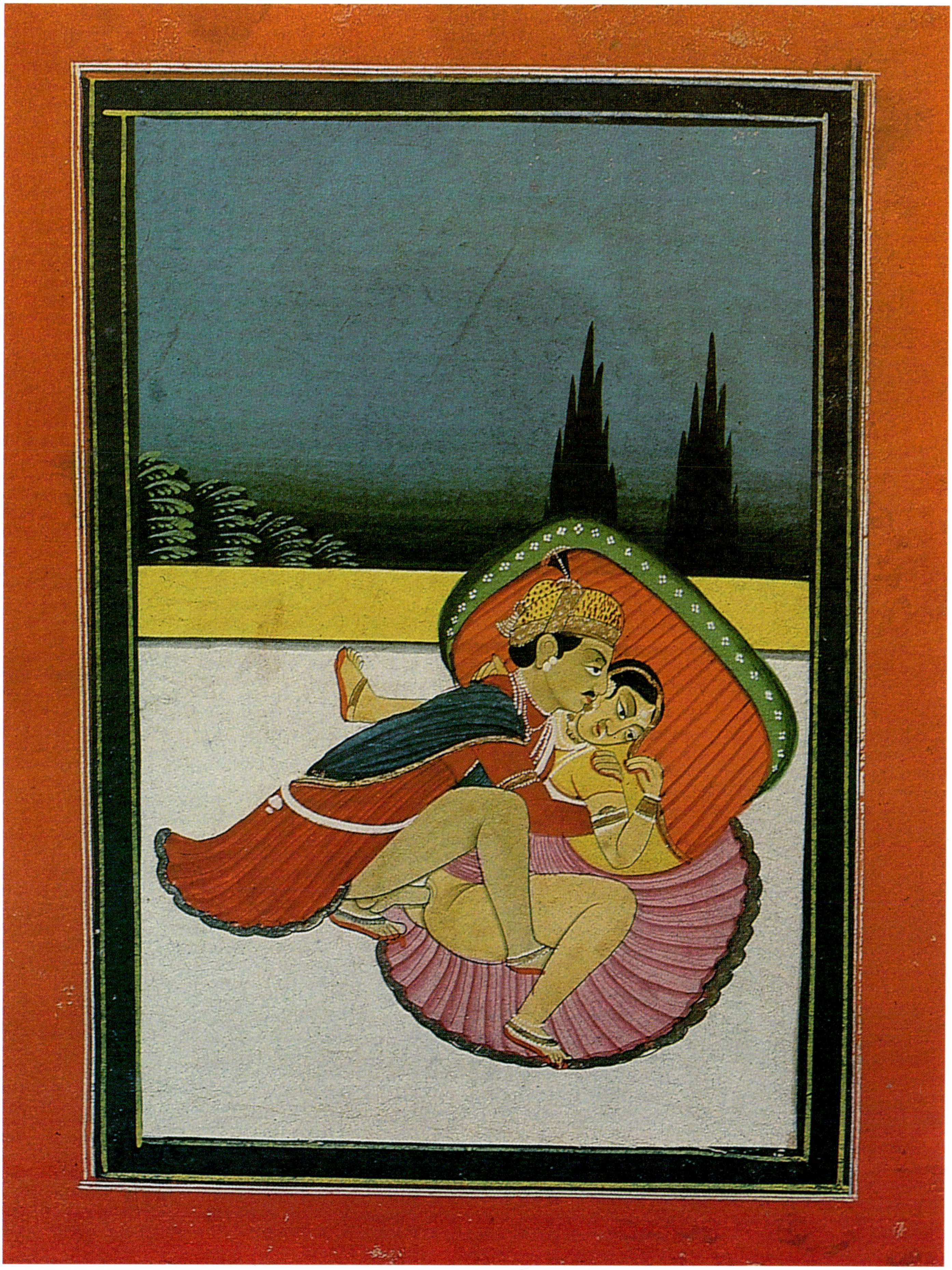

Mit einer Anzahl weiterer Verse schließt Vatsyayana dieses Kapitel ab:

**Was bis hier vom Geschlechtsverkehr wir sagten,**
**mag ausreichend sein für die Gebildeten.**
**Für die Unbeholfenen zur Erkenntnisvermittlung**
**wird eine ausführliche Darlegung noch folgen.**

**Auf mehrfacher Beschäftigung und**
**Einbildungskraft**
**beruhend wie auch auf Wahrnehmung,**
**der man vertrauen darf – so erkennen**
**die Wissenden**
**als von vierfacher Art die Liebe.**

**Aus Worten hervorgegangene, durch häufige**
**Beschäftigung**
**mit einer Tätigkeit gekennzeichnete Liebe**
**ist aufzufassen als Liebe zu einer Beschäftigung**
**wie zur Jagd und anderen Betätigungen.**

**Die zu vordem nicht studierten Tätigkeiten**
**und mit keinem konkreten Objekt verbundene**
**Liebe,**
**die aus des Menschen Phantasie hervorgeht –**
**als Selbstgefühl und Einbildungskraft wird sie**
**bezeichnet.**

**Man erkenne sie bei des Eunuchen**
**wie auch bei der Frau Mundverkehr,**
**bei diesen und jenen Tätigkeiten,**
**beim Küssen und bei anderem mehr.**

**»Er ist es und kein anderer!«**
**Wenn man sich dementsprechend verhält,**
**so wird von den der Liebe Kundigen dies**
**bezeichnet als Liebe, deren Wesen das**
**Vertrauen ist.**

**Die sinnlich wahrnehmbare, allgemein bekannte**
**Liebe ist die auf ein Objekt bezogene.**
**Sie nur ergibt die vorzüglichsten Früchte:**
**die anderen drei Arten schließt sie ebenfalls ein.**

**Nachdem man die Arten der Liebe geprüft hat,**
**dem Lehrbuch gemäß, entsprechend der**
**dortigen Kennzeichnung,**
**soll man, folgend den Gegebenheiten,**
**die richtige Art zur Anwendung bringen**

## ZWEITES KAPITEL

### Wie man sich umarmt

Als Bestandteil des Geschlechtsverkehrs und zu ihm gehörig werden 64 Dinge von den Lehrern der Liebeskunst bezeichnet, wie sie auch in diesem Lehrbuch zum Ausdruck kommen. Wegen der Vierundsechzigerzahl der Künste und ihrer Zugehörigkeit zum Geschlechtsverkehr heißt die Gesamtheit der Künste auch die Vierundsechzig, zumal auch die zehngeteilte Rgveda-Sammlung so genannt wird und mit ihr ein Zusammenhang hergestellt werden soll. Einige wollen auf diese Weise auch einen Zusammenhang mit Babhravya herstellen.

Die Anhänger des Babhravya halten nun dafür, daß es acht mal acht, also 64, erotische Kombinationen gibt. Sie begründen das mit der achtfachen Unterschiedlichkeit der acht erotischen Stadien; unter letzteren versteht man die Umarmungen, die Küsse, das Beibringen von Kratzspuren und Bißmalen, das Ausstoßen geiler Laute, den Rollenwechsel (indem die Frau die Stellung des Mannes einnimmt) und den Mundverkehr.

Vatsyayana vertritt dagegen eine andere Meinung. Er verweist darauf, daß von den acht verschiedenen Gruppen einige mehr, andere weniger als acht Kennzeichen aufweisen. Außerdem kann man, wenn man will, noch weitere Gruppen aufstellen, beispielsweise sadistische Praktiken, Aufschreien der Frau bei deren Anwendung, spezielle Bewegungen des Gliedes in der Scheide, Geschlechtsverkehr im Stehen und noch andere. Der Zahl 64 kommt also nur eine symbolische Bedeutung zu, etwa in der Art, wie man vom Siebenblätterbaum spricht, der natürlich mehr als sieben Blätter hat.

***Lustvolle Schräglage in der Hocke und in frischer Luft.***

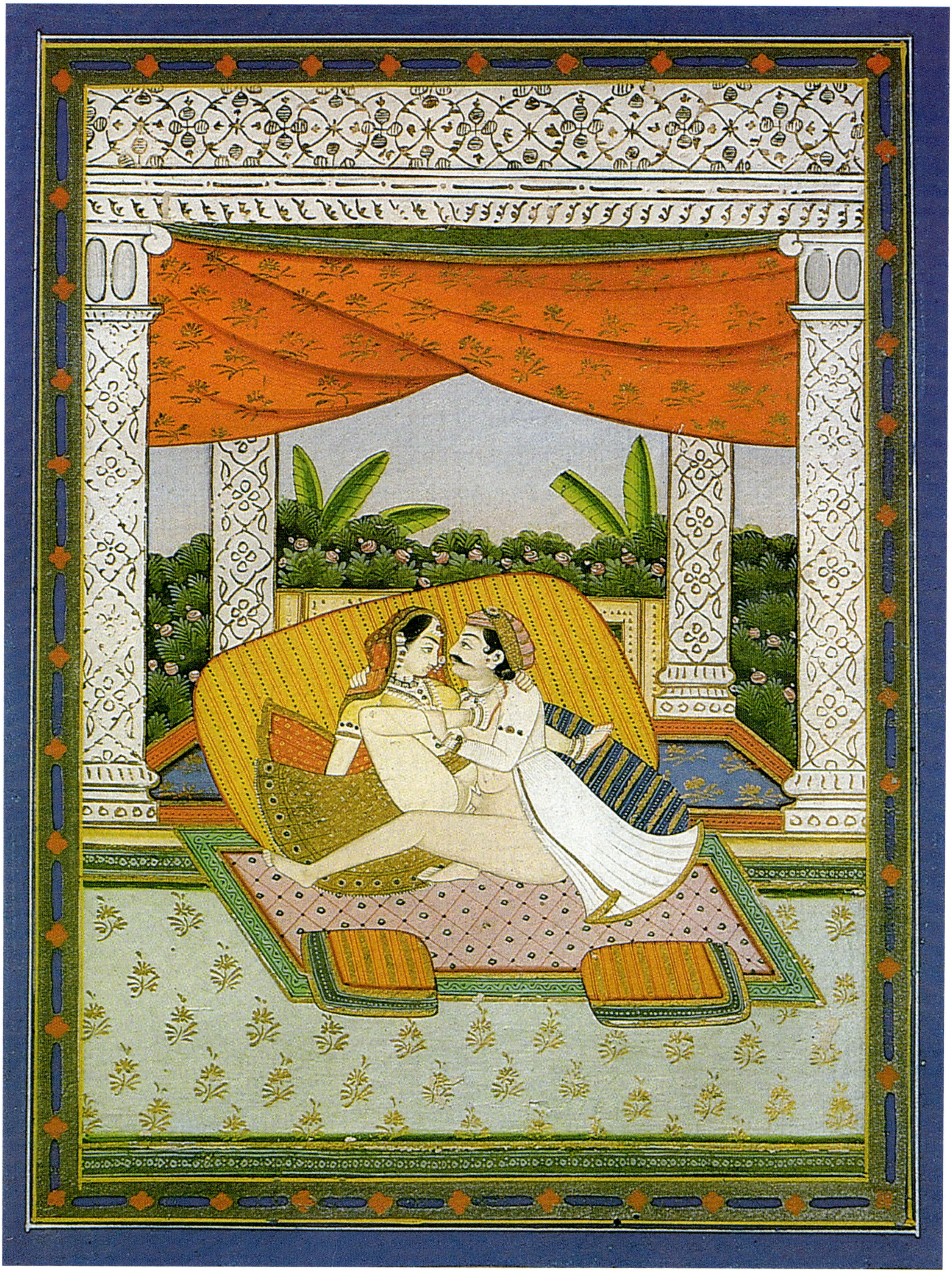

Nunmehr wendet sich Vatsyayana den Arten der Umarmung zu.
Diejenigen Liebesleute, die sexuell noch nicht zusammengefunden haben, können, um einander ein Zeichen ihrer Zuneigung zu geben, unter vier Arten von Umarmungen auswählen: Es gibt die berührende, die durchbohrende, die reibende und die pressende Umarmung.
Was die einzelnen Arten bedeuten, sagt eigentlich schon ihre jeweilige Bezeichnung aus. Da tritt also die zu erobernde Person ins Blickfeld. Man tritt an sie unter irgendeinem Vorwand heran und berührt ihren Körper mit dem eigenen. Das ist die berührende Umarmung, die ihrem Wesen nach also eine kokette Berührung ist.
Die durchbohrende Umarmung geht von der Frau aus. Den Mann, den sie zu erobern wünscht, soll sie – natürlich abseits von neugierigen Blicken – unter dem Vorwand, nach irgend etwas zu greifen, mit ihrem Busen gewissermaßen durchbohren. Es versteht sich, daß der Liebhaber die sich ihm auf diese Weise nahende Frau festhalten und drücken soll.
Diese beiden Arten von Umarmung finden bei solchen Partnern statt, denen bislang noch keine ausführliche Fühlungnahme möglich war.
Nun zur reibenden Umarmung. Sie vollzieht man, indem man in der Dunkelheit, im Menschengedränge oder auch in ganz menschenleerer Gegend langsam miteinander wandelt, sich wechselseitig ausgiebig die Körper streichelt und liebkost.
Die pressende Umarmung findet statt, wenn der Mann die Frau beim Liebkosen wie mit einer festen Klammer gegen eine Mauer oder auch gegen einen Pfeiler preßt.
Diese letztgenannten beiden Umarmungen finden statt, wenn sich die Liebenden ihrer gegenseitigen Gefühle schon sicher sein dürfen.
Auch während des Geschlechtsverkehrs kann man sich umarmen, und solcher Umarmungen zählt man ebenfalls vier, nämlich das »Lianenschlingen«, das »Baumerklettern«, »Sesam und Reis« sowie »Milch und Wasser«.
Beginnen wir also mit dem »Lianenschlingen«. Ähnlich wie eine Liane den Sala umschlingt, soll die Frau das Gesicht hinabneigen, um ihn zu küssen. Oder sie soll ihn zu sich aufrichten, leise mit der Zunge schnalzen, sich an ihn lehnen und ihn liebevoll ansehen. Das »Baumerklettern« geschieht folgendermaßen. Die Frau tritt mit dem einen Fuß auf den Fuß des Liebhabers und steigt mit dem anderen Fuß auf seine Schenkelgegend oder umschlingt ihn damit. Dabei schlingt sie einen Arm um seinen Rücken und beugt mit dem anderen seine Schulter hinunter. Mit leisem Zungenschnalzen und zwitschernden Lauten versucht sie so, an ihm emporzuklettern, um sich von ihm küssen zu lassen. Aus dieser Beschreibung geht hervor, daß beide Umarmungen im Stehen stattfinden.
Die beiden anderen Arten der Umarmung spielen sich dagegen im Bett ab. Bei »Sesam und Reis« umarmen sich die Partner unter »Vertauschung« der Schenkel und Arme so eng wie möglich: Liegt der Mann auf der rechten, die Frau auf der linken Seite, so schiebt der Mann seinen linken Schenkel zwischen die Beine der Frau und den linken Arm unter ihre rechte Schulter. Legt sich dann die Frau auf die rechte Seite, wird alles entsprechend vertauscht.
Von »Milch und Wasser« spricht man dann, wenn beide Partner vor Leidenschaft blind und ohne auf Schmerzen zu achten gleichsam ineinander eindringen, wobei sie sich auf seinen Schoß gesetzt hat und ihm zugewandt dort oder auf dem Bett sitzt. Die beiden letztgenannten Arten der Umarmung erfolgen bei voll entbrannter Leidenschaft.
Dies ist die Praxis der Umarmungen bei den Anhängern des Babhravya. Daneben kennt Suvarnanabha eine weitere Vierzahl von Umarmungen. Bei diesen wird jeweils ein bestimmter Körperteil wechselseitig liebkost.
So findet die Schenkelumarmung statt, wenn sie mit den eigenen Schenkeln als Klammer einen oder beide Schenkel des Partners mit aller Kraft preßt. Wenn die Frau ihre Schamgegend gegen die des Liebsten preßt und, um Kratzer, Bisse, Schläge und Küsse anzubringen, mit gelöstem Haupthaar auf ihn steigt, so spricht man von der Schamgegend-

***Neidlose Übergabe: Eine Haremsdame räumt das Feld für die Lieblingsfrau des Maharadschas.***

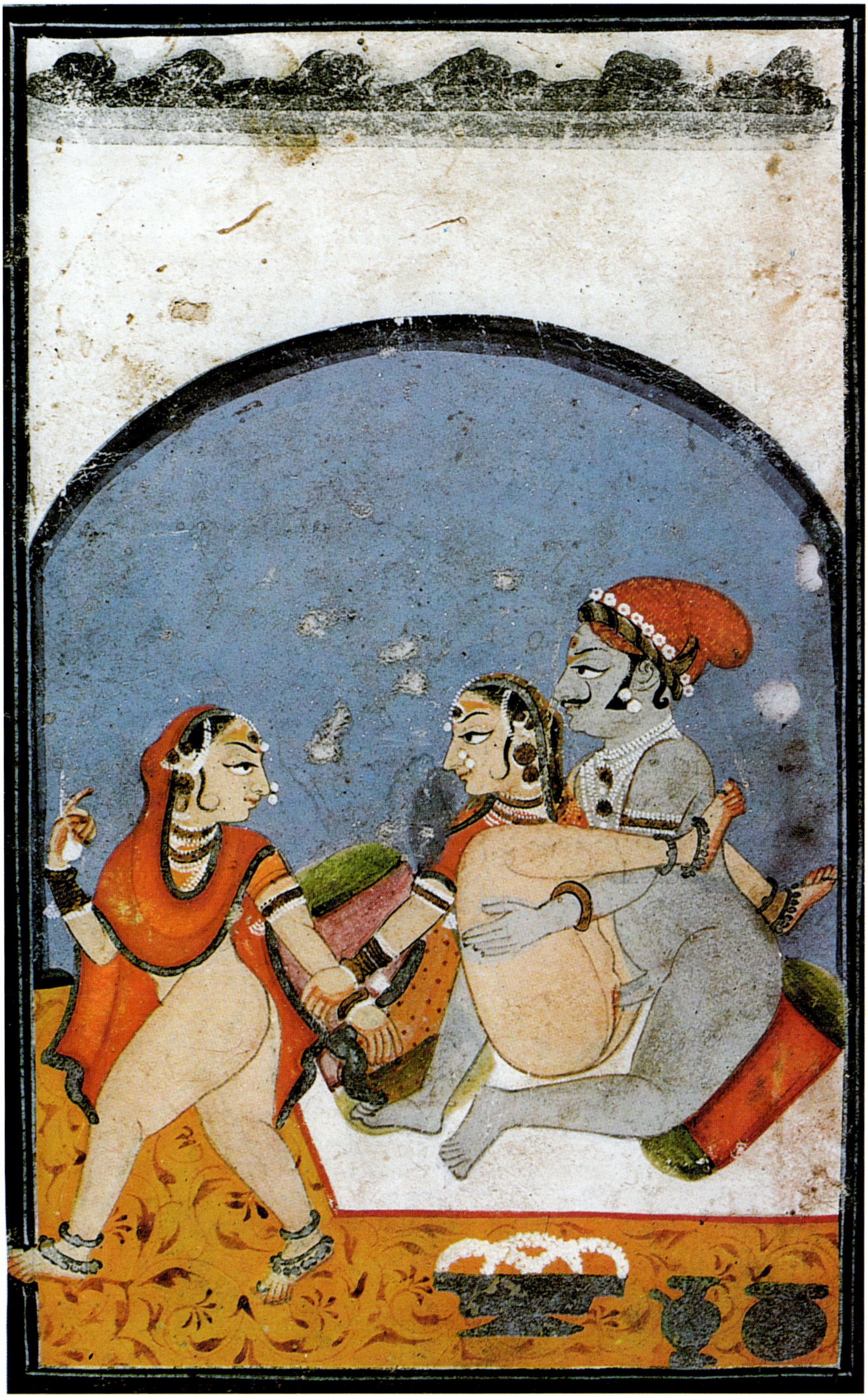

umarmung. Wenn sie die Last ihres Busens auf des Mannes Brust legt, heißt dies die Brüsteumarmung. Und wenn die Partner mit dem Mund am Mund des anderen, mit dem Auge am Auge haftend, gegenseitig die Stirnen aufeinanderpressen, so heißt dies die Stirnumarmung. Einige Autoritäten sehen auch die Massage als eine Form der Umarmung an, weil dabei eine Berührung stattfindet. Vatsyayana widerspricht jedoch der letztgenannten These, weil die Massage bekanntlich nur zu besonderen Zeiten geschieht, einen von einer Umarmung verschiedenen Zweck verfolgt, und weil sie nicht gleicherweise beiden Partnern gemeinsam ist. Schließen wir mit diesen Versen:

**Bei denen, welche fragen oder hören**
**oder auch davon erzählen**
**– vom vollständigen Regelwerk der**
**Umarmungen –,**
**Wollustverlangen entsteht bei diesen Männern.**

**Aber auch die hier nicht gelehrten,**
**doch zum Koitus gehörenden,**
**die Leidenschaft mehrenden**
**Umarmungen sind wohl mit Achtsamkeit**
**anzuwenden als zum Geschlechtsleben gehörig.**

**Die Lehrbücher vermögen ja nur etwas**
**zu bewirken,**
**solange die Menschen noch wenig in**
**Leidenschaft geraten sind.**
**Doch hat das Rad der Wollust sich in**
**Bewegung gesetzt,**
**gibt es kein Lehrbuch mehr und kein**
**geplantes Tun.**

## DRITTES KAPITEL

### Wie man sich küßt

Küssen, Kratzen und Beißen werden in Ekstase ausgeübt; es gibt folglich dafür auch keine festgesetzte Reihenfolge. Manche sagen, daß das in der Hauptsache vor dem Geschlechtsverkehr geschieht und während des Verkehrs Schläge ausgeteilt und wollüstige Laute ausgestoßen werden. Aber Vatsyayana meint dazu, daß all das überall und immer erfolgen kann, weil die Leidenschaft keine Rücksicht kennt.

Vatsyayana legt dann selbst seine Vorschläge für sachgerechtes Küssen dar. So soll man beim ersten Zusammentreffen mit einer sexuell noch unbefangenen Frau diese nicht allzu drastisch und dafür lieber mit einer gewissen Abwechslung in der Art des Vorgehens küssen. Hat man die Liebste an das Küssen gewöhnt, dann steigere man das Tempo und küsse immer schneller und heftiger, um die Leidenschaft der Frau zu entflammen.

Man küßt auf die Stirn, das Haupthaar, die Wangen, die Augen, die Brust des Mannes, den Busen der Frau, die Lippen und in die Mundhöhle. Die Bewohner von Lata küssen auch die Verbindungsstelle der Schenkel, die Achselhöhlen und den Venusberg. Vatsyayana vertritt die Auffassung, daß es der Leidenschaft überlassen bleibt, sich alle begehrten Körperstellen des Partners zum Küssen zu erwählen. Dabei spielen auch die Traditionen des jeweiligen Landstrichs eine Rolle. Doch was die einen mögen, kommt für andere nicht in Betracht. Welche Stellen man küßt, hängt also weitgehend von den betreffenden Partnern selbst ab.

Eine Frau kann auf dreierlei Art küssen: gemessen, pochend oder stoßend: Wenn sie ohne eigenen Willen, und nur vom Mann dazu gebracht, ihren Mund auf den seinen legt, dabei aber die Lippen nicht bewegt, so ist dies der gemessene Kuß. Wenn sie, ihr Schamgefühl unterdrückend, die in ihren Mund eingeführte Lippe des Mannes faßt und sie mit ihrer Unterlippe zuckend reibt, so ist dies der pochende Kuß. Wenn sie schließlich des Mannes Lippen mit den ihren umfaßt, die Augen schließt, mit der Hand auch seine Augen bedeckt und dann mit der Zungenspitze zustößt, so ist dies der stoßende Kuß.

Andere Autoren gliedern die Küsse ebenfalls vierfach, doch auf andere Weise; sie unterscheiden den direkten, den schrägen, den umherirrenden und

***Die Verbündete:***
***Aussprache mit der Freundin.***

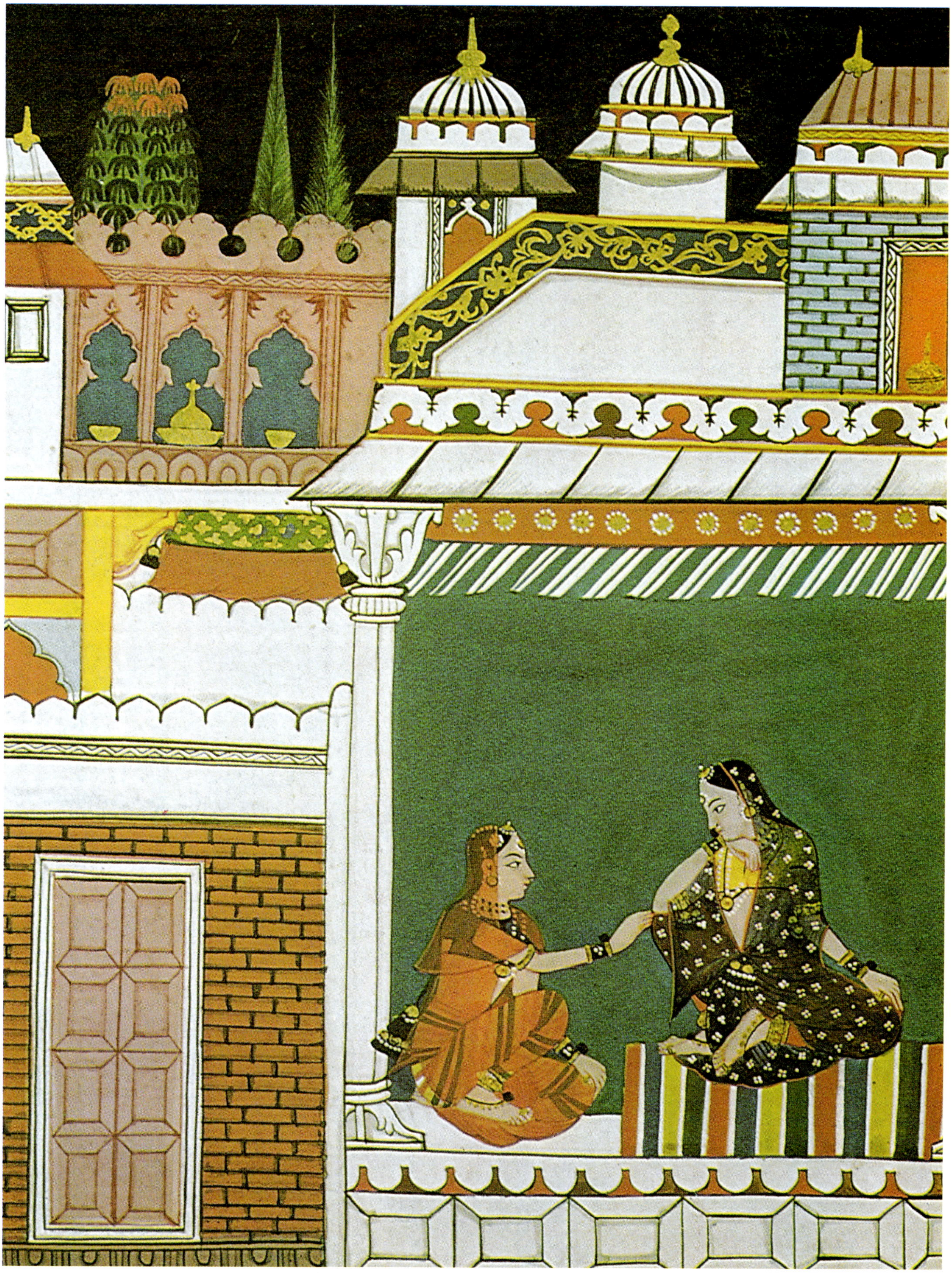

den pressenden Kuß. Als eine fünfte Art gilt der zusammendrückende Kuß: Daumen und Zeigefinger des Mannes formen den Mund der Frau zu einem Schmollmäulchen; die so zusammengedrückten Lippen küßt man, ohne sie zu beißen.

Man kann beim Küssen auch herrliche Liebesspiele treiben. Wer es beispielsweise schafft, als erster die Unterlippe des Partners mit dem Mund zu fassen, gilt als Sieger. Wenn die Frau dabei besiegt wird, soll sie schluchzend ihre Hand schütteln, den Mann wegschubsen oder beißen, sich wegdrehen und, sollte sie mit Gewalt gepackt werden, das Ergebnis des Kampfes bestreiten und zu einer Wiederholung auffordern. Wird sie nochmals besiegt, mag sie sich mit dem Schmollen doppelt so sehr anstrengen. Wenn aber der Mann unvorbereitet oder abgelenkt ist und ihr es gelingt, seine Unterlippe zu packen, so daß diese zwischen den Zähnen der Frau keinen Ausweg mehr findet, dann soll sie lachen, triumphieren, drohen, hüpfen, rufen und tanzen mit einem Gesicht, in welchem die Augenbrauen zucken und die Augen rollen. Auflachend mag sie alles mögliche zu ihrem Geliebten sagen.

Das ist der Kußspielstreit, und damit sind auch gleich die koketten Streitigkeiten beim Anbringen von Nägel- und Zahnspuren sowie beim Schlagen erklärt: Überall ist derjenige Sieger, der als erster etwa eine Bißspur setzt oder zum Schlagen kommt. Doch sind solche Spiele nur Liebenden von feurigem Temperament anzuraten.

Nun wollen wir noch auf einige spezielle Küsse eingehen. Wenn die Frau den Mann küßt und er dabei ihre Oberlippe faßt, so heißt dies der obere Kuß. Man kann auch so küssen, daß man mit der Lippe als Klammer beide Lippen des Partners umfaßt. Dies nennt man den gerundeten Kuß; er wird gewöhnlich vom Mann ausgeführt. Aber auch die Frau kann in dieser Weise küssen, sofern der Mann noch keine Barthaare hat. Wenn hierbei die Zunge des Mannes an die Zähne der Frau stößt oder auch an ihren Gaumen oder die Zunge, so wird dies als Zungenkampf bezeichnet. Damit haben wir dann auch gleich das mit Gewalt vorgenommene Eindringen der Zunge und die dadurch bewirkte Ergreifung des Mundes und der Zähne besprochen. Auf den übrigen Körperteilen sei der Kuß von normaler Stärke, gepreßt, hingehaucht und besonders sanft, je nachdem, welche Körperstelle geküßt wird. Spätere Lehrer haben hinzugefügt, daß der Normalkuß für die Vereinigungsstelle der Schenkel, für die Achselhöhlen und für die Brust, der gepreßte Kuß für Busen, Wangen und Venusberg, der hingehauchte Kuß für Stirn, Kinn und Achsel und der besonders sanfte Kuß für Stirn und Augen als jeweils geeignet angesehen werden.

Als »Entflammen der Leidenschaft« bezeichnet man einen Kuß, den die verliebte Frau ihrem schlafenden Liebhaber gibt, nachdem sie sein Antlitz betrachtet hat. Ein »antreibender Kuß« ist der, den die Frau einem zerstreuten, abgelenkten, streitenden oder auf Schlaf eingestellten Liebhaber gibt in der Absicht, Schlaf oder Ablenkung zu vertreiben. Der vom spätnachts kommenden Liebhaber der im Bett schlafenden Frau aus eigenem Antrieb gegebene Kuß heißt dagegen »der erweckende«. Diese Situation kann jedoch auch von der Frau genutzt werden: Wenn sie nämlich den Liebsten kommen hört, mag sie sich schlafend stellen, um so seine wirklichen Gefühle kennenzulernen.

Ist ein Mann sehr verliebt, so kann er dies dadurch zum Ausdruck bringen, daß er das Abbild der Angebeteten im Spiegel, an der Wand oder im Wasser küßt. Man nennt das Küssen eines Knaben, eines Gemäldes oder eines Bildes in Anwesenheit der geliebten Frau den »übertragenen Kuß«; dies gilt analog auch für eine entsprechende Umarmung. Von ebenso symbolischem Charakter ist das Unternehmen des Mannes, der Geliebten bei Nacht, während einer Theateraufführung oder bei einer Zusammenkunft im Kreise der Verwandten die Finger oder – wenn er bei ihr sitzt – die Fußzehen zu küssen. Und dann gibt es noch die »herausfordernden Küsse«, von denen man spricht, wenn etwa eine Masseuse dem Geliebten ihre Gefühle verdeutlichen will und daher, scheinbar vom Schlaf überwältigt, den Mund auf seine Schenkel legt. Schließen wir mit folgendem Vers:

***Lustvolle Strapaze:***
***von Hetären umgeben.***

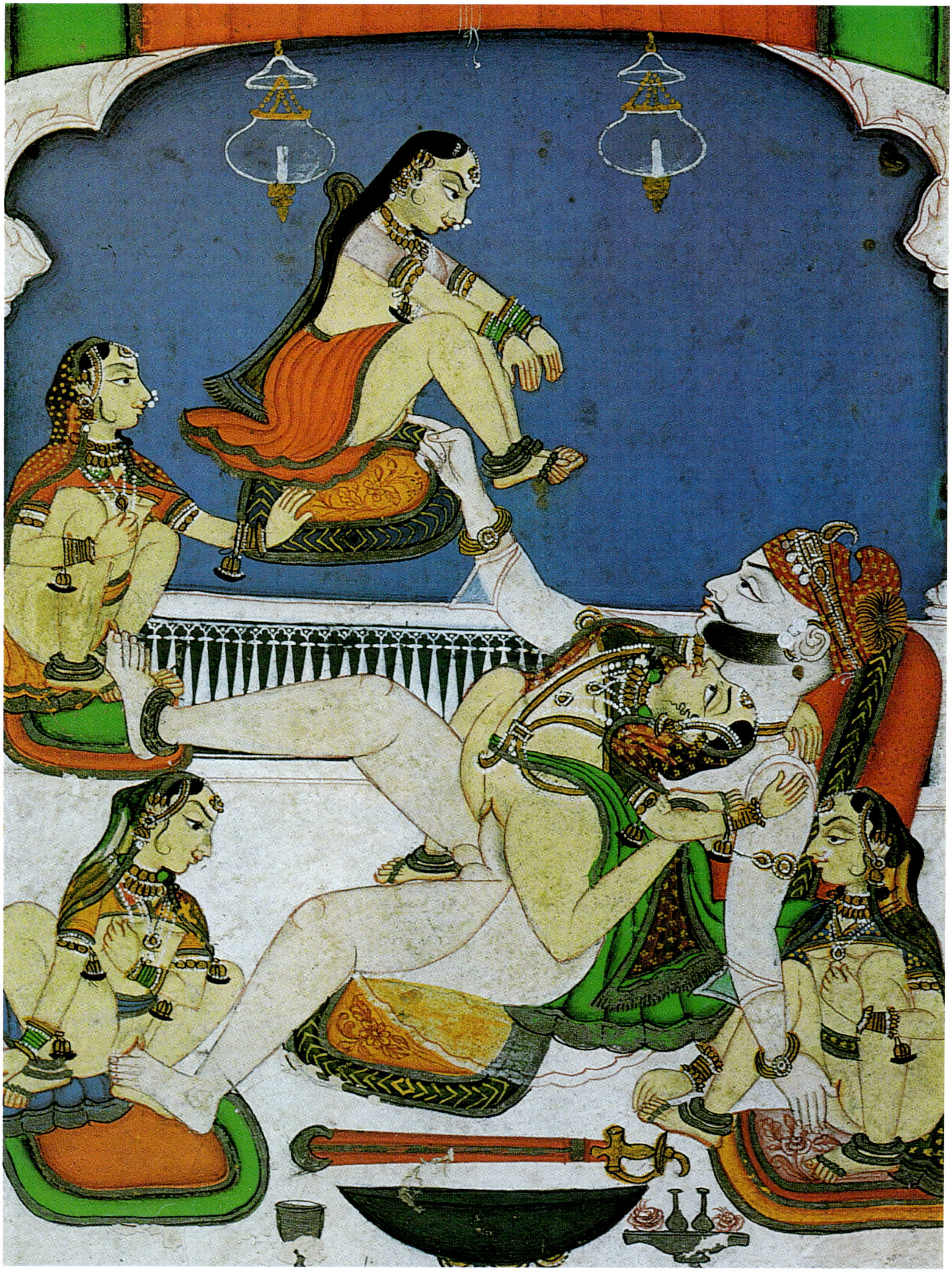

**Mit einer Tat erwidere man die Tat,
einen Schlag mit einem Gegenschlag,
und aus ebendiesem Grund
einen Kuß mit einem Kuß.**

## VIERTES KAPITEL

## Arten der Fingernagelspuren

Das Kratzen mit den Fingernägeln, wodurch die Haut des Partners zerrieben wird, setzt beim Anwachsen der Ekstase ein. Dazu sind bestimmte Gelegenheiten vorzugsweise angetan: die erste Vereinigung, die Rückkehr nach längerer Abwesenheit, der Aufbruch zu einer Reise, außerdem um eine erzürnte Frau zu besänftigen und bei einer Betrunkenen. Wenn die beiden Partner nicht gerade von feurigem Temperament sind, darf das Kratzen nicht allzu häufig geschehen. Dieser Satz gilt auch für Bisse, da diese erotisch von gleichem Wesen sind.

Das Nägelkratzen ist der Form nach von achtfältiger Art. Man unterscheidet den Diskus, den Halbmond, den Kreis, die Linie, die Tigerkralle, den Pfauenfuß, den Hasensprung und das Lotusblatt.

Die zum Kratzen geeigneten Stellen sind die Achselhöhlen, die Brüste, der Hals, der Rücken, die Schamgegend und die Schenkel. Suvarnanabha ist der Meinung, daß man zwischen geeigneten oder nicht geeigneten Körperstellen nicht mehr unterscheidet, wenn der Liebesrausch voll entflammt ist. Jedenfalls sollen die Nägel an zwei bis drei Fingern der beiden feurigen Partner, jeweils an der linken Hand, frisch zugespitzt sein. Besondere Vorzüge weisen solche Nägel auf, die, mit einem Streifen versehen, von ebener Oberfläche, glänzend, reinlich, frei von Rillen, gut wachsend, weich und von geschmeidigem Aussehen sind. Bei den Gaudas soll es besonders lange Nägel geben, die der Hand zum Schmuck gereichen und bei deren Anblick das Gemüt der Frauen hingerissen wird. Kurze, kräftige Nägel, die zum Kratzen besonders geeignet sind und die daher nach Belieben zur Ausübung verschiedener Spielarten des Kratzens dienen, haben die im Süden wohnenden Völker. Mittlere, die Vorzüge der langen wie der kurzen Nägel aufweisende Fingernägel haben die Bewohner von Maharastra.

Wir sprachen oben von der Form der Nägelkratzspuren und wollen diese nun näher beschreiben. Wenn man mit eng zusammengelegten Nägeln in der Kinngegend, an den Brüsten oder im Bereich der Unterlippe leicht die Haut streicht, daß diese nicht geritzt wird, und wenn sich, durch diese Berührung hervorgerufen, die Körperhärchen sträuben und durch das Anschlagen des Daumennagels an die übrigen Nägel ein Laut erzeugt wird, dann entsteht das Diskusmal. Diese Art des Kratzens der zu erobernden Frau erfolgt bei der Massage ihrer Gliedmaßen, beim Kratzen des Kopfes, beim Setzen von Quaddeln in die Haut sowie beim Aufregen und Erschrecken.

Das Halbmondmal entsteht beim Anbringen einer krummen Nägelspur am Hals und auf der Wölbung der Brüste. Zwei solcher Male, die einander zugekehrt sind, bilden das Kreismal. Diese beiden Arten von Nägelspuren hinterläßt man auf dem Venusberg sowie auf den Leisten und Lenden.

Das nicht übermäßig lange Linienmal kann auf allen Körperstellen angebracht werden. Ist eine solche Linie gekrümmt und reicht bis zu einer der Brustwarzen, so spricht man von einer Tigerkralle. Eine mit den fünf gegenüberstehenden Fingernägeln eingeritzte Linie, die auf eine der Brustwarzen zuläuft, heißt Pfauenfuß. Wenn man diese Pfauenfußspuren an der Brustwarze einer ob ihrer Künste beim Geschlechtsverkehr berühmten Frau als eng beieinander liegende Spuren aller fünf Nägel anbringt, heißt dies Hasensprung. Dagegen versteht man unter einem Lotusblatt ein auf der Busenwölbung und auf der Gürtellinie in Form eben eines solchen Blattes angebrachtes Nägelmal. Man kann noch hinzufügen, daß manche Männer, die auf Reisen gehen, auf den Schenkeln und auf der Busenwölbung der Geliebten als Erinnerungsmal mit den Fingernägeln drei oder vier Linien-

***Doppelte Leidenschaft: Liebeslust und Jagdfieber. Die Opfer sind zwei junge Löwen.***

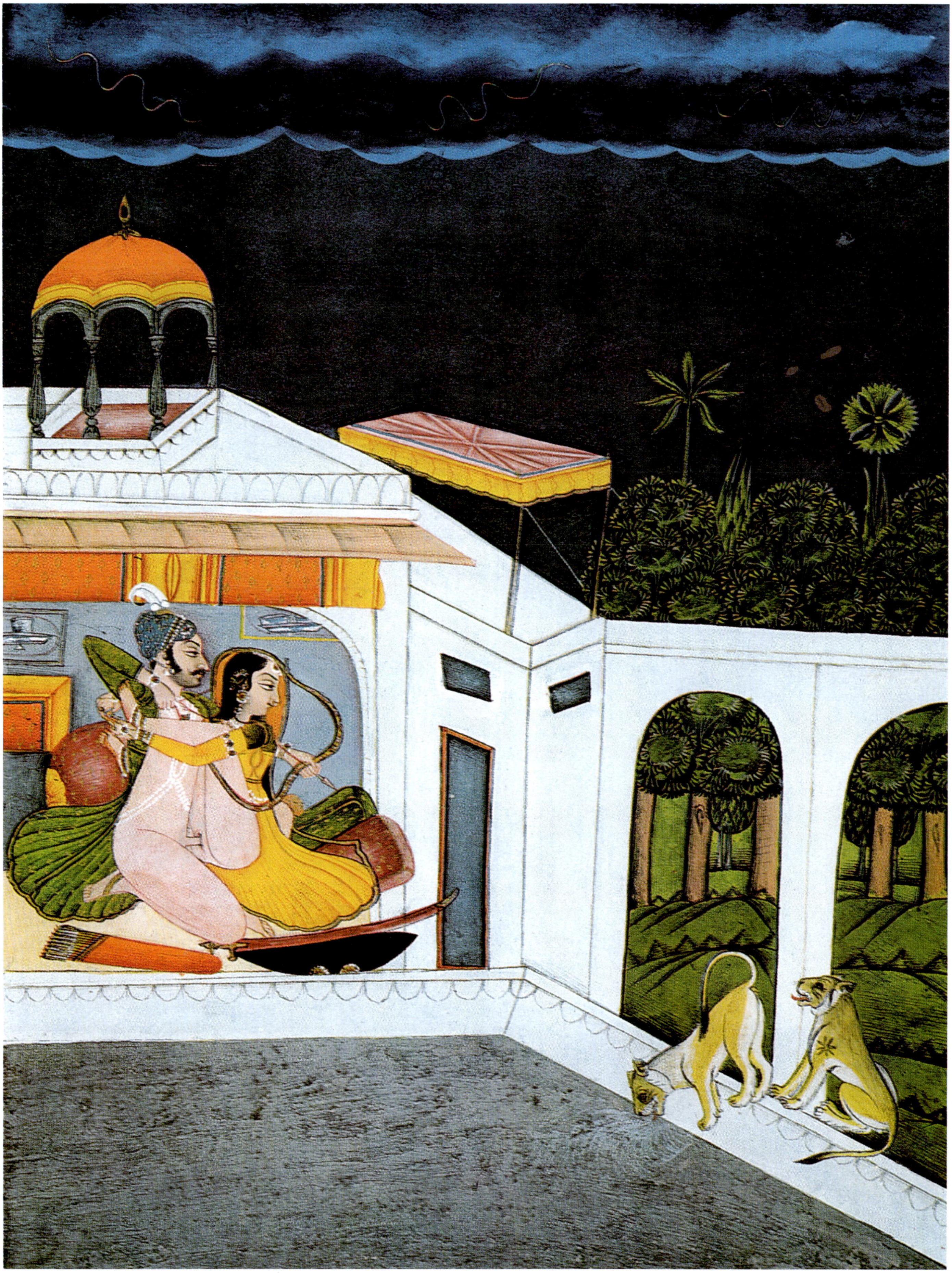

spuren hinterlassen. Dies sind nur die hauptsächlichen Kratzspuren; man könnte aber noch viele andere Arten anführen. Selbst die in der Liebeskunst Erfahrenen fragen: »Wer kann angesichts der unendlichen Zahl der Spielarten, der Endlosigkeit der der Geschicklichkeit sich bietenden Möglichkeiten, der ständigen Wiederholbarkeit und des leidenschaftserfüllten Wesens des Kratzens alle denkbaren Arten überblicken?«
Überhaupt sollte man, wenn man von Leidenschaft erfüllt ist, auch auf Mannigfaltigkeit bedacht sein. Mannigfaltigkeit und Abwechslung erhöhen ja wechselseitig die Leidenschaft. Darum sind die Männer stets auf der Suche nach mit Geschicklichkeit begabten Hetären, während die Frauen sich ebensolche Liebhaber ersehnen. Auch in den Lehrbüchern anderer Disziplinen, wie beispielsweise der Waffenkunde, wird auf Mannigfaltigkeit Wert gelegt – um wieviel mehr dann erst hier in dieser von Vatsyayana gelehrten Kunst! Allerdings soll man bei Frauen, die mit einem anderen verheiratet sind, mit dem Anbringen von Nägelspuren vorsichtig verfahren, da sie zu lange sichtbar bleiben. Allenfalls mag man zur Erinnerung an die gemeinsamen leidenschaftserfüllten Stunden an ganz verborgenen Körperstellen der Frau besondere Male anbringen. Einige Verse mögen das Gesagte abrunden:

Gewahrt an ihren geheimen Stellen
Spuren von Fingernägeln die Frau,
wird ihre Liebe wieder jung und frisch,
auch wenn sie seit langem aufgegeben war.

Ist die Leidenschaft schon lang erloschen,
würde die Liebe untergehen,
gäbe es nicht die Nägelnarbe, die
an Stätten der Leidenschaften erinnert.

Wer eine junge Frau von fern gewahrt,
deren Busen von Nägeln gekennzeichnet ist,
in ihm, auch wenn er fremd dort ist,
entstehen Verehrung wie auch Leidenschaft.

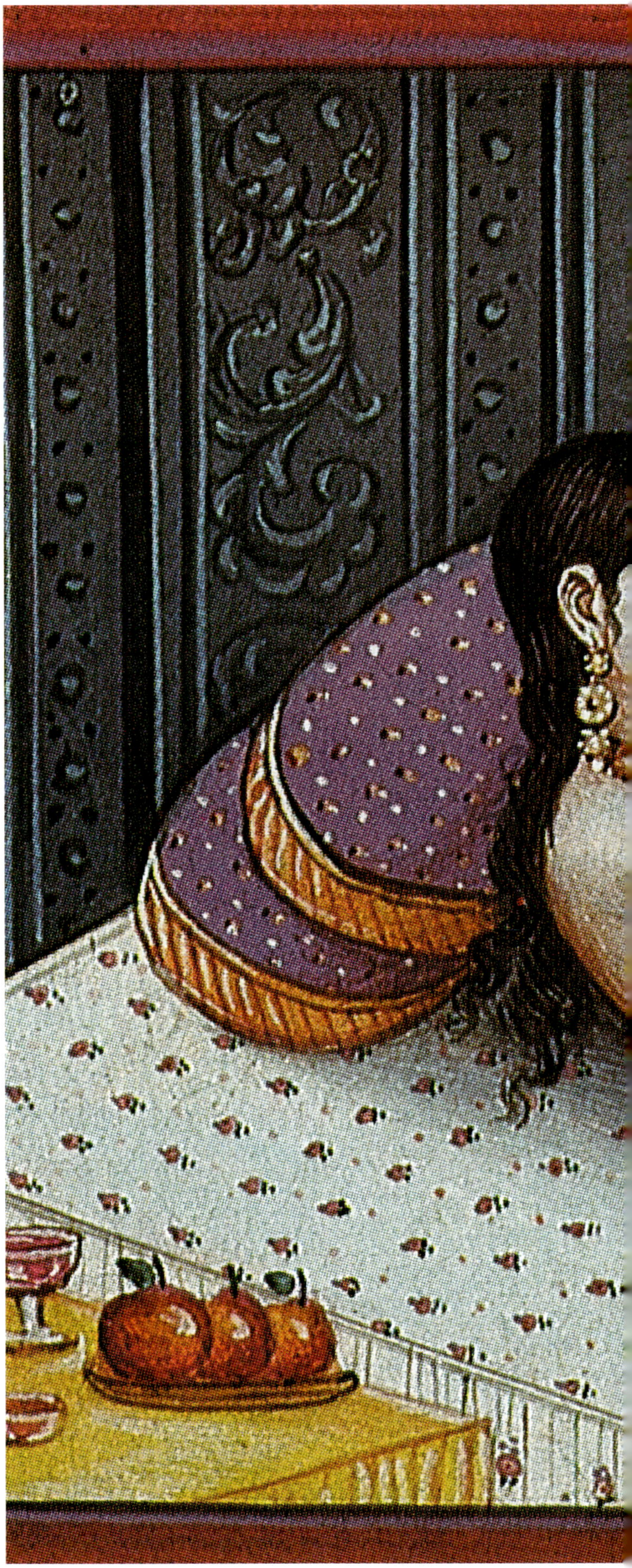

*Alles fest im Griff –*
*eine klassische Koitusposition.*

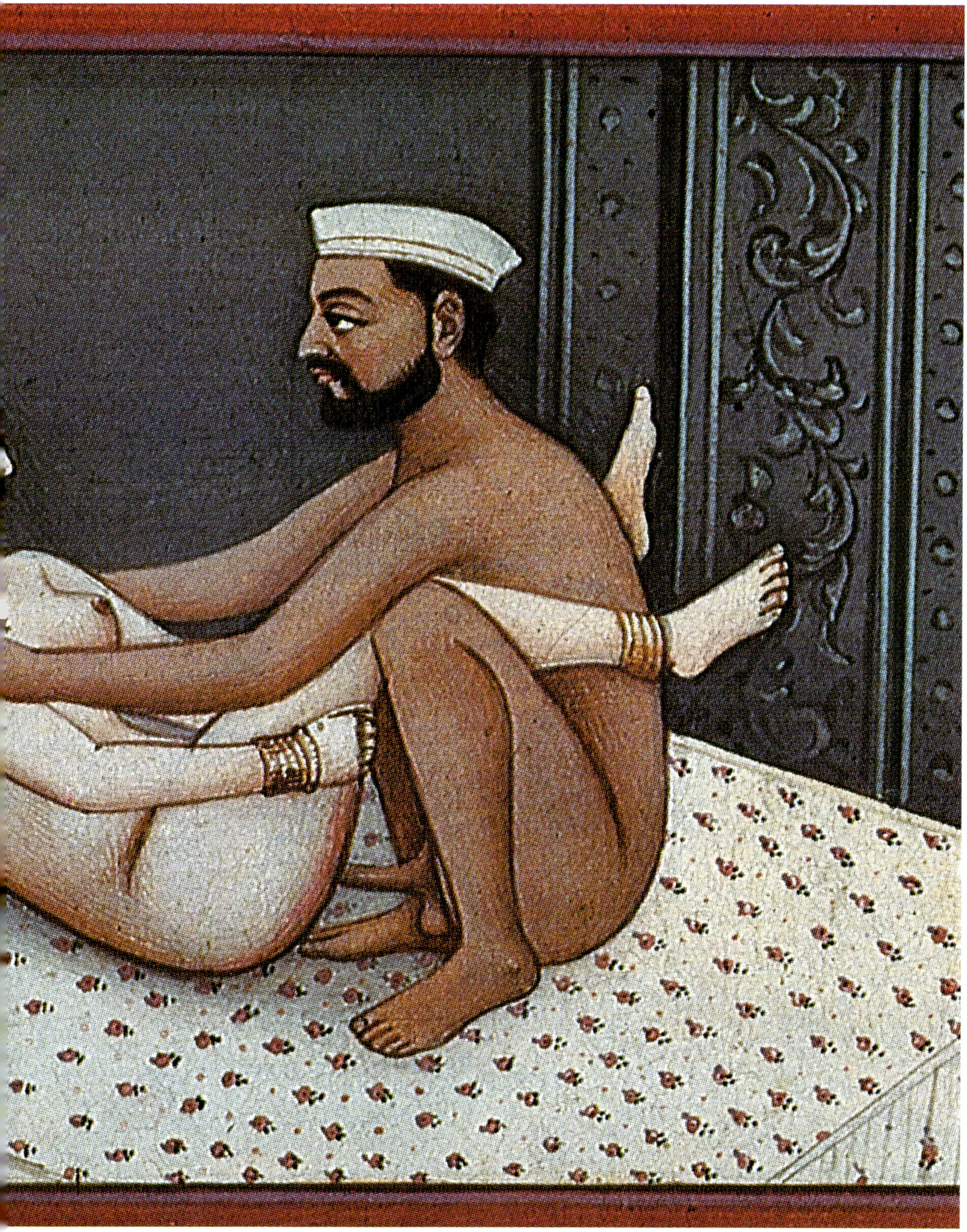

Und wenn ein Mann an solchen Körperstellen
von Nägelmalen gekennzeichnet ist,
wird auch eine sonst starr ablehnende Frau
nicht selten ins Wanken gebracht.

Kein anderes, geeigneteres Mittel gibt es
zur Mehrung der Leidenschaft,
als die Nägel und die Zähne
ihre Taten vollbringen zu lassen.

## FÜNFTES KAPITEL

### Arten der Bißspuren – Verhaltensweisen von Frauen aus den einzelnen Provinzen – Arten des dort geübten Geschlechtsverkehrs

Die für das Aufritzen mit den Zähnen in Betracht kommenden Stellen sind mit Ausnahme von Oberlippe, Mundhöhle und Augen die gleichen wie beim Küssen.

Auch bei den Zähnen schätzt man bestimmte Vorzüge: Sie sollen gleichmäßig, von glatter Oberfläche, farblich attraktiv, von rechtem Maß, lückenlos und scharf sein. Die Zähne sollen nicht stumpf, aus der Reihe herausstehend, rauh, ungleichmäßig, weich, breit und auseinanderstehend sein, denn das sind Mängel. Man unterscheidet folgende Arten von Bißwunden: den versteckten, den geschwollenen und den Punktbiß, die Punktgirlande, den Korallenstein, die Juwelenkette, den Wolkenriß und das Eberknabbern.

Der versteckte, nur von einer einzelnen Zahnspitze herrührende Biß verursacht eine kaum sichtbare Rötung der Haut. Beißt man dabei etwas fester zu, so entsteht der geschwollene Biß. Diese beiden werden an der Mitte der Unterlippe zum Punkt. Der geschwollene Biß und der Korallenstein können auch an den Wangen angebracht werden. Zum Küssen des Ohrschmucks sowie für Nagel- und Zahnmale wählt man gewöhnlich die linke Wange. Durch einen langdauernden Zusammenschluß von Oberzahn und Unterlippe entsteht ein »Korallenstein«. Ebenso, aber in zusammenhängender Ausprägung, entsteht die »Juwelenkette«. Der »Punktbiß« wird durch das Packen eines Hautfetzens mit zwei zangenartig wirkenden Zähnen hervorgebracht. Und wenn dazu alle Zähne gebraucht werden, entsteht die »Punktgirlande«. Beide Arten von Girlanden sind am Hals, in den Achselhöhlen und in der Leistengegend anzubringen, auf der Stirn und an den Schenkeln aber nur die »Punktgirlande«.

Der »Wolkenriß« ist gewissermaßen eine Kreisscheibe, versehen mit ungleichen Zacken, die man auf der Brustwölbung anbringt. Das »Eberknabbern« schließlich betrifft nur die Brustwölbung und besteht aus dichtgedrängten, recht langen und zahlreichen Zahnspurstreifen, zwischen denen die Haut eine dunkelrote Färbung annimmt. Die Anwendung dieser letzteren beiden Arten bleibt Liebenden von feurigem Temperament vorbehalten. Dies mag hier für die Beschreibung der Bißwunden genügen. Hinzuzufügen wäre, daß bei einem Stirnzeichen, einem Ohrschmuck, einem Blumendiadem, einem Betelblatt oder einem Tamala-Blatt, also auf geeigneten Gegenständen, die man der Angebeteten bringt, Nagel- und Zahnspuren werbenden Charakter haben.

Wir haben schon einmal hervorgehoben und wollen es jetzt erneut tun, daß sich die den Frauen entgegenzubringenden Huldigungen nach der Sitte des jeweiligen Landes richten müssen. So führen die Einwohner von Madhyadesa, die vorwiegend Arier sind, einen lauteren Wandel und verabscheuen Küsse, Nägel- und Zahnspuren. Ähnlich verhält es sich bei den Bewohnerinnen von Bahlika und Avanti, dafür haben diese eine Neigung zu außergewöhnlichen Wollustakten. Die Frauen von Malava und Abhira freuen sich an Umarmungen, Küssen sowie an von Nägeln und Zähnen hervorgebrachten Schwellungen. Auch durch Schläge sind sie zu gewinnen, doch sind ihnen von Bissen oder Kratzern verursachte Wunden verhaßt. Die Bewohnerinnen des Zwischenstromlandes mit dem Indus als Hauptfluß haben die Gewohnheit des Mundverkehrs. Von feurigem Temperament sind

***Körperlich vereinigt –***
***und doch jeder für sich mit scheuen Phantasien.***

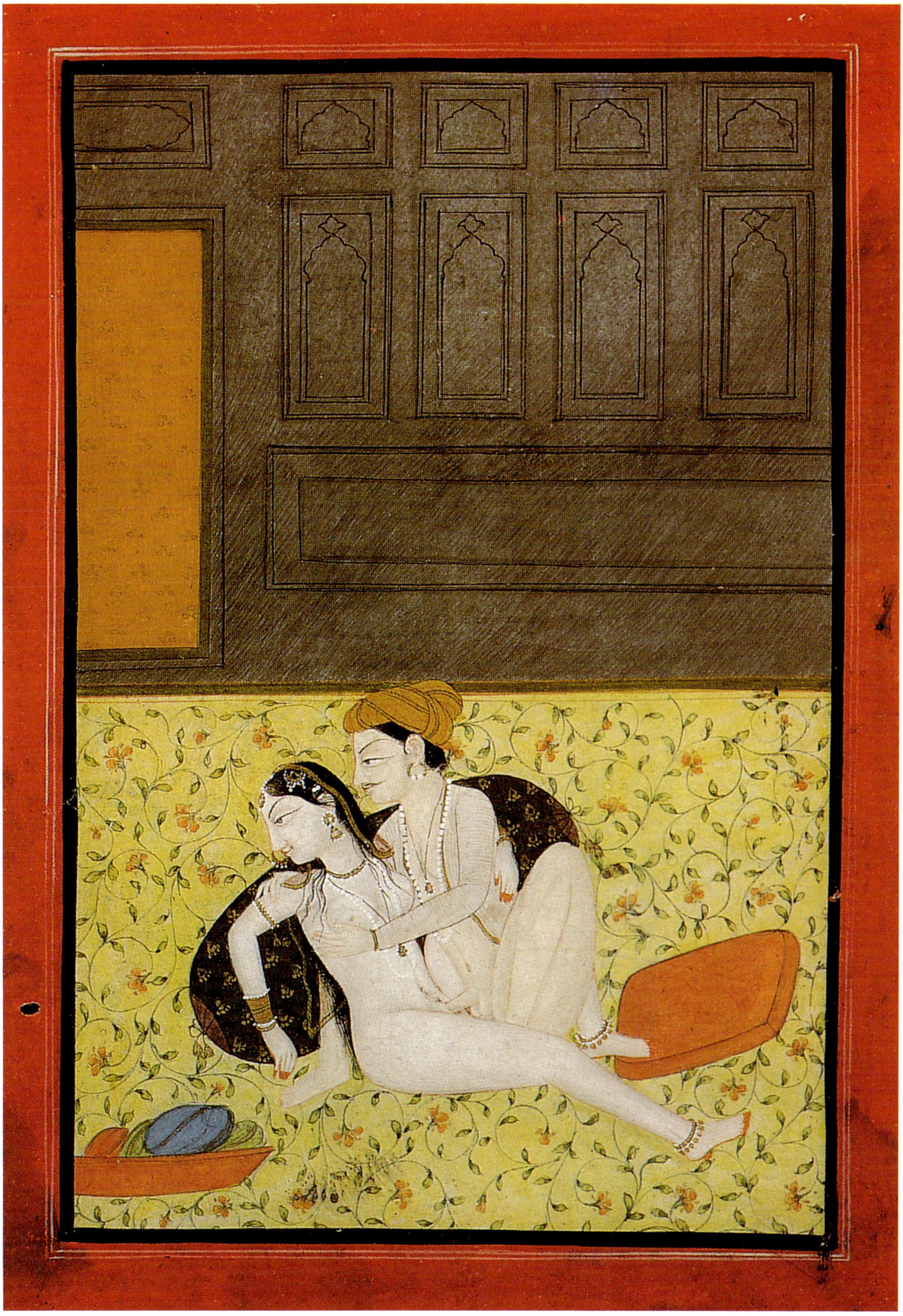

die Frauen an der Westgrenze und in Lata, die beim Verkehr leise girren. Die Frauen in Strirajya und Kosala brauchen, von wilder Leidenschaft wie sie sind, harte Schläge; außerdem schätzen sie einen künstlichen Penis. Die Frauen von Andhra sind von Natur aus zart, lieben aber die Wollust, finden an Unsauberem Gefallen und führen einen schlechten Wandel. Die Frauen von Maharastra geraten durch die Anwendung aller 64 Künste in Leidenschaft; sie lieben unanständige, geile Reden; im Bett ergreifen sie ungestüm die Initiative. Von ebendieser Art sind die Frauen von Nagara, doch lassen sie ihre Neigungen nur insgeheim erkennen. Die Frauen aus dem Dravida-Land haben die Eigentümlichkeit, daß ihre Scheiden selbst bei intensiver Reibung mit dem Finger nur ganz langsam feucht werden. Die Frauen von Vanavasa sind von mittlerem Temperament und geduldig; sie verhüllen ihre Gliedmaßen, machen sich über das Aussehen anderer gern lustig und meiden alles Tadelnswerte, Unanständige und Grobe. Die Frauen von Gauda haben eine sanfte Redeweise; sie haben einen zarten Körperbau und sind voller Verliebtheit.
Unzweifelhaft ist das Urteil des Suvarnanabha, daß der Charakter wichtiger ist als die Eigenheit eines Landes und seine Bräuche. Außerdem hat man zu berücksichtigen, daß die Bräuche, die Mode und die geselligen Vergnügungen im Laufe der Zeit von einem Land auf ein anderes übergehen können.
Die Leidenschaft steigert sich auf folgende Weise: durch Umarmungen, Küsse, Kratzspuren, Bißwunden, Schläge und das Ausstoßen wollüstiger Laute. Natürlich nimmt die Mannigfaltigkeit des Vorgehens Schritt um Schritt zu. Wie stets sollen auch hier einige Verse das oben Dargelegte beschließen:

**Was ein Mann gegen den Widerstand der Frau**
**dieser an Wunden beibringt,**
**das möge sie, ohne es zu dulden,**
**im doppelten Maß zurückerstatten.**

**Des »Punktes« Vergeltung ist die »Girlande«,**
**für die »Girlande« ist es der »Wolkenriß«.**
**So soll sie in vorgetäuschtem Zorn**
**das ihr Zugefügte zurückerstatten.**

**Hat sie ihn mit einem Griff ins Haupthaar**
**aufgerichtet,**
**soll seinen Mund sie trinken.**
**An ihn geschmiegt, möge sie ihn beißen**
**da und dort, vom Liebesrausch getrieben.**

**Des Mannes Kopf aufrichtend,**
**an die Brust des Geliebten gelehnt,**
**soll sie am Hals ihn mit der »Juwelenkette«**
**schmücken**
**und mit dem, was sie sonst noch kennt.**

**Über das am Tage in der Menschenmenge**
**vom Verehrer unverhüllt gelassene Mal**
**von Bissen, die sie ihm beigebracht,**
**lache sie, doch unbemerkt von anderen.**

**Schmollend den Mund zusammenziehend,**
**als ob sie tadle ihren Freund,**
**soll sie gleichsam unwillig auf die**
**an ihrem Körper befindlichen Male weisen.**

**Wenn so in gegenseitigem Einvernehmen**
**von beiden Liebenden gelebt wird,**
**wird selbst nach hundert Jahren**
**die Liebe nimmer enden.**

## SECHSTES KAPITEL

### Die Stellungen beim Geschlechtsverkehr

Strebt die Leidenschaft zur Erfüllung, so lege sich die dem Typ der Gazelle angehörende Frau beim ausgezeichnet übereinstimmenden Verkehr – also mit einem Mann vom Rammler-Typ – so, daß sie die Beine weit spreizt und damit die Scheide ausweitet. Eine Frau vom Typ der Elefantenkuh legt sich dagegen beim Verkehr mit einem Mann, dessen Glied für sie zu klein ist, so hin, daß sie die Schenkel zusammenpreßt und damit die Scheide zusammenzieht. Stimmen die Partner dem Typ

***Liebe in der aufrechten Seitenlage – besonders genußvoll.***

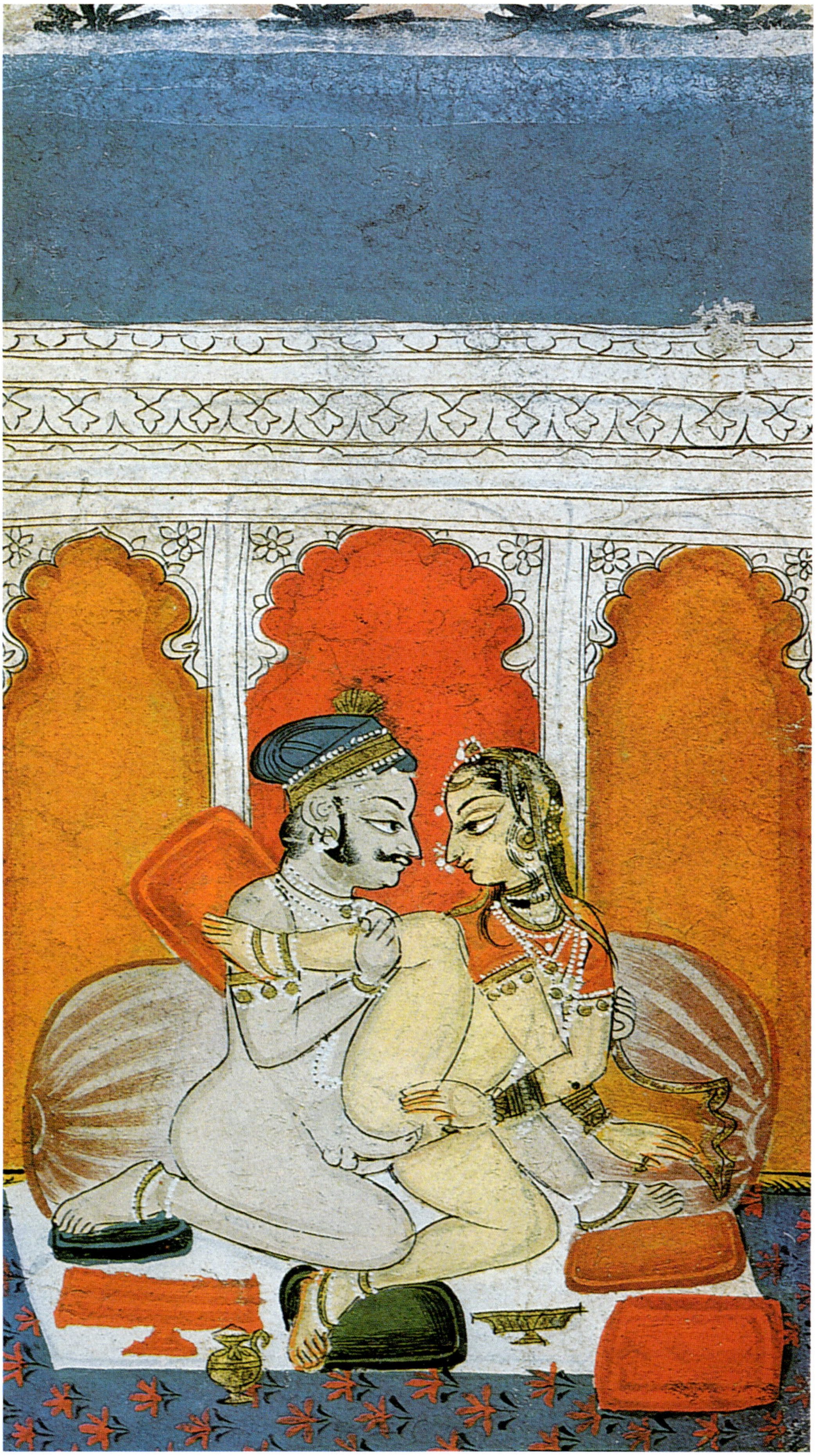

nach überein, so liege die Frau flach auf dem Rücken, ohne die Beine zu spreizen oder aneinanderzupressen.
Dementsprechend ist das Verhalten der Frau vom Stuten-Typ: Beim Verkehr mit einem Hengst-Mann spreizt sie die Beine, während sie beim Rammler-Mann die Schenkel aneinanderlegt.
Beim Verkehr soll die Frau mit der Scheide den Liebhaber in sich aufnehmen. Künstliche Hilfsmittel zur Vergrößerung des Penis verwendet man nur dann, wenn die Typen der Partner nicht harmonieren, beispielsweise bei der Vereinigung eines Mannes vom Stier- oder Rammler-Typ mit einer Frau vom Typ der Elefantenkuh.
Für die Gazellen-Frau bieten sich in der Hauptsache drei bestimmte Stellungen an: die »aufgeblühte«, die »klaffende« und die »Indra-Gattin«. Die »aufgeblühte« Stellung besteht darin, daß sie den Oberkörper hinunterdrückt, während die Schamgegend hoch erhoben ist. In dieser Position muß der Mann beim Eindringen, schon im eigenen Interesse, große Vorsicht walten lassen. Wenn die »Gazelle« mit aufgestellten und weitgespreizten Schenkeln den Mann empfängt, dann spricht man von der »klaffenden« Stellung. Bei der »Indra-Stellung« stellt die Frau in der gleichen Weise die Schenkel zu beiden Seiten des Mannes auf, zieht aber die Knie weit an sich; hierzu bedarf es einiger Übung.
Diese Regeln gelten allgemein für die Verbindung einer Frau mit einem kräftiger gebauten Mann, also mit einem Mann von höherem Typus. Ist es aber umgekehrt, so empfiehlt sich die Stellung der geschlossenen »Schale«, auf die wir noch zu sprechen kommen. Dies gilt insbesondere für den Verkehr einer Elefantenkuh-Frau mit einem Rammler-Mann. Die hier für die Frau möglichen Stellungen sind: die »Schale«, die »pressende«, die »umhüllende« und die »Stute«.
Wenn die Partner ihre Beine geradegestreckt halten und fest aneinanderliegen, so heißt dies die »Schale«. Man kann diese Stellung in der Seitenlage wie auch in der Rückenlage einnehmen. Wenn der Mann auf der Seite liegt, so ist es üblich, daß die Frau auf ihrer rechten Seite, also links vom Mann, liegt.
Die anderen Positionen sind rasch erklärt. Wenn die Frau nach dem Einführen gemäß der »Schale« ihre Schenkel wie eine Klammer zusammenpreßt, so ist dies die »pressende« Stellung. Wenn dann die Frau in dieser Position ihre Schenkel übereinanderschlägt und verschränkt, wird daraus die »umhüllende« Stellung. Eine besonders wichtige Position ist die vor allem bei den Andhra-Frauen beliebte »Stute«. Sie besteht darin, daß die Frau wie eine Stute den Penis unbeweglich festhält, so daß die Erektion mit ihren Lustgefühlen erhalten bleibt, der Samenerguß aber verhindert wird. Das setzt aber eine Anspannung der Scheide voraus, eine Technik, die nur durch längere Übung zu erlernen ist.
Dies sind die von den Anhängern des Babhravya gelehrten Arten des Beischlafs. Aber nach Suvarnanabha gibt es noch andere Möglichkeiten. Sind beide Schenkel der Frau aufgestellt, so spricht er von einer »gekrümmten« Stellung; wenn der Liebhaber ihre Beine über seine Schulter hochlegt, ist dies die »klaffende« Position. Von einer »drückenden« Stellung spricht man, wenn der Mann die Beine der Frau beugt und gegen seine Brust drückt. Bleibt dabei das eine Bein gestreckt, so ist dies die »halbdrückende« Stellung. Ruht eines ihrer Beine auf der Schulter des Liebhabers und bleibt das andere ausgestreckt, wobei darin mehrfach abgewechselt wird, so nennt man dies das »Bambusspalten«. Wenn das eine Bein oberhalb des Kopfes der Frau zu liegen kommt und das andere ausgestreckt ist, spricht man vom »Speerdurchbohren«; für diese schwierige Position benötigt man jedoch Übung. Sind die Beine der Frau am Knie eingebogen und liegen an der Nabelgegend des Mannes, nennt man dies die »Krebs«-Stellung. Hält die Frau die erhobenen Schenkel über Kreuz, so ist dies eine »pressende« Stellung. Werden nur die Unterschenkel über Kreuz gehalten, ergibt sich der »Lotussitz«. Nur durch lange Übung zu erlernen ist die »Wendung« oder »Mühle«: Der Mann dreht sich, ohne sich von der Frau zu lösen, mit dem Penis als Achse im Kreis.

***Hintergangen:***
***Der überraschte Liebhaber konnte sich gerade noch unter das Bett flüchten.***

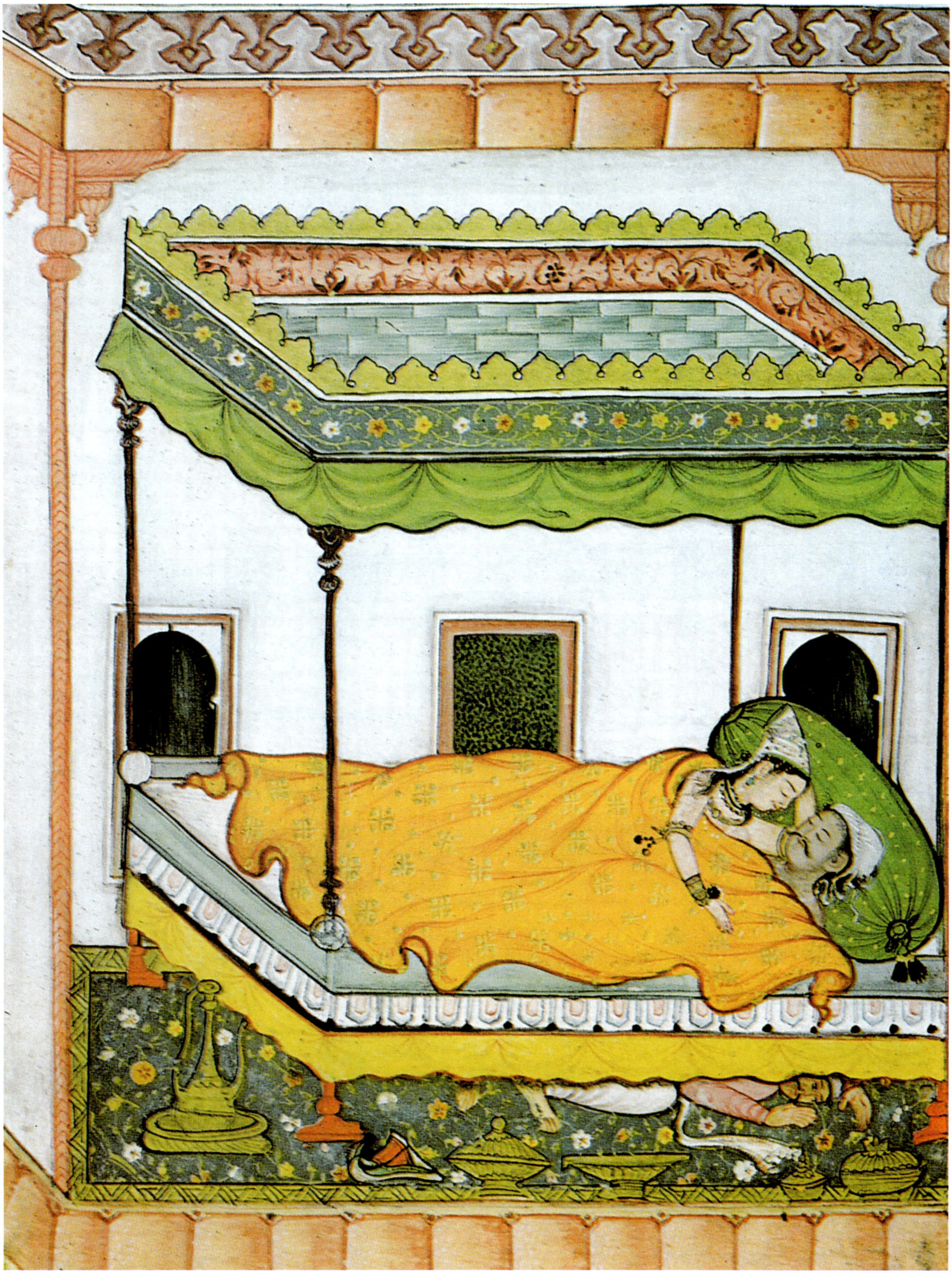

Suvarnanabha führt weiter aus, daß man alle diese liegenden, sitzenden und stehenden Positionen auch im Wasser einnehmen kann, sofern sie dort bequem durchführbar sind. Vatsyayana jedoch weist dies zurück mit dem Bemerken, daß dergleichen von den früheren Lehrern und Autoritäten auf diesem Gebiet nicht überliefert worden sei.

Bevor wir dieses Kapitel mit zwei Versen schließen, möge der Leser noch auf einige besondere Liebesvergnügungen hingewiesen werden. Wenn beide Partner aufrecht stehen und sich entweder aneinander oder an eine Wand oder Säule lehnen, so ist dies die »Liebe im Stehen«. Wenn sich der Mann an eine Wand lehnt, die Frau ihre Arme als Schlinge um seinen Hals legt, sich auf seine Hände wie auf ein Gitternetz setzt, die Schenkel um seine Hüfte schlingt und sich, mit den Füßen an der Wand, hin und her schwingt, so ist dies die »Liebe im Hängestütz«. Wenn die Frau auf dem Fußboden wie ein Vierbeiner kauert und der Mann besteigt sie von hinten wie ein Stier, so nennt man diese Rückenlage auch die »Kuh-Stellung«. Hierbei empfängt die Frau alle sonst ihrem Busen zugedachten Liebkosungen auf dem Rücken. Diesem Muster entsprechend kann man auch nach Art des Hundes, des Hirsches, des Ziegenbocks, des Esels, des Katers, des Tigers, des Elefanten, des Ebers, des Rosses und nach allerlei sonstigen Varianten verfahren.

Möglich ist aber auch die »kombinierte Liebe«, nämlich der Verkehr mit zwei Frauen zur gleichen Zeit, wobei vorausgesetzt wird, daß die beiden Frauen miteinander freundschaftlich verbunden sind. Natürlich kann man auch mit einer noch größeren Zahl von Frauen gleichzeitig sexuelle Spiele treiben; das ist dann der »Kuhherden-Verkehr«. Die Bezeichnungen »Ziegenart« und »Gazellenart« leiten sich aus der Nachahmung der Tätigkeit dieser Tiere ab; der Name »Wasserspiel« bezieht sich auf den Elefanten.

Im Gebiet von Gramanari, Strirajya und Bahlika sind oft mehrere Jünglinge im Frauenhaus gleichzeitig, also in Polyandrie, mit ein und derselben Frau verheiratet. Diese Jünglinge sollen gleichzeitig, aber jeder nach seinen eigenen Anlagen, die gemeinsame Frau entzücken. Der eine soll sie sanft halten, ein anderer in sie eindringen, ein dritter ihr die Schamgegend, ein vierter das Antlitz, ein fünfter die Gürtellinie liebkosen. Ganz genauso soll eine Herrengesellschaft sich mit einer einzelnen Dirne oder eine Gruppe von Adligen mit einer einzelnen Dame beschäftigen.

Als letzte der besonderen Liebesvergnügungen erwähnen wir den »Abwärtskoitus«, nämlich den Analverkehr. Ihn findet man unter den im Süden Indiens wohnenden Völkern.

Die Verhaltensweisen des Mannes während des Geschlechtsverkehrs werden wir im Kapitel über den Rollentausch besprechen und schließen hier mit zwei Versen ab:

**Durch die Vorzüge und Mittel der Vögel**
**wie der wilden und zahmen Tiere,**
**durch sie alle soll der Herzenskenner**
**die Liebeswünsche der Frau erfüllen.**

**Wenn man sich demgemäß verhält**
**und die Landessitten beherzigt,**
**entstehen bei den Frauen Liebe,**
**Leidenschaft wie auch Verehrung.**

## SIEBENTES KAPITEL

### Vom Schlagen und vom Gebrauch wollüstiger Laute

Manche Autoritäten verstehen unter Lieben eine Form des Streitens. Sie begründen das damit, daß die Liebe ihrem Wesen nach auf Auseinandersetzung und gegenseitigem Sichabstoßen beruht. Daher darf man das Schlagen zur Liebe gehörig betrachten. Die zum Schlagen geeigneten Stellen sind der Kopf, die Busenfurche, der Rücken, die Schamgegend und die Seiten. Die Schläge selbst kann man auf vierfache Weise austeilen: mit dem Handrücken, mit der ausgestreckten Hand, deren

***Sex unterm Baldachin. Damals wie heute gilt: Weiße Bettwäsche fördert die Lust.***

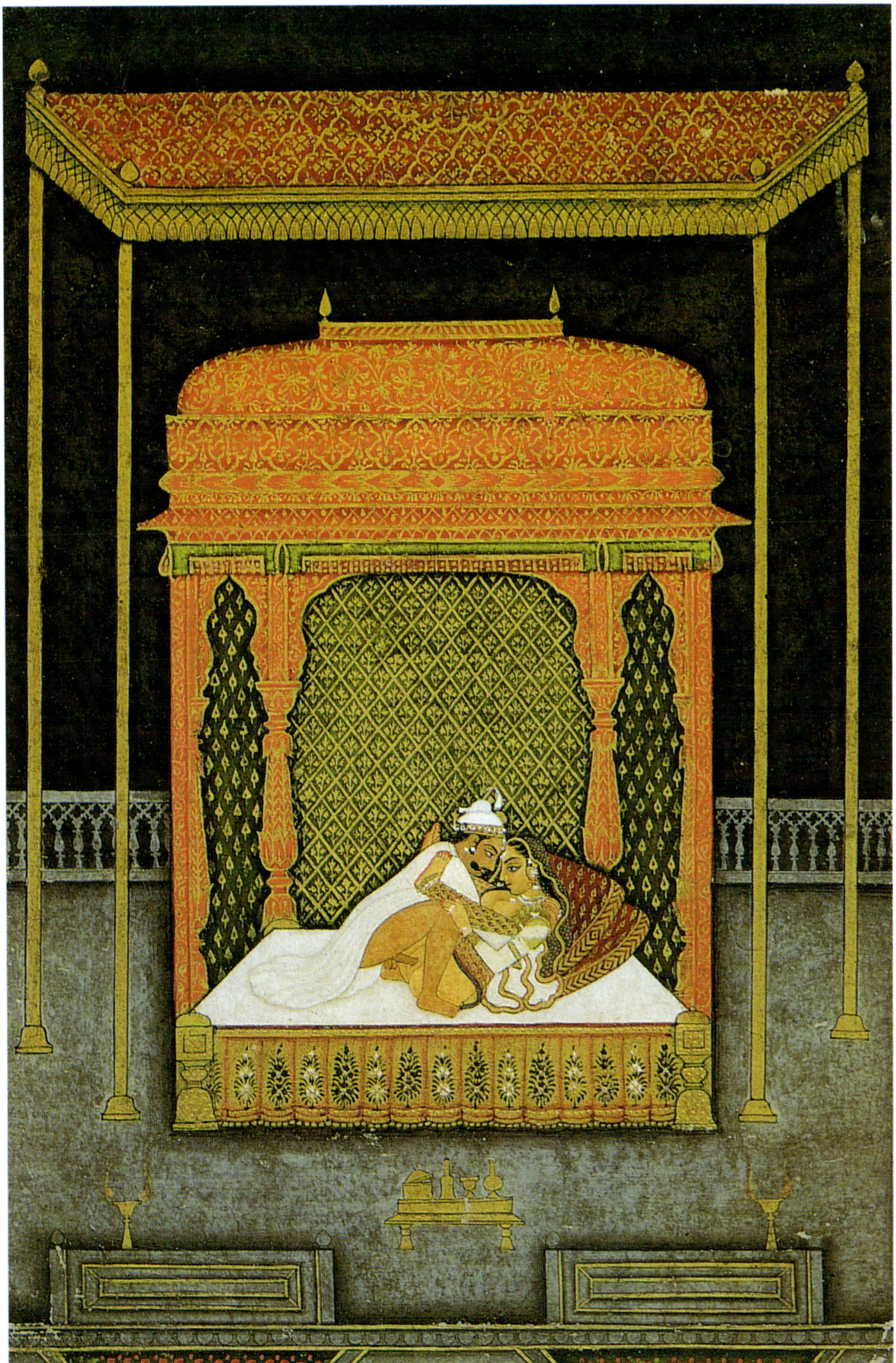

Finger etwas einwärts gebogen sind, mit der geballten Faust und schließlich mit der glatten Handfläche.
Wer geschlagen wird, stößt einen zwischen Schmerz und Wollust liegenden Laut aus, der wie sit klingt. Doch können diese Laute sehr variieren; zusammen mit den Aufschreien zählt man acht Arten solcher Schmerz- und Liebeslaute. Da ist zunächst der him-Laut; ferner das gutturale ham, das man auch als »Donnern« bezeichnet, das Gurren, das Weinen, der sut-Laut, der wie splitternder Bambus klingende dut-Laut und schließlich der phut-Laut, der dem Geräusch entsprechen soll, das ins Wasser fallende Beeren verursachen und bei dem die Zunge den Gaumen berührt. Auf Schläge kann man auch mit Ausrufen wie »Mama!« oder »Genug!« reagieren oder aber mit Worten, die ein Hindern oder Verbieten zum Ausdruck bringen sollen. Zuletzt bleibt als Möglichkeit, Turteltaube, Kuckuck, Papagei, Biene, Huhn, Flamingo, Ente und Wachtel mit der Stimme nachzuahmen; dies wird dann als besonderer Höhepunkt angesehen.
Wenn die Frau auf dem Schoß des Mannes sitzt, erteilt er ihr seine Schläge mit der Faust auf den Rücken. Währenddessen soll sie »Donner«-, Wein- und Gurrlaute von sich geben und es ja nicht unterlassen, gehörig zurückzuschlagen. Füllt sie gerade der Penis aus, mag der Mann sie mit dem Handrücken auf die Busenfurche schlagen. Dabei soll er langsam beginnen, aber immer leidenschaftlicher werden, bis er die Frau zum Orgasmus geführt hat. Die Frau soll dabei den him-Laut ungezügelt, wiederholt und mannigfach variiert ausstoßen.
Eine widerspenstige Frau wird mit der Hand, deren Finger etwas eingebogen sind, auf den Kopf geschlagen. Sie stößt dazu den Laut phut aus, und zwar mit geschlossenem Mund, während das Gurren mit offenem Mund geschieht. Zum Abschluß des Liebesgenusses mag sie seufzen und weinen. Auf Bedrängung mit Küssen reagiere sie mit sit-Lauten.
Wenn beim Mann die Leidenschaft wächst und ihn zur Wiederholung der Schläge anfeuert, dann soll die Frau Worte gebrauchen, die ihn daran hindern und zu ihrer Befreiung dienen können. Sie kann auch »Mama!« und »Genug!« rufen, zusammen mit ersticktem Seufzen und Weinen, das mit »Donnern« gemischt ist. Droht aber ihre Liebesglut nachzulassen, so schlage der Mann sie auf die Schamgegend und auf die Seiten, und zwar mit großer Schnelligkeit, bis die Geliebte ihren Orgasmus fühlt und dazu wie eine Wachtel oder wie ein Flamingo schreit.
Dazu gibt es die folgenden beiden Verse:

**Rauheit und Heftigkeit**
**gelten als männliches Feuer;**
**Hilflosigkeit, Schmerz, Abkehr und Kraftlosigkeit**
**als Eigenschaften der Frau.**

**Bedingt durch Leidenschaft, kann nach**
**der Art des Vorgehens**
**auch einmal eine Vertauschung stattfinden,**
**doch nicht für lange Zeit. Und am Ende**
**setze sich wieder die eigene Natur durch.**

Vatsyayana lehnt ausdrücklich sadistische Praktiken ab und verurteilt sie als unedel und verwerflich. Dazu zählen der »Keil« auf der Brust, die »Schere« auf dem Kopf, der »Stachel« auf den Wangen, die »Zange« auf den Brüsten und an den Seiten. Zusammen mit den oben angeführten, erlaubten Schlägen wird damit die Zahl der bei den Völkern des südlichen Indiens gängigen Schlagarten auf acht erhöht. Bei diesen Völkern tragen die jungen Frauen oft die Spuren der »Keile« auf den Brüsten. Es ist dies ein Landesbrauch, den man anderswo nicht anwenden sollte. Gefährliche Praktiken soll man aber überall und durchweg meiden. Einige Beispiele mögen diese Warnung illustrieren. So tötete der Cola-König die Hetäre Citrasena bei der Liebesvereinigung mit einem »Keil«. Mit der »Schere« tötete die Großkönigin Malayavati den Kuntala-Herrscher Satakarni Satavahana. Der lahmhändige Naradeva machte mit einem falsch angelegten »Stachel« die Tänzerin Citralekha auf einem Auge blind.
Schließen wir dieses Kapitel wieder mit einigen zusammenfassenden Versen:

*Die „Liebesspirale“:*
*Lustvolle Umklammerung nackter Körper.*

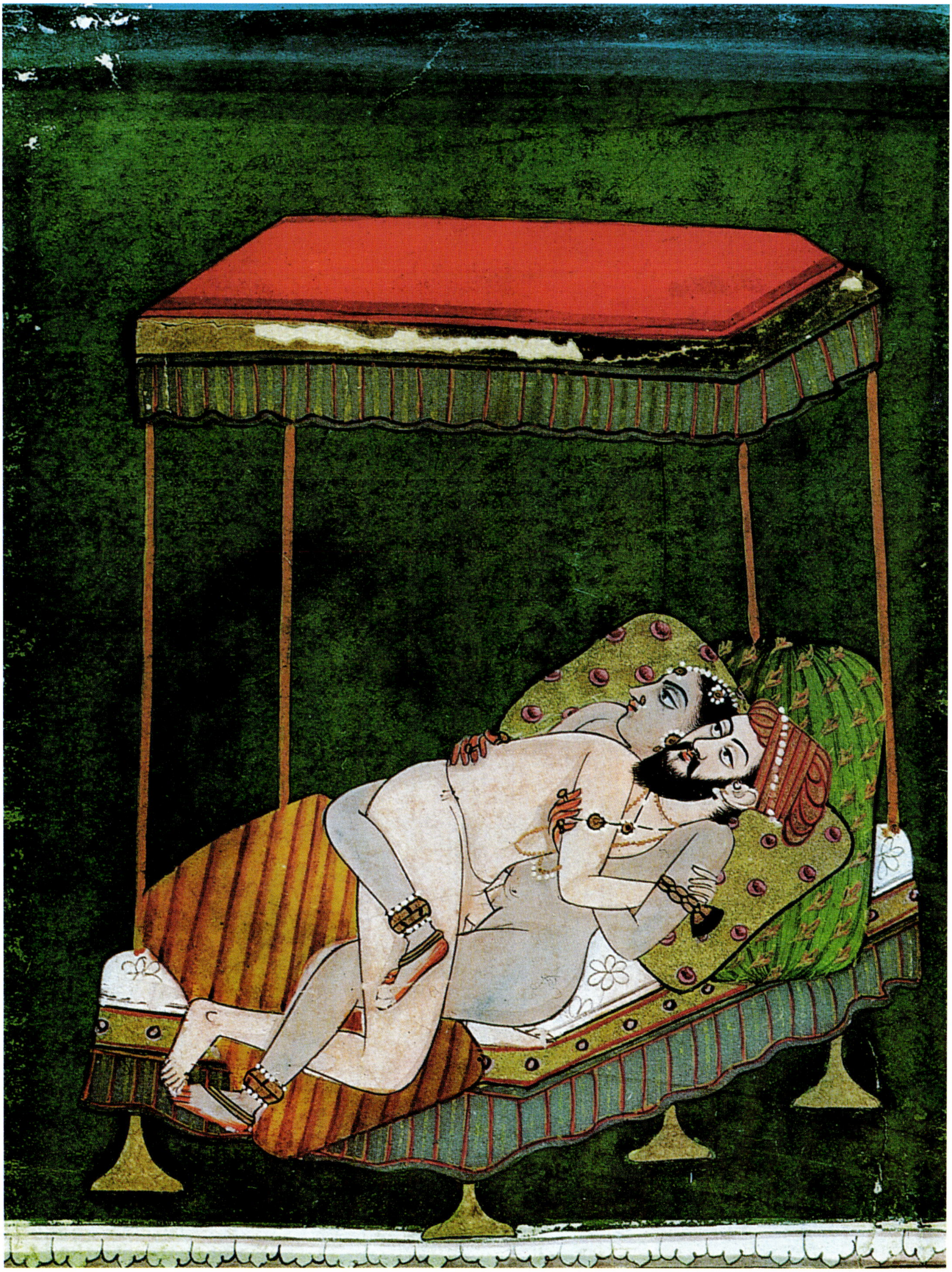

Da gibt es keinerlei Überlegen
und kein Befolgen des Lehrbuches:
wenn die Liebesvereinigung gekommen ist,
ist Hauptsache nur noch die Leidenschaft.

Selbst im Traum gewahrt man nicht
diese Liebesspiele und Hochgefühle,
die bei den wollüstigen Umgängen
in solchen Augenblicken üblich sind.

Wie nämlich ein Rennpferd, das
in Galopp verfällt auf seinem Weg,
nicht Pfeiler gewahrt noch Grube und Loch,
wenn blind vor Leidenschaft es rast,

so handeln auch im Liebeswettstreit,
die blind vor Leidenschaft sind,
die beiden vor Geilheit Feurigen,
und gewahren die Gefahr nicht.

Darum soll der, der die Sanftheit oder Feurigkeit
der jungen Frau wie auch ihre Kraft
und seine eigene Kraft erkannt hat,
als Kenner der Lehre danach verfahren.

Nicht überall und nicht bei allen Frauen gelten
die Regeln über den Geschlechtsverkehr:
nach Örtlichkeit, nach Raum und Zeit
wird ihre Anwendung bestimmt.

## ACHTES KAPITEL

### Wie die Frau beim Verkehr die Rolle des Mannes übernimmt – Das Verhalten des Mannes beim Geschlechtsverkehr

Es kann vorkommen, daß der Mann durch mehrfache Wiederholung des Geschlechtsaktes erschöpft wird, seine Leidenschaft aber noch nicht gestillt ist. Wenn die Frau dies bemerkt, soll sie ihm mit seiner Einwilligung folgende Hilfeleistung bieten: Sie veranlaßt ihn, sich auf den Rücken zu legen, legt sich selbst auf ihn und übernimmt seine Rolle. Und zwar tut sie dies entweder aus eigenem Antrieb, nämlich um eine neue Stellung auszuprobieren, oder aber sie kommt der Neugier ihres Liebhabers nach. Zunächst unten liegend, nimmt sie seinen Penis in sich auf; wenn sie dann ihre Position mit der ihres Liebsten tauscht, soll sein Glied die Scheide nicht verlassen. So erreicht man, daß die Wollust nicht unterbrochen wird. Man kann natürlich auch den anderen Weg wählen und das Glied erst dann in die Scheide einführen, wenn die Frau bereits auf dem Mann liegt.

Und wenn die Frau nun die Rolle des Mannes übernimmt, wie soll sie sich weiter verhalten? In ihr aufgelöstes Haupthaar möge sie Blumen flechten; ihr Lachen sei von wollüstigem Stöhnen unterbrochen; ihre Brüste presse sie auf ihn und liebkose mit ihnen sein Antlitz. Indem sie alle Bewegungen, die ihr Geliebter zuvor ausgeführt hatte, nachahmt, soll sie sich ein über das andere Mal emporheben und wieder auf ihn niedersenken. Und dazu soll sie sprechen: »Sonst hast du mich immer umgelegt; jetzt lege ich dich dafür um!« Ihn verlachend, höhnend, schlagend, soll sie plötzlich wieder Schamhaftigkeit zeigen, Ermattung, und den Wunsch aufzuhören. So wie sie den Verkehr nach Art des Mannes begonnen hat, beende sie ihn auch.

Letzteren wollen wir nunmehr näher erörtern. Wir setzen dabei voraus, daß die Frau sich bereits auf der Lagerstatt niedergelassen hat. Der Mann hat durch verliebte Reden sich das Gemüt der Frau geneigt gemacht. Sobald er das spürt, möge er ihr Untergewand öffnen. Für den Fall, daß sie dabei noch Widerstreben zeigt, sollte er sie durch das Küssen ihrer Wangen weiter erregen. Zudem kann er sich mit seinem steifen Glied ihr so nähern, daß sie die Erektion spürt. Ist es das erste Mal, daß er mit dieser Frau zusammenkommt, empfiehlt es sich, sie auch zwischen den Schenkeln zu berühren. Und ist sie eine Jungfrau, berühre er vor dem Verkehr ihre Brüste, Hände und Achseln sowie ihre Schultern und den Hals.

Bei einer sexuell freidenkenden Frau, die schon Erfahrung hat, verfahre der Mann entsprechend der Situation. Mit leicht gebogenen Fingern greife

*Geselliges Beisammensein: Nachtmahl im Harem.*

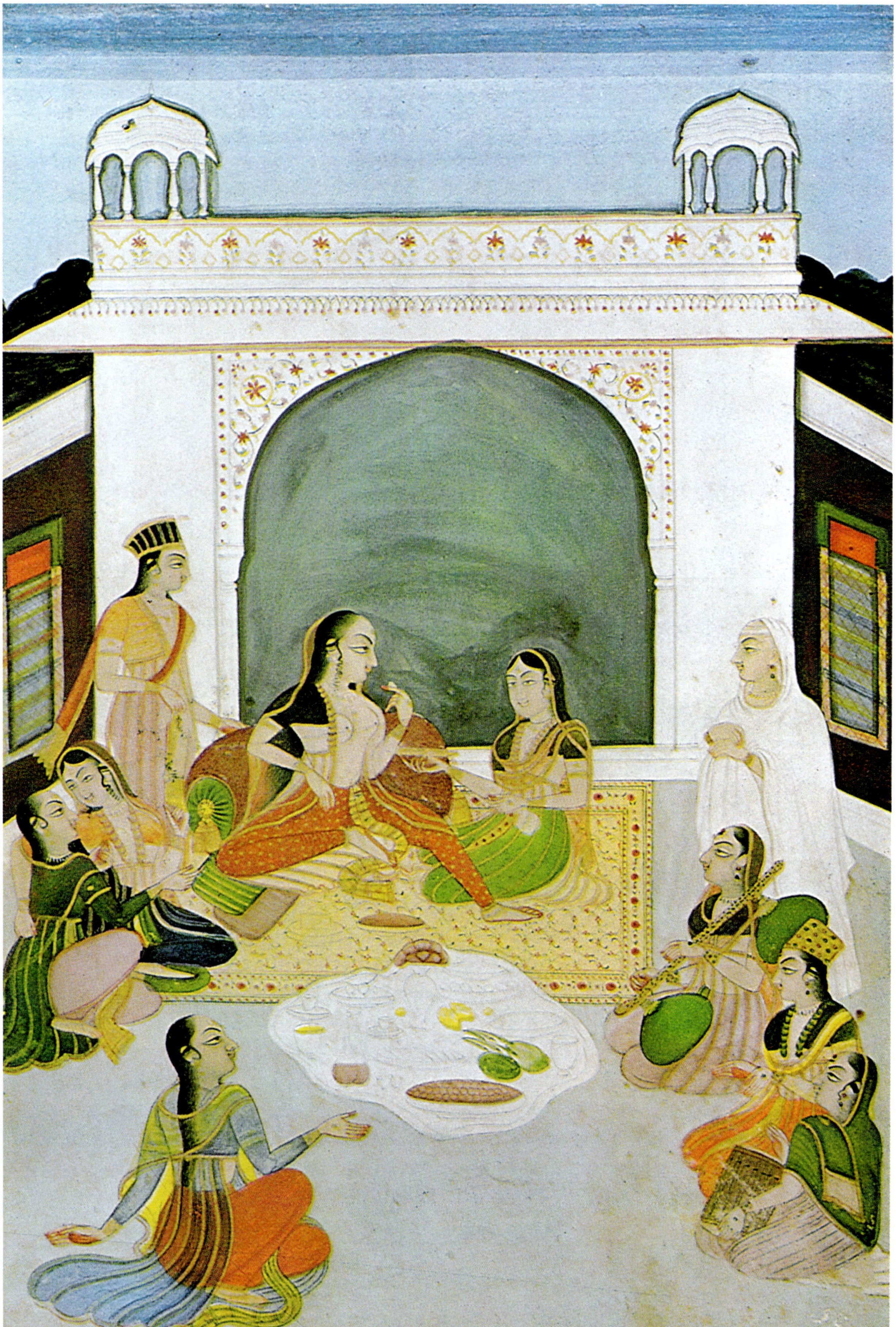

er leidenschaftlich in ihr Haupthaar und an die Kinngegend. Eine Jungfrau schließt vor Scham bei solchem Vorgehen die Augen.

Der Mann soll sich bemühen herauszufinden, wodurch seine Geliebte beim Geschlechtsverkehr am meisten entzückt wird. Suvarnanabha glaubt, ein Geheimnis der jungen Frauen zu kennen, und rät den Männern, ihre Gefährtin dorthin zu küssen, wohin sie nach dem Einführen des Penis den Blick richtet.

Woran erkennt man, daß eine Frau den Orgasmus erreicht? Solche Zeichen sind das Erschlaffen der Glieder, das Schließen der Augen, das Schwinden der Schamhaftigkeit und die höchste Beischlafanspannung. Die Frau schlägt mit den Händen um sich, schwitzt, beißt, hält den Mann krampfhaft fest und stößt mit dem Fuß. Nach Abklingen des Orgasmus zeigt sie sich dem Mann überlegen: Im Gegensatz zu ihm ist sie durchaus noch imstande, den Liebesakt weiter fortzusetzen.

Welche Varianten stehen nun dem Mann beim Geschlechtsverkehr offen? Ein liebeskundiger Mann wird zunächst einmal seine Partnerin auf den Akt vorbereiten. Bevor er sie mit seinem Glied berührt, soll er mit der Hand, die er nach Art eines Elefantenrüssels ausstreckt, die Scheide der Frau erregen, bis sie schlüpfrig wird. Dann erst sollte er den Penis einführen.

Nun sind ihm folgende Möglichkeiten gegeben: der »gerade Vorwärtsstoß«, der »Dolch«, das »Reiben«, das »Pressen«, der »Windstoß«, der »Eberstoß«, der »Stierstoß«, das »Sperlingsspiel« und die »Schale«. Die übliche und normale Vereinigung geschieht durch den »geraden Vorwärtsstoß«. Wenn der Mann sein Glied allseitige Bewegungen in der Scheide ausführen läßt, so ist das das »Rühren«. Wenn die Scheide tief liegt und der Mann aus steilem Winkel eindringt, spricht man vom »Dolch«. Liegt umgekehrt das männliche Glied tiefer als die Scheide und wird ungestüm bewegt, heißt dies das »Reiben«. Unter »Pressen« versteht man ein wuchtiges Zudrücken des Penis, wobei dieser lange Zeit in der Scheide belassen wird. Man kann auch den Penis ganz langsam zurückziehen und ihn dann um so wuchtiger wieder hineindrücken; dann spricht man von einem »Windstoß«. Wird dabei nur die eine Innenseite der Scheide kräftig gerieben, ist dies der »Eberstoß«; bei einer beidseitigen, im Wechsel vollzogenen Reibung ist die Rede vom »Stierstoß«. Kleine, flache Stöße ohne weites Zurückziehen des Penis ergeben das »Sperlingsspiel«. Die Position der »Schale« schließlich, die wir früher erörtert haben, nimmt man ein, nachdem der Höhepunkt der Leidenschaft überschritten ist.

Die Wahl dieser verschiedenen Stellungen richte sich nach der Veranlagung und den Wünschen der Frau.

Liegt die Frau oben, so gibt es darüber hinaus noch die »Zange«, die »Drehscheibe« und die »Schaukel«. Die »Zange« erfolgt in der schon besprochenen Stuten- oder Carezza-Position: Die Frau nimmt den Penis in sich auf und preßt ihn, so daß er lange Zeit in der Scheide verweilt. Wenn sie – so wie wir das weiter oben vom Mann gesagt haben – sich mit eingeführtem Penis wie ein Rad oder eine Mühle verhält, so ist dies die »Drehscheibe«, die aber nur durch lange Übung zu erlernen ist. Der Partner muß dabei seine Leistengegend anheben. Von einer »Schaukel« schließlich spricht man dann, wenn die Frau ihre Schamgegend in alle Richtungen schwingen läßt.

Allgemein gilt, daß die Frau in der Reitstellung die Stirn auf die des Partners niederlegen soll, um sich zwischendurch auszuruhen. Und wenn sie genügend ausgeruht ist, dann soll sie der Mann wieder anfeuern. Dies sind die Stellungen, bei denen die Frau die Rolle des Mannes übernimmt. Lesen wir dazu noch diese Verse:

**Auch wenn die Liebende ihre Gefühle**
**verbirgt und das Antlitz verhüllt –**
**sie enthüllt dennoch ihr Wesen, wenn sie**
**aus Leidenschaft sich nach oben legt.**

**Welchen Charakter eine Frau habe**
**und wie ihr Verlangen nach Liebe sei**
**– eben ihre Neigungen –,**
**all das soll er berücksichtigen.**

*Lustvoller Tagesausklang:*
*Liebe auf der Bettstatt unter freiem Himmel.*

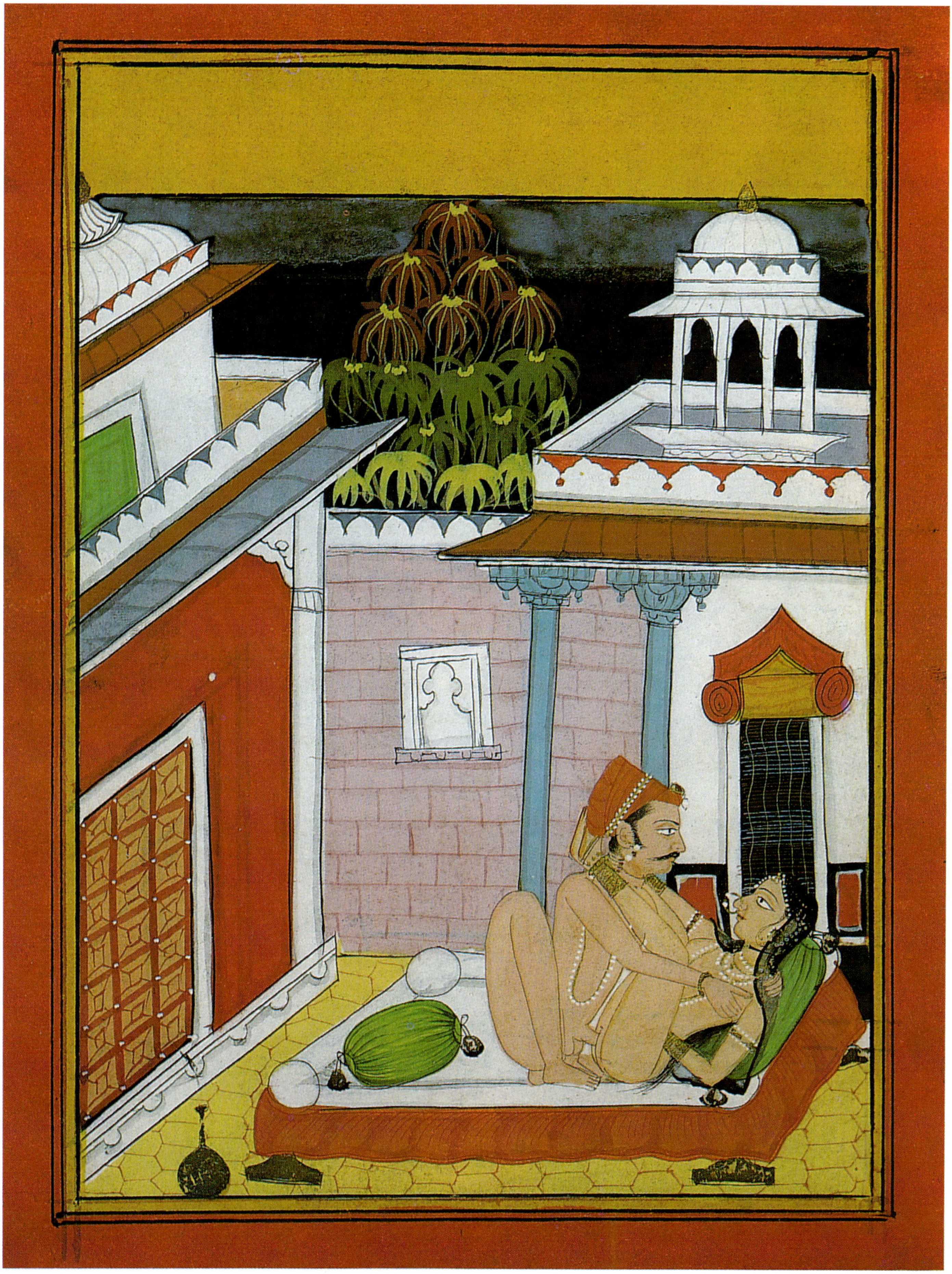

**Doch nehme nie des Mannes Stellung ein**
**eine Menstruierende oder Wöchnerin,**
**»Gazelle« oder Schwangere**
**oder korpulente Frau.**

## NEUNTES KAPITEL

### Über den Mundverkehr

Von zweifacher Art sind die Eunuchen: Sie können sich als Mann und als Frau geben. Der weiblich veranlagte Eunuch ahmt die Frau in Kleidung, Sprechweise, Tändelei, Natur, Sanftheit, Furchtsamkeit, Naivität, Hilflosigkeit und Schamhaftigkeit nach.
Seinen Mund gebraucht er zum Geschlechtsverkehr wie die Frau sonst ihre Scheide. Man spricht daher vom Mundverkehr. Er kann sich daraus eine zumindest eingebildete Wollust wie auch seinen Lebensunterhalt verschaffen, indem er ein Leben wie eine Prostituierte führt. Der männlich Veranlagte aber verheimlicht seine gleichgeschlechtliche Begierde und übernimmt, wenn er einen Mann als Geliebte für sich zu gewinnen wünscht, die Tätigkeit eines Masseurs.

Während der Massage soll er die Schenkel seines Geliebten reiben, indem er diesen gewissermaßen umarmt. Mit wachsender Vertrautheit soll er sich zur Verbindungsstelle der Schenkel einschließlich der Schamgegend vortasten. Wenn er bemerkt, daß das Glied des Massierten steif geworden ist, kann er es durch Reiben mit der Hand weiter erregen. Dabei soll er mit dem begehrten Mann scherzen und lachen. Spürt er aber, daß der Geliebte trotz dessen Erektion und offenkundig ebenfalls bestehender Zuneigung nicht weiter auf ihn eingeht, soll er versuchen, ihn zum Mundverkehr zu gewinnen, und sich ihm entsprechend nähern. Wenn ihn aber der Mann auffordert, sich in der angezeigten Weise weiter mit ihm zu beschäftigen, soll er zum Schein widersprechen und so tun, als ob er sich demselben nur ungern nähere.
Den Mundverkehr kann man nun auf achtfache Art ausführen, und zwar eine nach der anderen. Es sind dies: »gemessene Art«, der »Biß in die Seiten«, die »Außenzange«, die »Innenzange«, das »Küssen«, die »Berührung«, das »Mangosaftsaugen« und das »Schlucken«.
Nachdem der Mann in der einen Stellung mit seinem Partner am Ziel ist, tue er so, als wolle er aufhören. Der andere aber wünsche die folgende, höhere Stufe; ist auch diese erreicht, verlange er die nachsthöhere. Wenn der als Mann sich Gebende den in der Hand gehaltenen Penis zwischen die Lippen des anderen führt und ihn dort reibend hin und her bewegt, so ist dies die »gemessene Art«. Wird mit der Hand seine Vorhaut von der Eichel zurückgeschoben und diese seitwärts, ohne die Zähne zu gebrauchen, mit den Lippen gedrückt, so ist dies der »Biß in die Seiten«. Wenn der Geliebte nach Aufforderung mit geschlossenen Lippen die Eichel des Mannes drückt und küssend an ihr saugt, nennt man dies die »Außenzange«. Er kann aber, ebenfalls erst nach entsprechender Aufforderung, den Penis auch etwas weiter in den Mund einführen und die Eichel mit den Lippen heranziehen und zurückschieben; das nennt man die »Innenzange«. Wird der in der Hand gehaltene Penis von den Lippen umschlossen, entspricht dies dem »Küssen«. Wenn danach die Eichel mit der Zungenspitze von allen Seiten berührt und geleckt wird, spricht man von der »Berührung«. Steigt die Leidenschaft weiter an und drückt der Gespiele den halb eingeführten Penis immer aufs neue und immer heftiger, nennt man dies das »Mangosaftsaugen«.
Als letztes mag er auf Wunsch des Mannes den Penis tief in den Mund einführen und so lange erregen, bis der Orgasmus eintritt; dann führt das zum »Schlucken« des Samens. Wenn es der Neigung des Partners entspricht, kann auch der Mundverkehr von geilen Lauten und Schlägen begleitet sein.
Von den Frauen üben nur Charakterlose und Geile sowie Dienerinnen und Masseusen den Mundverkehr aus. Verschiedene Lehrer der Liebeskunst

***Die Liebe findet immer ihren Weg:***
***In diesem Fall führt er über eine Strickleiter zur***
***Terasse der begehrten Hofdamen.***

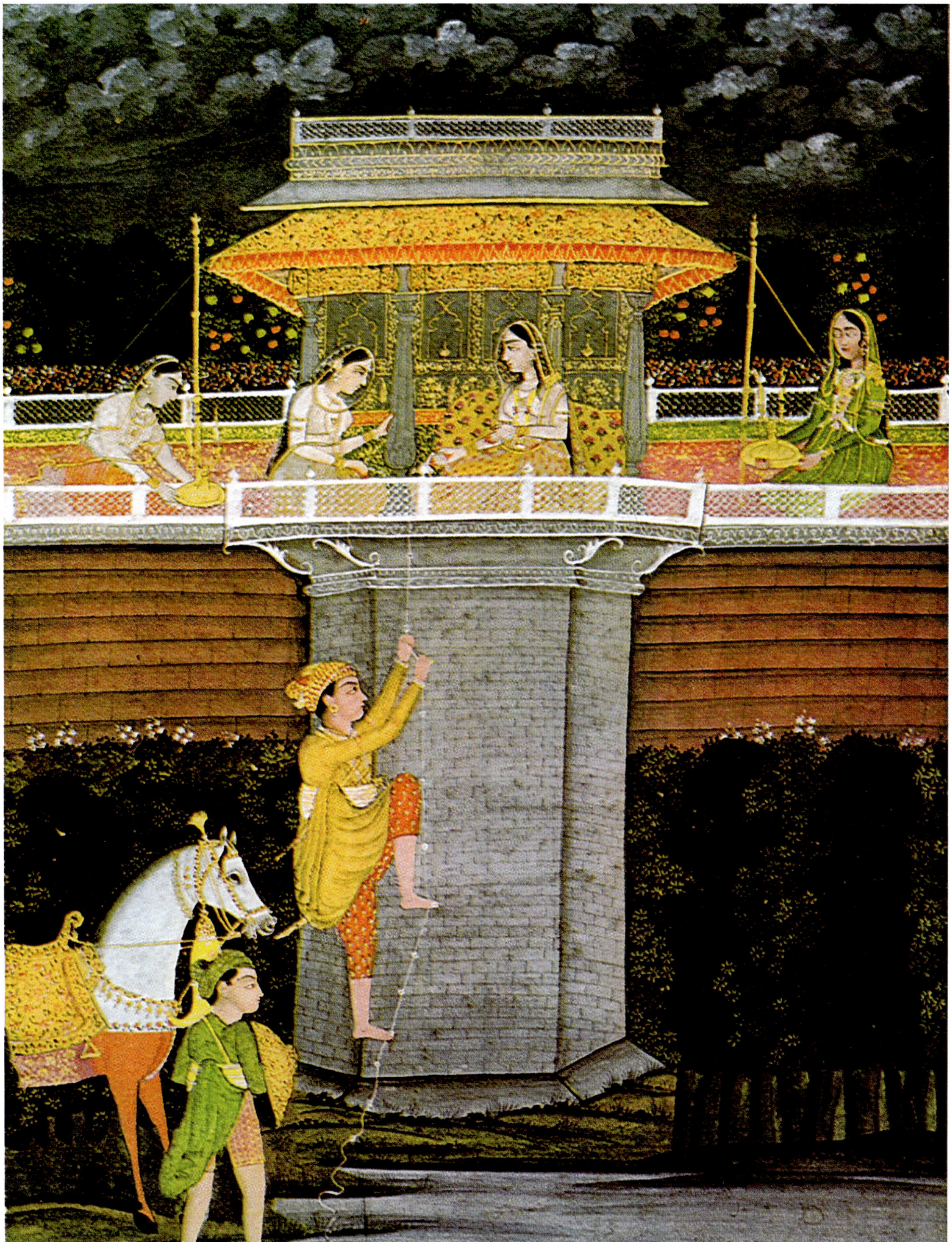

äußern sich dahingehend, daß Frauen den Mundverkehr nicht ausführen sollten, weil er nicht der allgemeinen Sitte entspricht und als unanständig gilt. Wenn man nämlich mit dem Mund einer solchen Frau in Berührung kommt, gerät man ins Unglück, sagen sie. Vatsyayana meint dazu, daß es noch andere Gründe dafür gebe, den Mundverkehr zu meiden. Allenfalls der Liebhaber einer Dirne brauche ihn nicht als sündhaft zu betrachten.
Die im Osten Indiens wohnenden Völker meiden daher die körperliche Vereinigung mit Frauen, die den Mundverkehr pflegen. Die Männer von Ahicchatra verkehren gewöhnlich nicht mit Huren; wenn sie es aber ausnahmsweise doch tun, lassen sie sich von ihnen nicht mit dem Munde bedienen. Dagegen haben die Männer von Saketa gegen den Mundverkehr durchaus nichts einzuwenden. Ähnlich verhalten sich die Männer von Surasena, während die Leute von Nagara wiederum gegen diese Art von Verkehr eingestellt sind.
Die Männer von Surasena, die den Mundverkehr bejahen, argumentieren im Sinne ihres Standpunktes folgendermaßen: Im allgemeinen darf zwar niemand auf den Charakter, die Reinheit, das gute Betragen, den frommen Wandel, die Verläßlichkeit und das Wort der Frauen vertrauen, da sie von Natur aus unrein sind. Doch läßt sich nun einmal nicht übersehen, daß die Frauen trotz all dieser Einwände nicht zu umgehen sind. Auch bestimmte Stellen aus den religiösen Gesetzbüchern gestehen ihnen daher in gewissem Maße Reinheit zu. Außerdem wird gesagt:

»Die Jungkuh ist beim Milchgeben rein;
der Hund ist rein beim Packen des Wildes;
der Vogel ist es beim Herabwerfen von Früchten,
der Frauenmund bei der Liebesvereinigung.«

Indem Vatsyayana seine eigene Meinung kundtut, zieht er zunächst in Betracht, daß die diesbezüglichen Ausführungen der Lehrer der Liebeskunst stark voneinander abweichen und daß auch die religiösen Gesetzbücher mehrdeutig sind. Er schlägt daher vor, daß man gemäß der Veranlagung der Partner sowie nach der Gepflogenheit der Gegend handeln soll. Dazu gibt es noch folgende Verse:

Mit Ohrringen behängt,
treiben auch jugendliche Diener
mit bestimmten Männern
den Mundverkehr.

Ebenso erweisen bestimmte Nagarakas,
die einander Gutes wünschen
und fest vertraut sind,
sich gegenseitig diesen Dienst.

Auf diese Weise tun auch Männer
bei Frauen manchmal diesen Dienst.
Man fasse dessen Wesen auf
wie die Art, den Mund zu küssen.

Wenn mit verstellten Körpern
Mann und Frau sich gegenseitig
und gleichzeitig so liebkosen,
wird dies als »Krähenart« bezeichnet.

Nicht selten verlassen die Prostituierten
tugendhafte, rechtschaffene, großherzige Männer
und sind entzückt durch den Mundverkehr
mit Strolchen,
Sklaven, Elefantenwärtern und so weiter.

Nicht aber soll ein gelehrter Brahmane
oder ein Minister, ein hoher Beamter des Königs,
oder wer allgemeines Vertrauen genießt,
diesen Mundverkehr mit sich ausüben lassen.

Doch richte man das eigene Verhalten
nicht nach irgendeiner Vorschrift ein;
von allgemeiner Art sind ja die Bestimmungen
dieses Lehrbuchs,
die Anwendung geschieht gemäß dem Einzelfall.

So gelten etwa in der Medizin
Saft, Kraft und Erfolg
als durch Genuß von Hundefleisch bewirkt.
Verzehren aber deshalb Weise solches?

*Vereinigung auf dem Diwan:*
*Der Großmogul liebt seine Gattin in der Hocklage.*

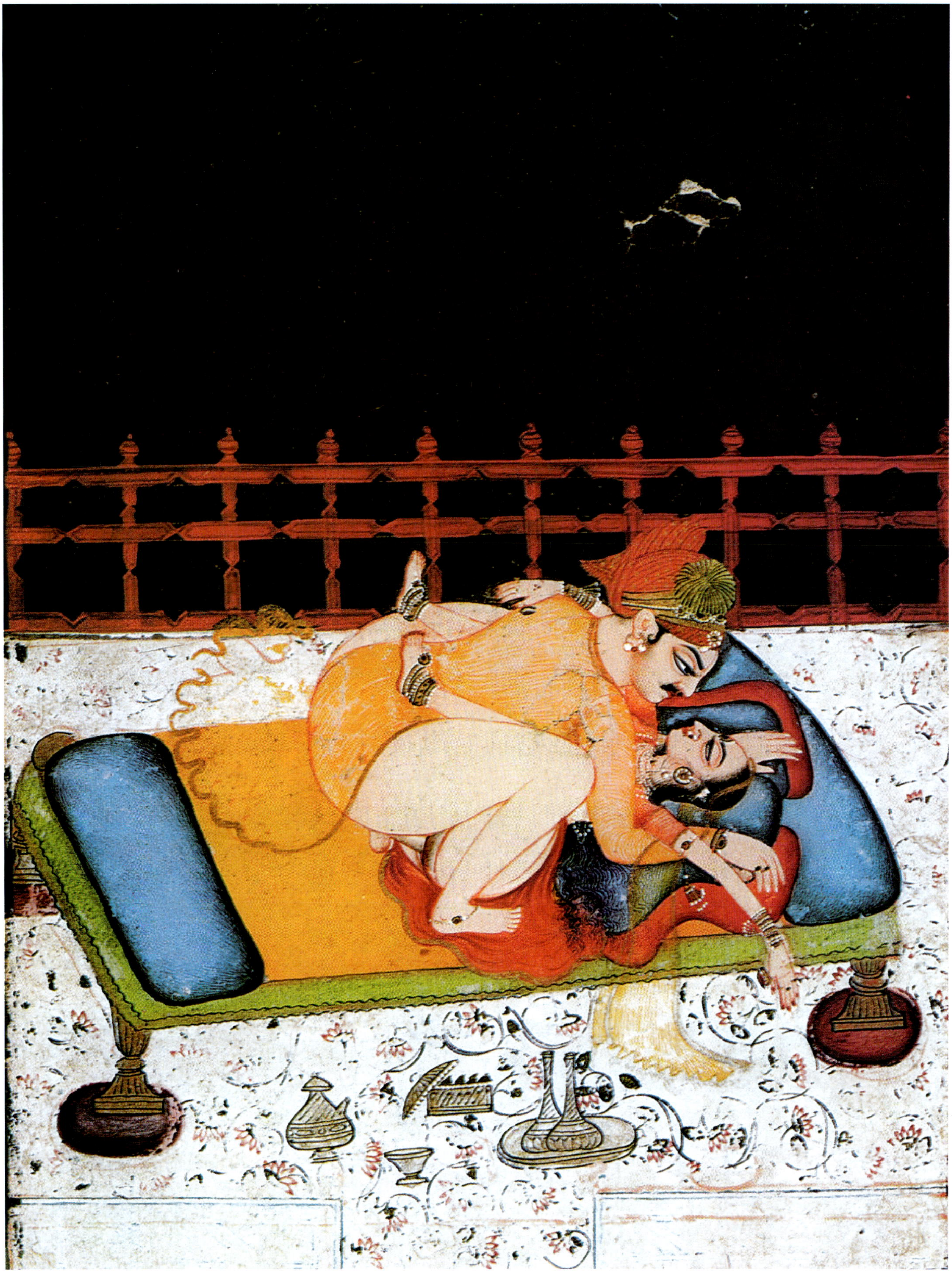

Es gibt eben verschiedene Menschen,
verschiedene Gegenden und Arten,
und es gibt Zeiten, in denen Mundverkehr
gar nicht so unangebracht sein mag.

Daher soll man Gegend wie auch Zeitpunkt,
die Bräuche wie das Lehrbuch
und auch sich selbst berücksichtigen
und sich mit Mundverkehr befassen oder nicht.

Ist doch der Mundverkehr umgeben von Geheimnis
und schwankend oft des Menschen Geist.
Wer könnte da wohl wissen,
wer wann was warum tut?

## ZEHNTES KAPITEL

### Beginn und Ende des Verkehrs – Arten des Verkehrs – Koketter Streit

Zusammen mit einer Freundesschar und den Dienern möge sich der Nagaraka an der blumengeschmückten, vom Duft des Räucherwerkes durchzogenen Wolluststätte – dem geschmückten Schlafzimmer – der Frau, die sich frisch gebadet und geputzt und auch ein bißchen getrunken hat, mit freundlichen Worten nähern und ihr seinerseits einen Trunk anbieten. Rechts von ihr lasse er sich nieder und berühre ihr Haar, die Hände und das Untergewand. Um ihre Wollust zu entfachen, schlinge er seinen linken Arm um sie, wobei er aber heftiges Vorgehen vermeide.
Unter geschicktem Einflechten von Scherzen und Worten der Zuneigung knüpfe er an ein früheres Gespräch wieder an und lenke allmählich die Unterhaltung auf diskrete und anzügliche Themen. Dann gibt es Gesang und Instrumentenspiel mit oder ohne Tanz, ein Gespräch über die schönen Künste und schließlich, um sie aufzugeilen, nochmals einen Trunk. Spürt er, daß ihre Zuneigung erwacht ist, kann er seine Begleiter entbehren und entläßt sie mit Gaben von Blumen, Salbe und Betel. Nun, da er mit ihr allein ist, soll er sie auf die bereits besprochene Weise durch Umarmungen und so weiter erregen. Wie er dann allmählich ihr Untergewand öffnen und sie ausziehen soll, haben wir ebenfalls schon erörtert. Damit also wird der Liebesakt eingeleitet.
Und wie endet er? Wenn die Leidenschaft abgeklungen ist, gehen beide, verschämt und sich nicht anblickend, als seien sie nicht miteinander bekannt, einzeln zum Waschraum. Von dort zurückgekehrt, weicht von ihnen allmählich die Scham: Sie setzen sich an ihren üblichen Platz und nehmen Betel. Der Mann könnte jetzt den Körper der Frau mit Sandel oder einer anderen geeigneten Salbe bestreichen. Indem er sie mit dem linken Arm umfaßt und in der anderen Hand das Trinkgefäß hält, soll er ihr unter freundlichem Zureden zu trinken anbieten. Oder beide nehmen einen Schluck Wasser, eine Nascherei oder etwas anderes Eßbares je nach ihrer Neigung und Veranlagung zu sich: klare Säfte, sauren Reisschleim, Getränke mit geröstetem Fleisch als Beigabe, Mangofrüchte, Dörrfleisch, in Fruchtessig gelegte, gezuckerte Zitrone, je nach den Eßgewohnheiten der betreffenden Gegend. Aus Höflichkeit kostet der Mann zuerst und prüft jede Speise, ob sie auch schmackhaft, mild und rein ist; erst danach möge er der Frau davon anbieten.
Die beiden Liebenden können sich aber auch auf das Flachdach des Hauses begeben und sich dort niederlassen, um den Mondschein zu genießen. Dabei soll der Mann bemüht sein, seine Herzensdame mit geeigneten Erzählungen zu unterhalten. Wenn sie sich in seinen Schoß kuschelt und den Mond anschaut, soll er ihr die einzelnen Sternbilder erläutern und ihr die Plejaden, den Polarstern und den Großen Bären zeigen. So lassen die beiden den Liebesakt ausklingen.

Selbst beim Abklingen gewährt
zärtlich erwiesene Liebe
durch vertraute Tat und Rede
der Geliebten höchste Wollust.

*„Die Brücke“.*
*Diese Position verlangt Ausdauer und akrobatisches Können.*

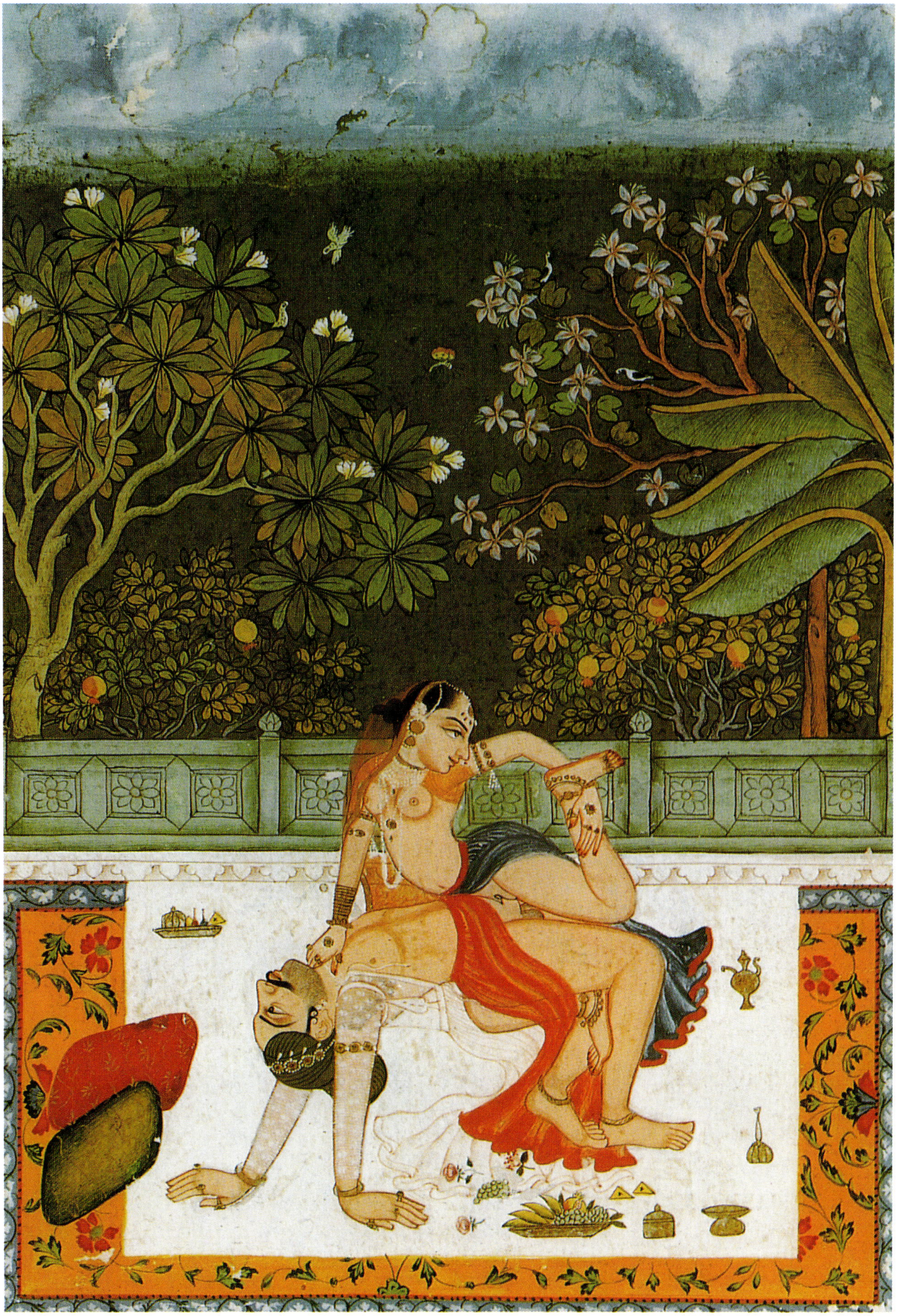

Durch Versenkung in des anderen Gefühle
entflammt wechselseitig Liebe.
Bald durch schmollende Abkehr,
bald durch liebevolle Blicke,

durch Vergnügungen wie den Hallisa-Tanz,
durch scherzenden Gesang aus Lata,
durch Mondbetrachtung mit Augen, die
vor Leidenschaft feucht sind und flackern,

durch Erzählungen, welche Wünsche einst
beim ersten Treffen entstanden sind
und welchen Schmerz jede Trennung bringt,
durch alles dieses und noch mehr,

durch leidenschaftliche Umarmungen
und Küsse nach der Rede Strom,
mit solcherlei Gefühlen verflochten,
flammt hoch des Jünglings Leidenschaft.

Nach dem Temperament der Liebenden unterscheiden wir folgende Arten des Verkehrs: den leidenschaftlichen Verkehr, die erst zu entwickelnde Leidenschaft, die vorgebliche Leidenschaft, die übertragene Leidenschaft, den Liebesverkehr mit niederem Volk, den Liebesverkehr mit Landvolk und den fessellosen Verkehr.
Wann kommt es zu leidenschaftlichem Verkehr? Das ist vor allem dann der Fall, wenn bei beiden Partnern von der ersten Begegnung an die Leidenschaft gewachsen ist. Aber auch die nur mit Mühe erreichte Zusammenkunft oder die Rückkehr von einer Reise oder auch die Wiedervereinigung nach einer durch Streit verursachten Trennung – all das kann leidenschaftlichen Verkehr bewirken. Hierbei richte man sich nach seinem Wollen und seiner Geschicklichkeit.
Was von zwei Partnern mittleren Temperaments begonnen wird und dann allmählich zum Entzücken führt, das ist die erst zu entwickelnde Leidenschaft. Dabei halte man sich an die 64 Künste und entfache so das Liebesfeuer.
Von einer vorgeblichen Leidenschaft sprechen wir dann, wenn beide Partner, um eines bestimmten Zweckes willen oder obwohl sie an einem anderen Menschen hängen, miteinander schlafen. Aber auch hierbei folge man im wesentlichen den im Lehrbuch gegebenen Anweisungen.
Ein besonderer Fall ist die übertragene Leidenschaft. Von einer solchen sprechen wir dann, wenn der Mann eine andere im Sinn und während des gesamten Geschlechtsaktes ihr Bild vor Augen hat, bis die Wollust abklingt.
Verkehr mit einer Frau aus niederem Stand, etwa einer Wasserträgerin oder einer Dienerin, ist Liebe mit niederem Volk. Dabei kann man die sonst üblichen Zärtlichkeiten sparen. Ebenso ist es beim Verkehr eines Mannes vom Dorfe mit einer Prostituierten beziehungsweise eines Nagarakas mit Dörflerinnen, Hüterinnen und Frauen aus den Grenzgebieten, also beim Verkehr mit Landvolk.
Von fessellosem Verkehr spricht man bei zwei Partnern, zwischen denen Vertrauen entstanden ist und die sich demzufolge willfahren.
Nun wollen wir noch auf einige Arten des Streites in der Liebe zu sprechen kommen. Da gilt zunächst, daß eine Geliebte, die von wachsender Zuneigung zu ihrem Liebhaber erfüllt ist, die bloße Erwähnung des Namens einer anderen genausowenig dulden soll wie einen Hinweis auf sie oder eine versehentliche Namensverwechslung. Überhaupt soll sie keinen Betrug von seiner Seite hinnehmen.
Tritt so etwas ein, gibt es einen Streit, daß die Fetzen fliegen: Die Frau regt sich auf und weint; sie schüttelt den Kopf, daß die Haare flattern; dann schlägt sie um sich, läßt sich vom Sitz oder Bett fallen, schleudert ihre Zierkränze und Schmucksachen von sich und wirft sich schließlich auf den Fußboden. Der Mann hüte sich, bei einer solchen Szene etwa selbst ausfallend zu werden; vielmehr beschwichtige er die erzürnte Freundin durch milde Worte oder einen Fußfall, nähere sich ihr und führe sie wieder zum Bett.

Nun wäre es von ihrer Seite ganz verfehlt, wollte sie jetzt schon nachgeben. Als Antwort auf seine Worte steigere sie vielmehr ihren Zorn, reiße ihn an den Haaren, zerre an seinem Kopf und trete ihn ein-, zwei- oder auch dreimal gegen Arme, Kopf,

***Das Bett will gemacht sein –***
***Vorbereitung im Schlafgemach***

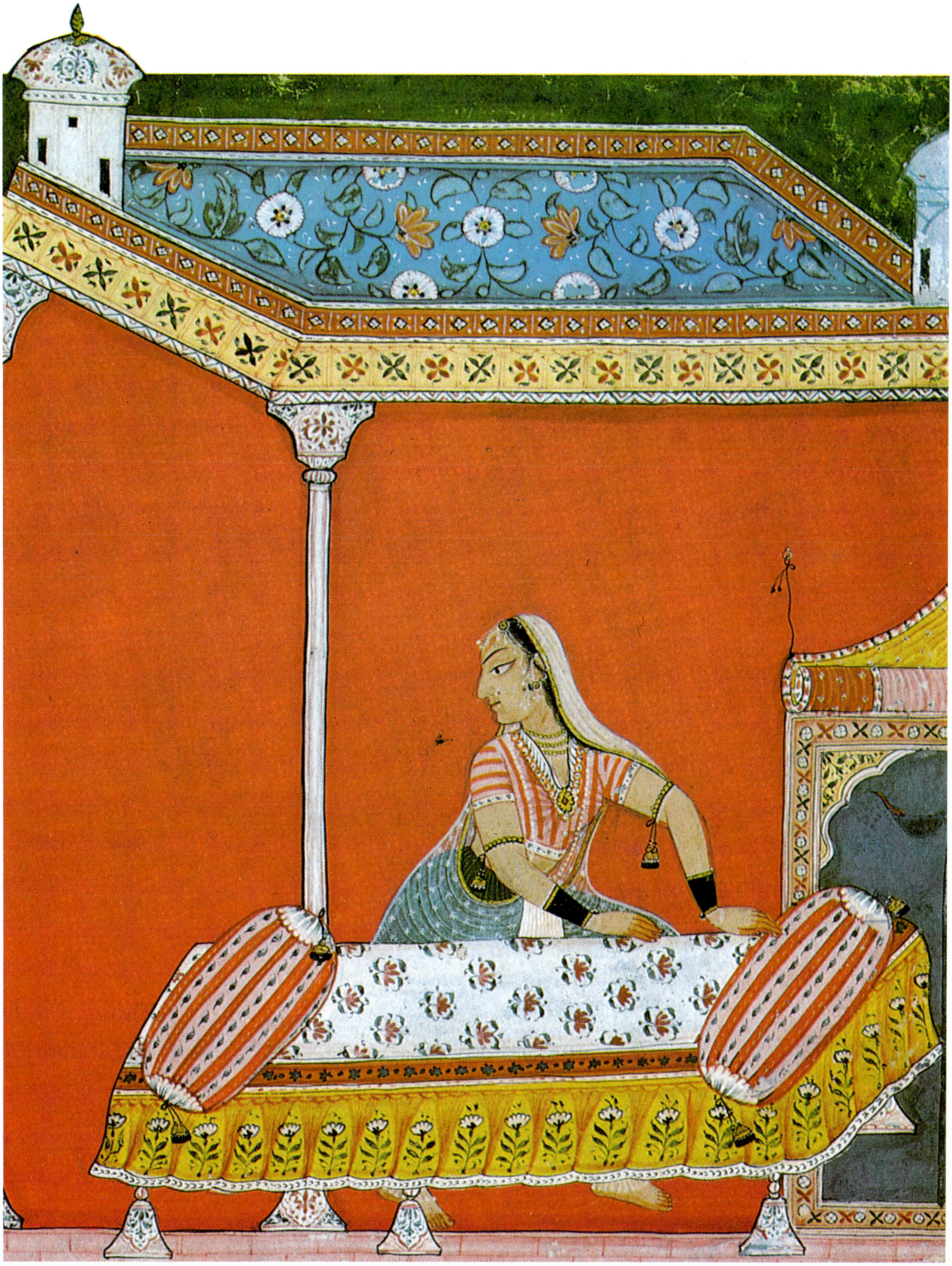

Brust und Rücken. Danach wende sie sich zur Tür und breche wieder in einen Tränenstrom aus.
Mit Recht lehrt nun Dattaka, daß die Frau unbedingt in Türnähe verharren müsse, weil weiterzugehen ein Fehler sei. Jetzt kann sie endlich daran denken, sich von ihm in passender Weise beschwichtigen zu lassen und auf seine Versöhnungsversuche einzugehen. Mit scharfen Worten soll sie ihn jedoch auch jetzt noch nicht verschonen. Schließlich, wenn sie wieder nach Liebe verlangt, mag sie sich von ihm umarmen lassen.
Wenn die Frau, die aus irgendeinem Grund mit ihrem Freund in Streit geraten ist, ein eigenes Haus bewohnt, verhalte sie sich im wesentlichen genauso, wie eben geschildert. Vielleicht hat aber der Liebhaber den Pithamarda, Vita oder Vidusaka vorgeschickt, daß diese die erzürnte Freundin beschwichtigen. Dann mag sie, nach dem sie sich hat besänftigen lassen, seinen Abgesandten zu ihm nach Hause folgen:
Wir schließen diesen Hauptabschnitt mit einigen zusammenfassenden Versen:

Auf solche Weise diese vierundsechzig
von Babhravya verkündeten Liebeskünste
anwendend, kommt der galante Liebeskenner
auch bei den edelsten Frauen zum Erfolg.

Wer aber über andere Lehrbücher spricht
und die vierundsechzig Künste nicht erwähnt,
wird kaum im Kreis von Kennern
als Partner im Gespräch sehr geschätzt.

Doch wer auch ohne anderes zu kennen
mit diesen vierundsechzig Künsten glänzt,
der wird bei Frauen und bei Männern
in den Gesprächen höchstes Lob finden.

Die Freudenspenderin, die von den Kennern,
ja selbst vom Pöbel hochverehrte,
von den Hetärenscharen hochgeschätzte
Gesamtheit der vierundsechzig Künste –
wer mag sie nicht verehren?

Als liebenswürdig, glückbringend, vollendet
und als den Frauen lieb
wird von den Lehrern in den Büchern
diese Freudenspenderin bezeichnet.

Mag eine Mädchen oder Gattin
oder gar Hetäre sein, sie alle
betrachten mit Wohlgefallen
den, der in den vierundsechzig Künsten erfahren ist.

*Drei Haremsdamen besprechen die erotische Strategie für die kommende Nacht.*

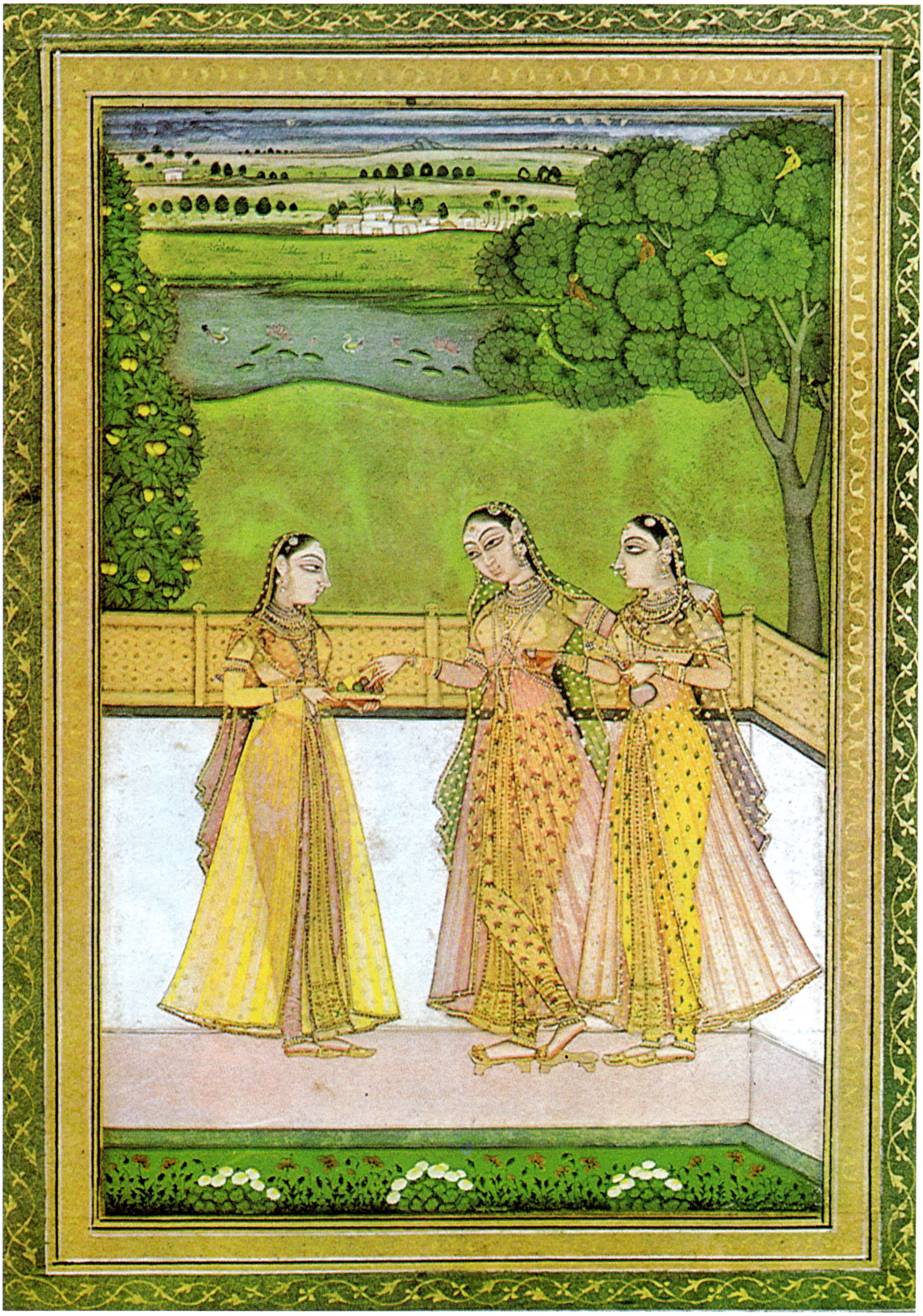

DRITTER HAUPTTEIL

# VON DER BRAUTWERBUNG BIS ZUR HOCHZEIT

ERSTES KAPITEL

## Was bei einer Brautwahl zu berücksichtigen ist

Mit einer Frau, die aus demselben Varna stammt, zuvor keinem anderen Mann angehörte und die man gemäß der Gesetzesvorschrift erlangt hat, erwirbt man Dharma, Artha, Söhne, Verwandte, Vermehrung und einen natürlichen Liebesgenuß.

Welche Eigenschaften und Vorzüge sollte ein Mädchen haben, um das man sich bemüht? Seine Eltern sollten noch am Leben sein, und es sollte viele Verwandte besitzen, mindestens drei Jahre jünger als man selber sein, einer rühmenswerten, wohlhabenden, an Verbindungen reichen, zu den Angehörigen lieben und viele Verwandte zählenden Familie entstammen, väterlicher- und mütterlicherseits großen Anhang haben, mit Schönheit, Charakter und glückverheißenden Kennzeichen ausgestattet sein und über einen von Natur gesunden Körper verfügen. Ihre Zähne, Nägel, Ohren, Haare, Augen und Brüste sollten weder zu auffällig noch zu unauffällig oder gänzlich unscheinbar sein. Doch muß man als Bewerber von ebensolcher Art und außerdem in der Liebeskunst erfahren sein. Hat man ein solches Mädchen erobert, so darf man sich glücklich schätzen, und die Gleichgestellten sollten ebenfalls diese Verbindung nicht tadeln, meint Ghotakamukha.

Bei der Werbung um sie darf man erwarten, daß ihre Eltern und Verwandten ihr gut zureden. Willkommen sind auch Freunde, die mit beiden Familien verbunden sind und des Werbers Worte bekräftigen können. Diese Freunde sollen die Brauteltern auf die offensichtlichen und die ererbten Fehler von Rivalen aufmerksam machen und gleichzeitig die Vorzüge, die ihr Gefährte dank seiner Herkunft und seines männlichen Wesens bietet, unterstreichen. Damit soll ein positiver Entschluß gefördert werden. Insbesondere ist es zweckmäßig, wenn die Freunde des Brautwerbers solche Vorzüge herausstellen, die der Mutter des Mädchens angenehm sind und für die Gegenwart und Zukunft Vorteile erwarten lassen.

Ein vom Brautwerber beauftragter und bestochener »Wahrsager« preise die ihm aus dem Vogelflug, Vorzeichen, Planetenkonstellationen und Statur des Liebhabers erkennbaren Vorzüge und prophezeie, daß ebendieser Liebhaber Reichtum erwerben und mit seiner Frau in großem Wohlstand leben werde. Andere Beauftragte wiederum sollen die Brauteltern auf die Gefahr hinweisen, daß ein junger Mann von solchen Vorzügen gut und gern auch andere Bindungen eingehen könne; damit erreicht man, daß die Brautmutter sich beunruhigt. Bei der Werbung um das Mädchen wie auch bei dessen Hergabe achte man auf die Schicksalszeichen, den Vogelflug und die übernatürlichen Stimmen. Ghotakamukha rät, die Hergabe des Mädchens nicht dem blinden Zufall zu überlassen; sie solle aber auch nicht erfolgen, damit das Mädchen nur ja einen Mann bekomme.

Auch der Mann soll von der Werbung um bestimmte Mädchen Abstand nehmen. Wenn etwa das Mädchen bei der Werbung einschläft, weint oder wegläuft, sollte der Mann eine solche Verbindung nicht weiter verfolgen. Ebenso meide er Mädchen mit verrufenem Namen, eine bereits

*Sanfte Befriedigung: Liebende im Lotussitz.*

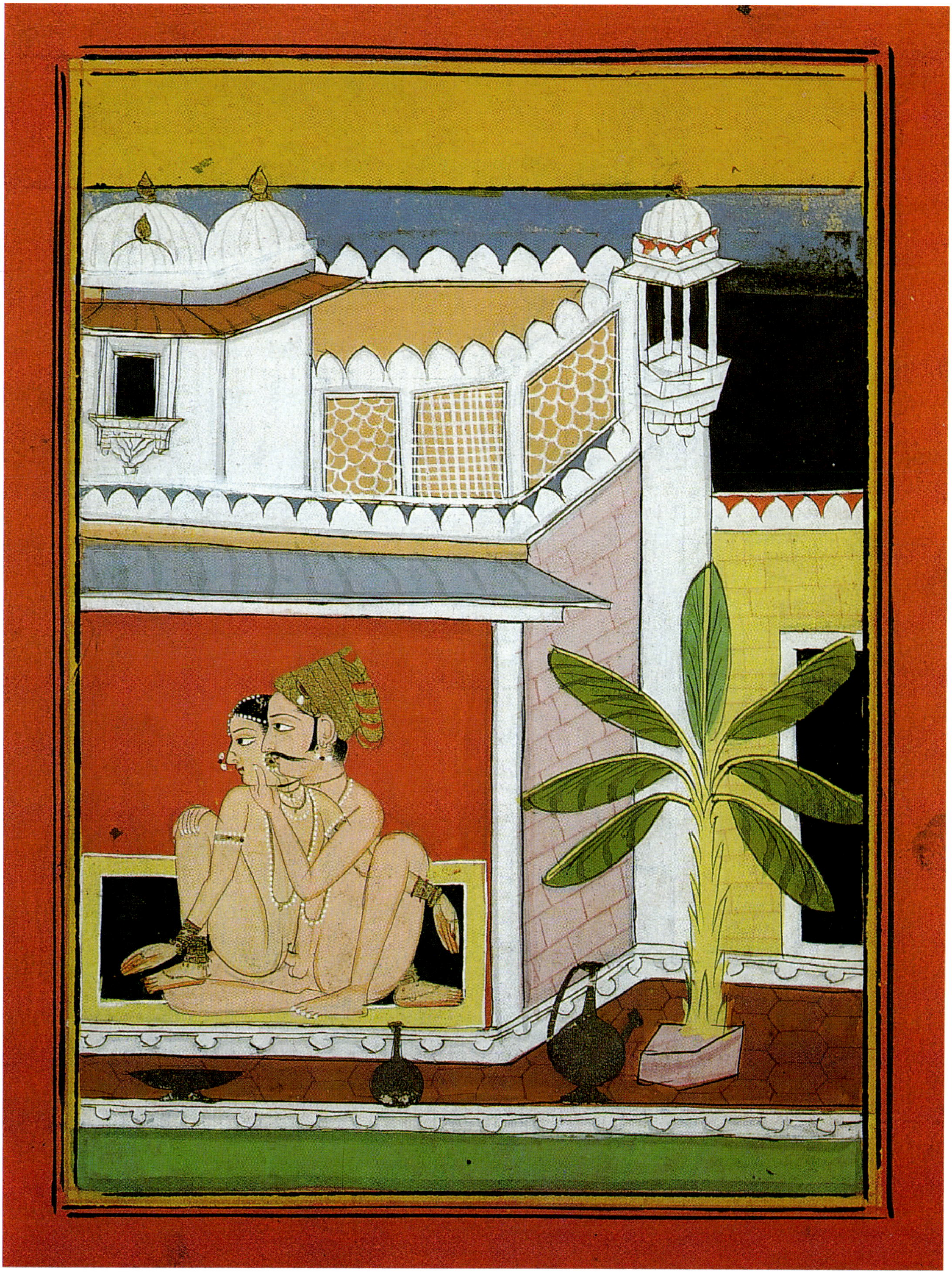

anderweitig Vergebene oder eine Hautkranke. Gleichfalls nicht in Betracht kommen Mädchen mit männlichem Einschlag, Bucklige, Kahlköpfige oder sonstwie Scheußliche oder Unreine, Mischlinge, solche, die sich noch in der Pubertät befinden oder die dem Freier schon zu gut bekannt sind, schließlich solche, die gegenüber dem Bewerber gar zu jung sind, und die immer schwitzen.

Die benannt nach einem Sternbild
oder auch nach einem Fluß
oder auch nach einem Baum oder die
sonstwie tadelnswert,
eine mit r oder l gegen Ende ihres Namens
soll man bei der Werbung übergehen.

Einige Lehrer fassen das Gesagte dahingehend zusammen, daß man sich nur um solche Mädchen kümmern solle, in denen das Glück liegt: Das sind die, welche den Geist und die Augen fesseln.

Ist die Zeit der Brautwahl gekommen, sollen die Eltern ihre fein gekleidete Tochter an einem Nachmittag der Öffentlichkeit vorstellen. Dabei hält das geschmückte Mädchen mit den Freundinnen allerlei Spiele ab. Gelegenheiten, zu denen viele Leute zusammenkommen, wie Opferfeste oder Hochzeiten, sind gut geeignet, das Mädchen zur Schau zu stellen, wenngleich es dadurch praktisch wie eine Ware ausgeboten wird.

Die zur Brautschau in Begleitung ihrer Verwandten kommenden Männer haben sich gleichfalls herausgeputzt und wenden sich nun höflich den Eltern des Mädchens zu. Diese empfangen die jungen Männer mit freundlichen Wunschen und stellen ihre Tochter vor, wobei sie vermeiden, den Eindruck zu erwecken, als wollten sie diese unbedingt verheiraten. Bis sie sich die Hergabe des Mädchens endgültig überlegt haben, sollen die Eltern weiter beobachten, ob die Schicksalszeichen sich günstig gestalten. Auch die eingeladenen Bewerber tun gut daran, zunächst ausweichende Reden zu führen und nicht gleich am ersten Tag einzuwilligen.

Je nach Brauch oder Eigenheit des betreffenden Landes heirate man gemäß den Satzungen, die die traditionellen Lehrbücher für eine Eheschließung vorschreiben. Die in Betracht kommenden Formen sind die Brahma-, die Prajapati-, die Seher- und die Götter-Form.

Zu diesen Bemerkungen über die Brautwahl gibt es noch folgende Verse:

Gemeinsame Geistergötzungen und Spiele,
Heiraten und sonstige Verbindungen
sind nur mit Gleichgestellten zu vollziehen,
mit Höheren nicht und nicht mit Geringeren.

Wenn der Bewerber nach der Hochzeit
sich verhalten muß gleich einem Diener:
»Verbindung nach oben« nennt man das,
die Weisen aber meiden dies.

Wenn aber, begleitet von Verwandten,
der Mann nun als Gebieter auftritt,
»Verbindung nach unten« nennt man dies;
als unrühmlich tadeln es die Guten.

Wo alle beide gegebenes Glück
gegenseitig freudig kosten,
indem der eine den anderen auszeichnet –
solche Verbindung gehe man ein.

Doch hat man eine »Verbindung nach
oben« geknüpft,
muß man den neuen Verwandten gehorchen.
Noch schlimmer ist aber die »Verbindung
nach unten«;
sie wird von den edlen Menschen getadelt.

## ZWEITES KAPITEL

## Wie man das Vertrauen der Braut gewinnt

Nach der Hochzeit müssen sich die Ehepartner bestimmten Geboten unterwerfen. Drei Nächte lang haben sie ihr Lager auf dem Fußboden zu nehmen, keusch zu leben und die Beigabe von Salz

***Das Bett ist schon gemacht:***
***Mit einer einladenden Geste weist der Fürst***
***seine Auserwählte auf das Liebeslager.***

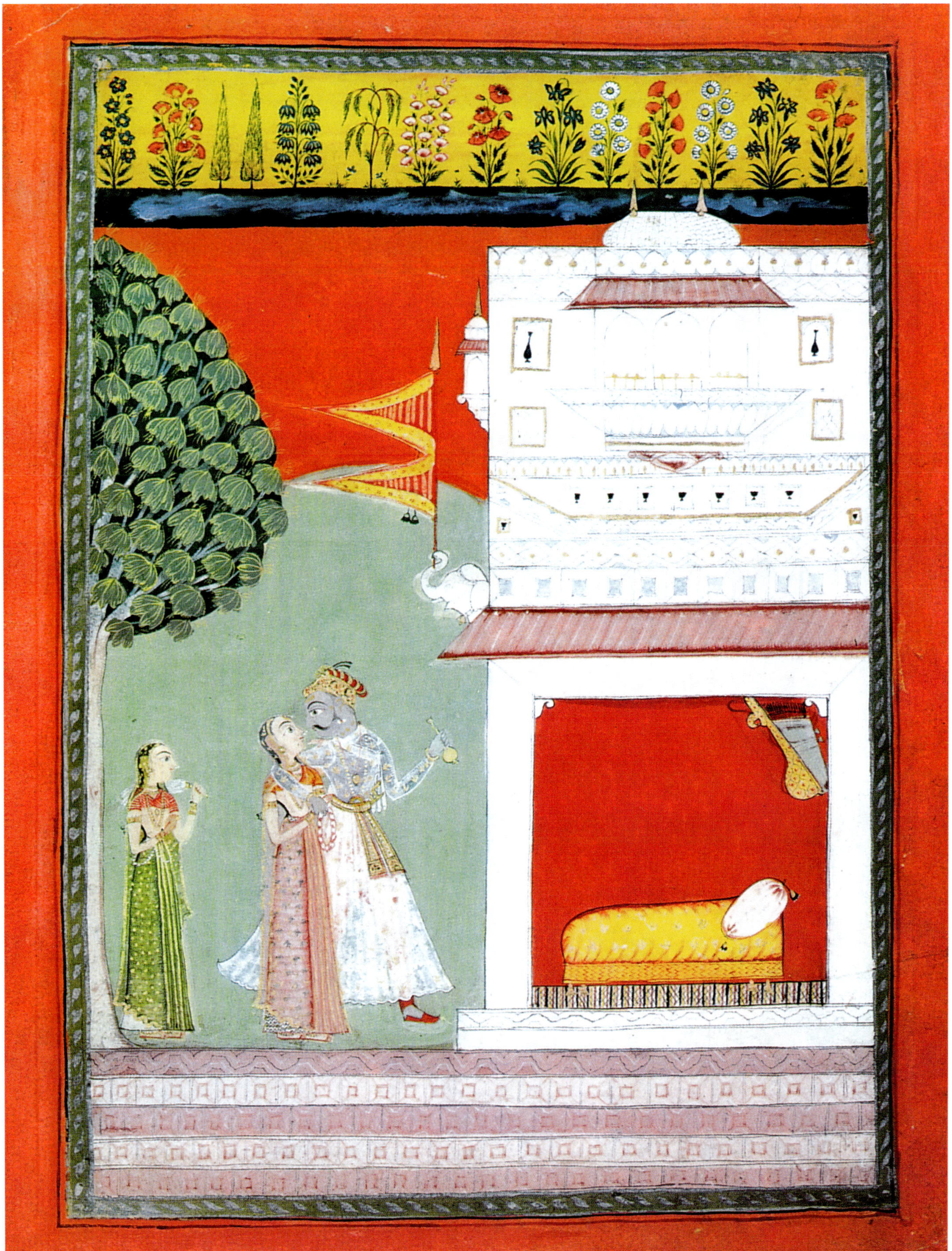

und anderen Gewürzen an das Essen zu vermeiden. Sieben Tage lang haben sie die Keuschheit beizubehalten, in dieser Zeit heilbringende Bäder zu nehmen, sich zu schmücken, gemeinsam zu speisen, Theatervorstellungen zu besuchen und die Verwandten zu ehren. Diese Gebote gelten für die Angehörigen jeden Standes.
Der junge Ehemann nutze aber die Zeit dieser zehn Keuschheitstage, um sich seiner Angetrauten, nachts und wenn die beiden allein sind, mit zarten Aufmerksamkeiten zu nähern. Die Anhänger des Babhravya vertreten nämlich die Ansicht, daß es nicht das Rechte ist, wenn der Jungvermählte drei Nächte lang schweigend und wie eine Bildsäule dasitzt; über solche Männer werden die Frauen verdrossen und mißachten sie als Eunuchen. Vatsyayana stimmt dem insoweit bei, als auch er empfiehlt, sich in dieser Zeit der jungen Frau zu nähern und ihr Vertrauen zu gewinnen; er hält jedoch das Gebot des keuschen Wandels aufrecht.
Wenn der junge Mann sich nun der Liebsten nähert, soll er nicht mit Gewalt vorgehen. Frauen kann man ja mit Blumen vergleichen; nur zart sind sie zu behandeln und zu umwerben. Eine Frau, die zu einem Mann noch nicht das richtige Vertrauen gefaßt hat, von diesem aber ungestüm bedrängt wird, widersetzt sich der geschlechtlichen Vereinigung und wird ihn hassen. Daher nähere man sich den Frauen sanft. Spürt aber der Mann, daß sein listiges Vorgehen bei der Frau verfängt, mag er sein Ziel weiter verfolgen. So kann er die Frau umarmen, doch nur so lange, wie es ihr angenehm ist. Und zwar umarme er zuerst den Oberkörper, weil die Frau dies eher leidet, als wenn er den Unterleib berühren würde. Ist die Frau voll erblüht und dem Mann schon von früher bekannt, so mag er das Licht brennen lassen; ist sie aber noch ganz unerfahren und mit dem Mann noch wenig vertraut, so nutze er die Dunkelheit.
Hat sie sich die Umarmung gefallen lassen, kann er einen Schritt weiter gehen. Mit seinem Mund reiche er ihr Betel dar. Sollte sie sich der Entgegennahme widersetzen, so veranlasse er sie durch freundliche Worte, Beschwörungen, inständige Bitten und Fußfälle, den Betel doch von ihm zu nehmen. Man weiß ja, daß sich der Wirkung eines Fußfalls kaum eine Frau entziehen kann, und sei sie noch so schamerfüllt oder zornig.
Gelingt es ihm, ihr den Betel mit dem Mund zu überreichen, so nutze er die Gelegenheit und gebe ihr geschickt einen sanften und ja nicht etwa unanständigen Kuß. Danach bringe er sie dazu, daß sie sich mit ihm in ein Gespräch einläßt. Indem er sich unwissend stellt, kann er beispielsweise nach irgend etwas fragen, das mit wenigen Silben zu beantworten ist. Bekommt er keine Antwort, soll er unermüdlich, aber mit stets gleichbleibender Freundlichkeit, viele Male weiter fragen. Wenn sie auch dann nicht spricht, dringe er weiter in sie; nach Ghotakamukha sind die Mädchen ja durchaus bereit, einem Mann zuzuhören, scheuen sich aber, selbst etwas zu sagen. Zieht sie es vor, nicht auf ihn einzugehen, wird sie den Kopf stillhalten; ansonsten ist jetzt die Zeit gekommen, wenigstens mit einer Kopfbewegung Antwort zu geben. Wenn der Jungvermählte etwa fragt: »Magst du mich oder magst du mich nicht? Gefalle ich dir oder gefalle ich dir nicht?«, soll die Bedrängte, nachdem sie lange Zeit in Nachdenken verharrt hat, entweder nicken oder den Kopf schütteln.
Hat der Mann einigermaßen das Vertrauen der jungen Frau gewonnen, ziehe er eine geeignete und beiden Seiten vertraute Freundin hinzu und lasse sie die eigentliche Unterhaltung anbahnen. Die Jungvermählte soll lächelnd, mit gesenktem Antlitz, dasitzen; wenn die Freundin sie niederredet, mag sie sie schelten und ihr widersprechen. Wenn sie will, kann sie ihr auch Behauptungen in den Mund legen, die jene gar nicht ausgesprochen hat. Indem sie sie so veralbert, mag sie sie wegstoßen und danach schweigen. Wird sie aber von der Freundin bedrängt, spreche sie undeutlich und mit unentschiedenem Sinn. Dabei kann sie aber durchaus den Liebhaber mit lächelndem Seitenblick streifen. So wird eine Unterhaltung angebahnt.
Hat sie nun zu ihrem Mann Vertrauen gefaßt, so verdeutliche sie dies dadurch, daß sie in seiner Nähe Betel, Salbe oder Kränze niederlegt beziehungswei-

***In Erwartung – Vorspiel voller Begehren.***

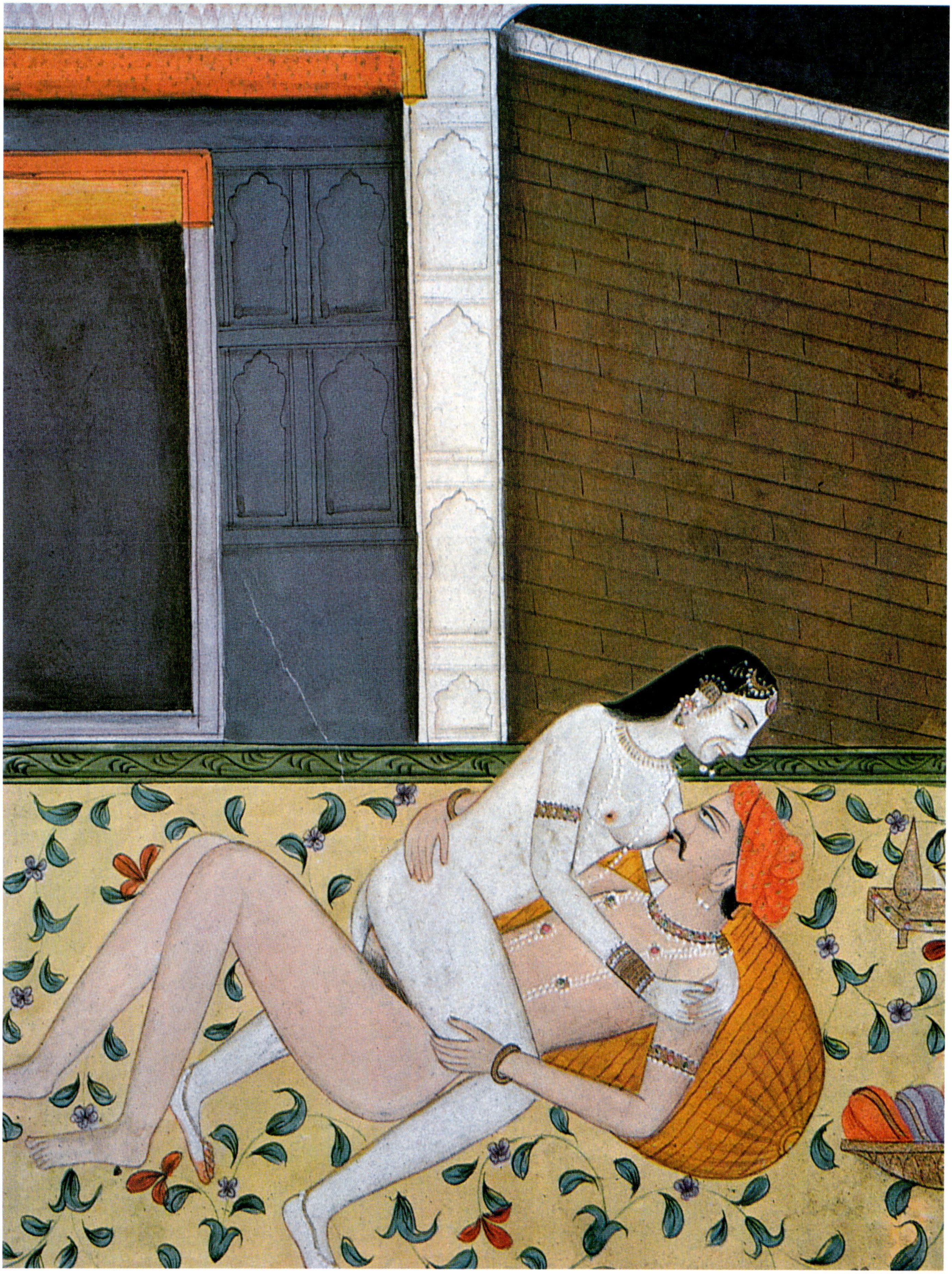

se an seinem Obergewand befestigt. Wenn es sich so ergibt, nutze er die Gelegenheit, berühre seine Frau oberhalb der Brustwarzen und ziere sie mit dem »Diskus«-Nägelmal. Wird er daran gehindert, bringe er sie dazu, ihn zu umarmen, indem er den Trick anwendet, ihr zu sagen: »Umarme auch du mich; dann werde ich das nicht wieder tun!« Indessen führe er seine Hand bis in ihre Nabelgegend und ziehe sie dann wieder weg. Nachdem er sie allmählich dazu gebracht hat, sich auf seinen Schoß zu setzen, dringe er beharrlich weiter und weiter vor. Widersetzt sie sich ihm, soll er sie einschüchtern, indem er etwa sagt: »Ich werde bestimmt auf deiner Unterlippe Zahnspuren hinterlassen und auf deiner Brustwölbung Nägelspuren. Dann werde ich mir selbst solche Male beibringen und deinen Freundinnen erzählen, daß du das getan hast. Ich möchte wissen, was du dann sagen wirst!« Ähnlich, wie man Kinder abwechselnd einschüchtert und tröstet, gehe er auch hier vor und verführe allmählich und schrittweise die ihm angetraute Frau.

In der zweiten und dritten Nacht ist sie ihm nun schon besser vertraut, so daß er es wagen kann, mit der Hand weiter vorzugehen. Danach küsse er alle ihre Gliedmaßen. Hat er die Hand auf ihre Schenkel gelegt und sie gestreichelt, taste er sich allmählich bis zur Verbindungsstelle der Schenkel vor. Wird das Streicheln zurückgewiesen, versuche er, sie durch die Frage: »Was soll das schon für eine Sünde sein?« zu irritieren, und setze seine Bemühungen fort, bis es ihm gelingt, ihre Schamgegend zu berühren. Nun löst er ihren Gürtel, knüpft das Untergewand auf, zieht ihr das Kleid aus und streichelt weiter die Verbindungsstelle ihrer Schenkel, am besten unter dem Vorwand, er tue etwas ganz anderes. Hat er dann seinen Penis eingeführt, entzücke er seine Frau nach Kräften, doch nicht zur Unzeit, so daß ein Bruch des Gelübdes vermieden wird.

Er belehre seine Angetraute über die Liebeskünste, entdecke ihr sein Herz und erzähle ihr, was er sich schon immer heimlich von ihr ersehnt habe.

Dabei überzeuge er sie von seiner Bereitschaft, künftig nur ihr zu Willen zu sein, so daß sie keinen Grund habe, etwa Nebenbuhlerinnen zu fürchten.

Aber auch wenn sie den Mädchenzustand aufgegeben hat, soll er sich ihr stets auf solche Weise nähern, daß er sie nicht erschrickt. So wird das Vertrauen der Braut gewonnen.

So nach ihrem Gemüt sich richtend,
soll man mit List das Mädchen gewinnen.
So wird sie zugetan dem Mann,
und er wird ihr wohlvertraut.

Beträgt man sich gar zu zurückhaltend,
oder handelt man
zu heftig gegen ihren Willen,
hat man keinen Erfolg bei Mädchen.
Darum gewinne man sie auf dem Mittelweg.

Das Erwecken von Liebe zu einem selbst,
die Mehrung der Ehre für die Frauen,
das Gewinnen von Vertrauen –
wer dies versteht, ist Frauen lieb.

Wer aber als Mann ein Mädchen
um ihrer Schamhaftigkeit willen verschmäht,
versteht nichts von der Frauen Gedanken
und wird mißachtet wie ein Vieh.

Wird sie aber mit Ungestüm bestürmt
von jemand, der ein Mädchengemüt nicht versteht,
gerät in Furcht und Zittern sie,
in Aufregung und selbst in Haß.

Hat Liebesgenuß sie nicht erlangt
und wurde nur mit Aufregung beleidigt,
wird Hasserin der Männer sie
oder folgt anderen als diesem.

## DRITTES KAPITEL

### Wie man sich einem Mädchen nähert

Für bestimmte Personen ist ein Mädchen unerreichbar, und sie sollten deshalb auch nicht freien;

*Umarmung auf dem Liebesteppich – spielerische Kopulation.*

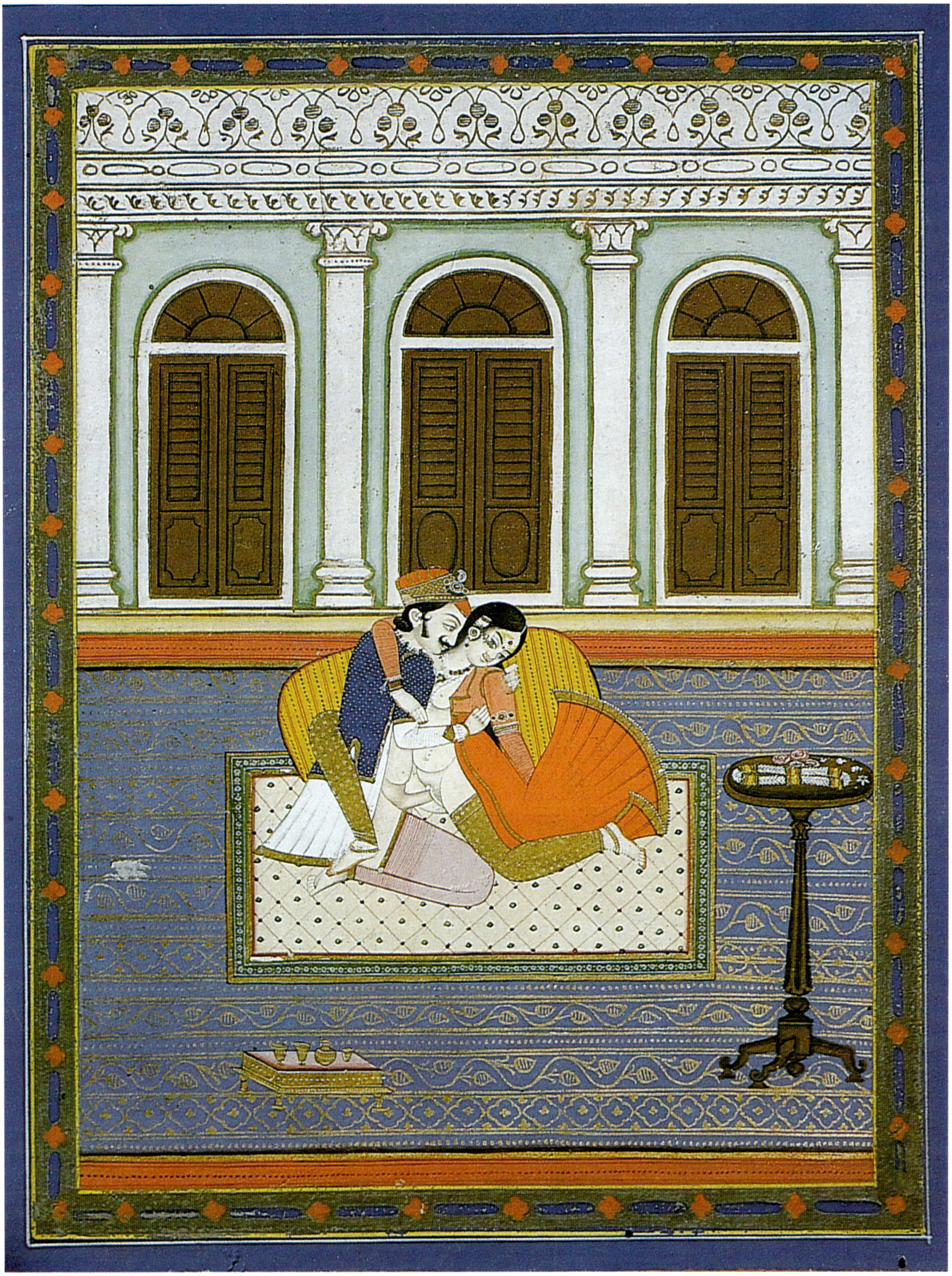

dazu zählen einer, der sein Vermögen eingebüßt hat, aber ansonsten durchaus seine Vorzüge besitzen kann; ein Mann von mittelmäßigen Qualitäten; ein Nachbar, auch wenn er wohlhabend ist; ein von Eltern und Brüdern Abhängiger; ein Mann, der sich wie ein Kind benimmt. Solche Bewerber haben allenfalls eine Chance, wenn ihnen das erwählte Mädchen von Kindheit an zugetan ist.

So kann jemand, der unter schlechten Bedingungen, in mißachteter Position, im Südland in der Familie des Mutterbruders wohnt und von seinen Eltern getrennt lebt, versuchen, die wegen ihres gewaltigen Reichtums an sich unerreichbare Tochter des Onkels zu gewinnen, selbst wenn sie zuvor schon einem anderen versprochen wurde. Wenn es sich lohnt, mag er auch nach einem anderen Mädchen außerhalb der Familie trachten. Gewinnt er es, so ist ihm wenigstens Dharma sicher, behauptet Ghotakamukha.

Mit dem begehrten Mädchen soll er Blumen pflücken, Kränze flechten, Spielzeughäuser bauen, Puppenspiele aufführen sowie Speisen und Getränke zubereiten; all das natürlich in angemessener Weise, soweit er mit ihr vertraut ist und mit ihrem Alter übereinstimmt. Vielerlei Spiele sollen ihnen die Zeit vertreiben, so das Würfel- und das Webspiel. Die beiden können einen in der Faust verborgenen Gegenstand erraten, den hinter den anderen Fingern versteckten Mittelfinger fangen, das Sechs-Kiesel-Spiel und andere hierzulande übliche Spiele ausprobieren. Was sie spielen, richtet sich nach den Wünschen des Mädchens; die Sklaven und Dienerinnen können mitspielen. Da und dort kennt man auch noch andere Spiele, beispielsweise Verstecken, ein Spiel mit schwarzen Früchten, die »Salzkarawane«, die »Windmühle« – ein Spiel, bei dem man sich im Kreise dreht und die Arme wie Flügel ausstreckt; den »Weizenhaufen«, bei dem in einem Kornhaufen versteckte Münzen gefunden werden müssen; das »Fingerklopfen«, bei dem man mit verbundenen Augen erraten muß, von wem man mit dem Finger auf die Stirn geklopft wurde, und andere mehr.

Ist der junge Mann mit der Vertrauten des Mädchens bekannt geworden, soll er sich mit ihr gut stellen und die Freundschaft immer enger gestalten. Mit besonderer Zuneigung und Freundlichkeit aber soll er ihrer Milchschwester entgegenkommen. Diese könnte nämlich, wenn sie ins Vertrauen gezogen und ihnen zu helfen bereit ist, wesentlich dazu beitragen, daß die beiden zueinanderfinden. Auch wenn sie nicht jedesmal eigens ermuntert wird, könnte sie ihnen nützen, indem sie etwa des Mannes Vorzüge ins rechte Licht rückt, so daß die junge Frau davon ganz entzückt wird.

Der Mann wiederum hat die Aufgabe, herauszufinden, worin die Wünsche seiner Liebsten bestehen, und soll alles daransetzen, sie ihr zu erfüllen. Beispielsweise möge er ihr originelle Spielsachen basteln, die man bei anderen Mädchen selten findet: einen mit Linien und Ornamenten verzierten Ball, Puppen aus Holz, Stoff, Büffelhorn, Elfenbein und Ton. Ebenso stelle er seine Fähigkeiten zum Essenkochen unter Beweis. Er verfertige für sie zwei miteinander als Männchen und Weibchen verbundene, aus Holz geschnitzte Schafe, ferner Schaf- und Ziegenherden, aus Ton, Rohr und Holz erbaute Spielzeugtempel; außerdem Käfige für Papageien, indische Kuckucke, Predigerkrähen, Reiher, Hähne und Rebhühner; Wassergefäße von verschiedener Form; Spielapparate und kleine Lauten; Kosmetikregale für Lack, rotes und gelbes Arsenik, Zinnober und schwarze Salbe. Zudem überreiche er ihr heimlich Sandel, Safran sowie – je nach der Zeit – Betelnüsse und -blätter. Für den Alltag bestimmte Dinge kann er ihr offen darbieten. Er muß die Begehrte dahin bringen, daß sie ihn als zuverlässigen Erfüller aller ihrer Wünsche betrachtet. Er soll heimlich vorgehen, wenn er sich mit ihr treffen und mit ihr reden will. Daß er ihr etwas heimlich zum Geschenk macht, begründe er mit seiner Furcht vor ihren Eltern; überdies könnten auch andere derartige Geschenke begehrenswert finden.

Wächst die Zuneigung und hat das Mädchen Interesse an Geschichten, so möge er sie durch zweckentsprechende, das Gemüt bewegende Geschichten erfreuen. Läßt sie sich durch Wunderdinge imponieren, mag er sie durch Zauber-

***Fächelnde Damen in heißer Liebesnacht.***

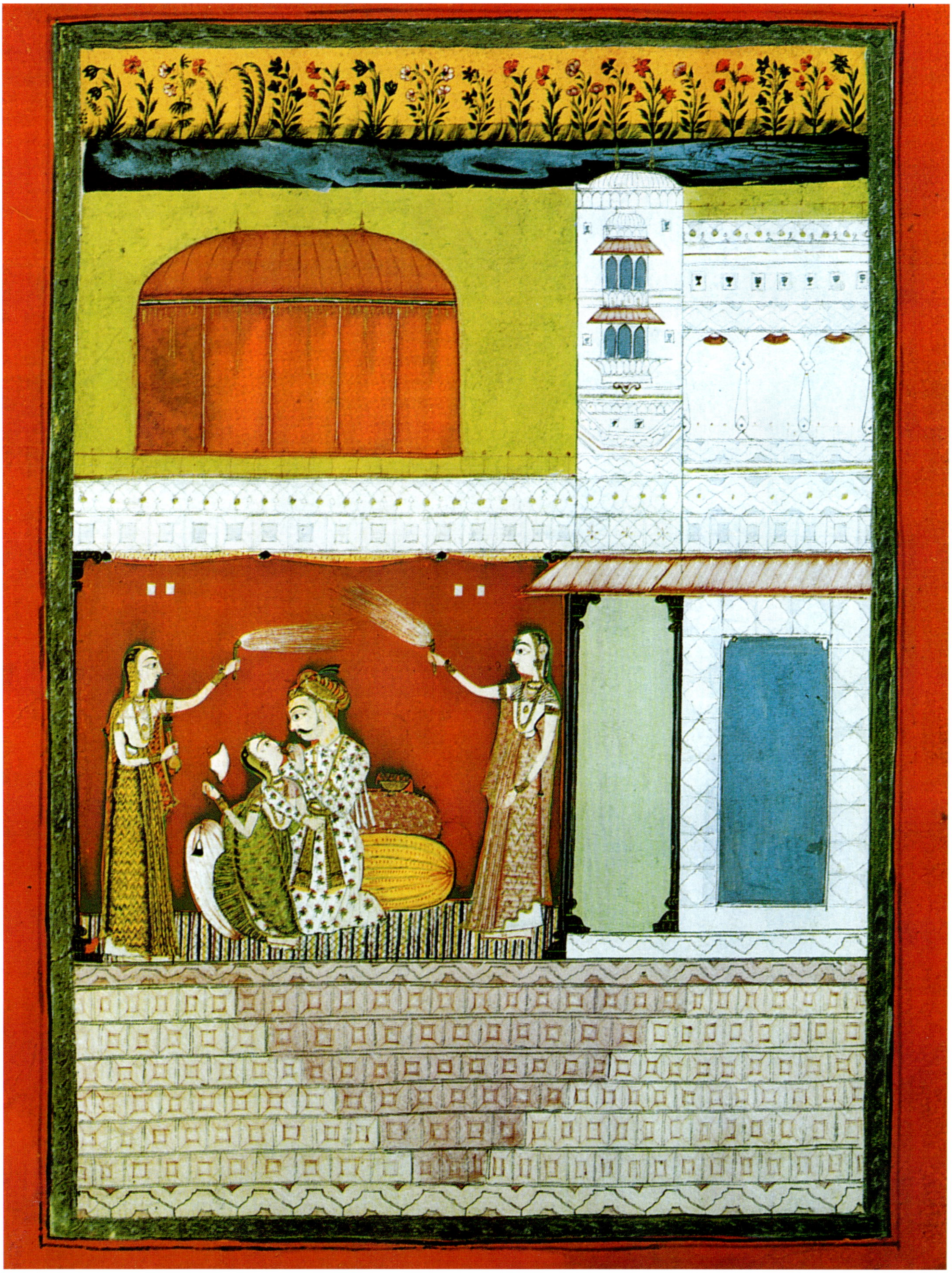

kunststücke verblüffen. Ist sie an den Künsten interessiert, brilliere er durch Geschicklichkeit in denselben. Liebt sie Gesang, so biete er ihr mit seiner Stimme einen Ohrenschmaus. Am Vollmondtag eines Monats in der Regenzeit, in der achten Nacht der abnehmenden Mondphase eines Herbstmonats, am Vollmondtag eines anderen Herbstmonats, bei Festen und Wallfahrten, bei einer Sonnen- oder Mondfinsternis sowie auf dem Heimweg erfreue er sie mit verschiedenartigen Diademen, mit Ohrenschminke sowie mit Geschenken vor allem von Wachs, Kleidern, Fingerringen und von Schmucksachen überhaupt, sofern er sich von den Geschenken keinen Schaden, sondern einen Nutzen erwarten darf.

Die Milchschwester wird nun auch einsehen, daß er sich vor anderen Männern auszeichnet, denn sie hat selbst schon mehrere Männer gehabt und kann daher Vergleiche ziehen. Da ist es vorteilhaft, wenn er sie jetzt in die 64 Künste einweiht. Durch diese der Milchschwester erteilte Unterweisung erfährt das von ihm begehrte Mädchen von seiner Geschicklichkeit in der Liebeskunst.

Durch ausgewählte Kleidung soll der Mann stets einen erfreulichen Anblick bieten. Und er soll versuchen, an Gebärden und Mienenspiel des Mädchens zu erkennen, ob seine Gefühle erwidert werden. Die noch jungfräulich sind, begehren nämlich am ehesten einen Mann, der ihnen vertraut ist und den sie immer wieder sehen. Wie man aber weiß, ergreifen sie auch als Liebende nicht die Initiative, so daß die Annäherung eben Sache des Mannes bleibt.

Wir wollen uns jetzt noch etwas über die Rolle von Mienenspiel und Gebärden unterhalten. Das Mädchen vermeide es, dem Mann ins Angesicht zu blicken. Wird sie selbst angeblickt, zeige sie Schamhaftigkeit. Ihren prachtvollen Körper zeige sie allenfalls unter einem Vorwand. Wenn der Liebhaber abgelenkt oder schon vorübergegangen ist, darf sie riskieren, ihm nachzuschauen. Stellt er ihr eine Frage, so senke sie ihr Antlitz und antworte mit einem Lächeln, aber zugleich mit undeutlicher Aussprache und mit unentschiedenem Sinn, wobei sie sehr langsam spreche. Sie soll sich freuen, wenn sie die Gelegenheit hat, bei ihm zu weilen. Befindet sie sich fern von ihm, äußere sie zu ihrer Umgebung den Wunsch, ihn bei sich zu haben, und verharre an dieser Stelle. Auf Geschehnisse reagiere sie fröhlich. Sitzt ein Kind auf ihrem Schoß, soll sie es umarmen und küssen. Ihrer Dienerin male sie ein Stirnzeichen auf, und ihrer Umgebung gegenüber sei sie stets zum Scherzen aufgelegt.

Sie soll den Freunden des Liebhabers vertrauen, deren Rede hochschätzen und nach ihren Ratschlägen handeln. Mit seinen Dienern stelle sie sich gut und halte es nicht für unter ihrer Würde, mit ihnen zu spielen und sich mit ihnen zu unterhalten. Sie erteile der Dienerschar Aufträge ganz so, wie der Geliebte es täte. Und wenn in ihrer Umgebung über den Geliebten gesprochen wird, höre sie solchem Gespräch sehr aufmerksam zu.

Aufgefordert von der Milchschwester, zögere sie nicht, die Wohnung des Liebhabers zu betreten. Durch deren Vermittlung strebe sie an, mit ihm Würfel- und andere Spiele zu treiben und mit ihm ins Gespräch zu kommen. Niemals trete sie dem Mann ungeschmückt gegenüber. Möchte er von ihr einen Ohrschmuck, einen Fingerring oder einen Kranz haben, so nehme sie, ohne zu zögern, das Gewünschte ab und reiche es der Freundin, damit sie es ihm übergebe. Von ihm erhaltene Geschenke hebe sie sorgfältig auf. Hört sie, daß andere Freier sich um sie bemühen, zeige sie empörte Ablehnung. Es versteht sich, daß sie weder mit diesen noch mit deren Anhang verkehrt.

Nun schließen wir dieses Kapitel mit den folgenden beiden Versen:

**Hat man diese gefühlvollen Äußerungen,
die Mienen und Gebärden studiert,
soll man zur Vereinigung mit dem Mädchen
diese und jene Mittel erwägen.**

**Durch Kinderspiele ist ein kleines Mädchen,
durch die Künste eine im Jugendalter Stehende
zu gewinnen und die voll erblühte Frau
durch die Gewinnung derer, denen sie vertraut.**

***Der Schlußakt einer Tee-Zeremonie:
die Liebenden im zärtlichen Liebesspiel.***

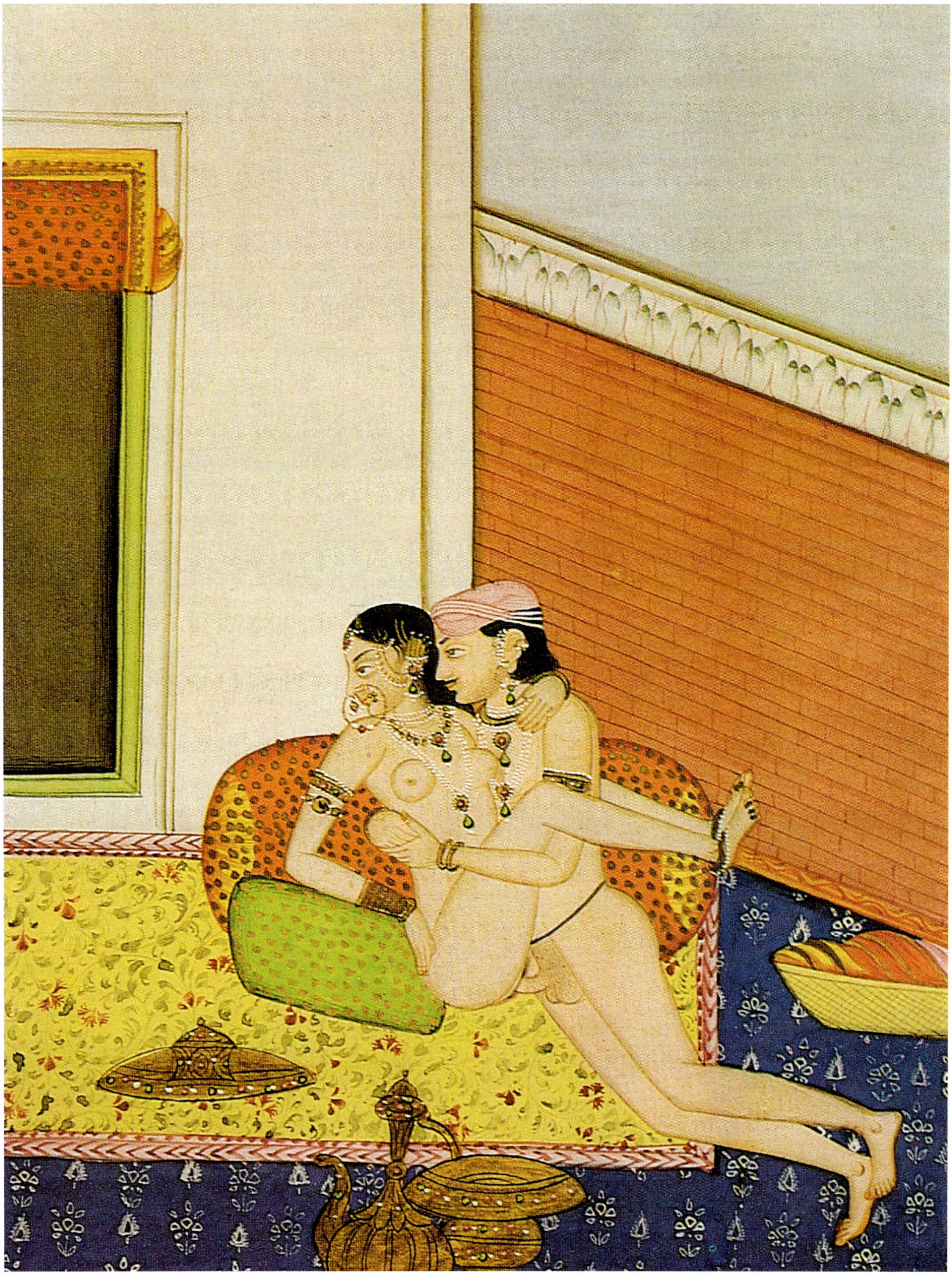

## VIERTES KAPITEL

### Wie man für die Braut der einzige Mann bleibt – Wie das Mädchen einen begehrten Mann erlangt – Wie die Bemühungen des Mannes zur Erlangung eines Mädchens führen

Hat das Mädchen durch Gebärden und Mienenspiel dem Mann zu erkennen gegeben, daß seine Bemühungen erfolgversprechend sind, soll er seine Absichten mit List weiterverfolgen. Beim Würfelspiel und bei Spielen überhaupt fasse er mit ausdrucksvoller Miene ihre Hand. Danach wende er die oben besprochenen Regeln über die berührende und die anderen Formen der Umarmung sinngemäß an. Beim Einritzen von Figuren in Blätter mag er ihr ein Tierpärchen zeigen und damit seine Liebeswünsche verdeutlichen. Auch noch anderes kann er ihr zeigen, wenn es seinen Zwecken dient.

Beim Wasserspiel ist es vorteilhaft, wenn er fern von ihr taucht, unter Wasser zu ihr schwimmt, sie berührt und bei ihr auftaucht. Bei Spielen wie »Jungblatt« hat er eine besonders gute Gelegenheit, seine Gefühle kundzutun: Er spricht von seiner Herzensqual, ohne zu deutlich zu werden, und erzählt unter einem Vorwand von einem beziehungsvollen Traum.

Trifft er sich mit ihr bei einem Schauspiel oder in Gesellschaft, setze er sich zu ihr und berühre sie, indem er etwas anderes zu tun vorschützt. So als wolle er sich aufstützen, drücke er ihren Fuß mit dem seinen, wobei er nacheinander jede einzelne ihrer Zehen berühren mag. Mit seiner großen Zehe stoße er an die Spitzen ihrer Fußnägel. Hat er dies vollbracht, soll er schrittweise und allmählich aufwärts streben. Um sie dazu zu bringen, dies zu dulden, muß er freilich mehrmals Anlauf nehmen.

Beim Fußwaschen drücke er mit seinen Zehen als Zange ihre Zehen. Bei jeder Gelegenheit, so wenn er ihr etwas darreicht oder von ihr etwas entgegennimmt, bekunde er seine Leidenschaft. Am Schluß des Mundspülens besprenge er sie mit Wasser. Überall, wo er mit ihr allein, im Dunkeln, gemeinsam an einem Ort ist und wo er mit ihr zusammen sitzt, soll er sie zu gewinnen suchen, indem er unaufdringlich seine Gefühle kundtut. »Komm mit mir dorthin, wo es einsam ist; ich habe dir etwas zu erzählen!« – mit solchen Worten schaffe er eine passende Gelegenheit, um ihr seine Leidenschaft zu offenbaren. Im Kapitel über die Gattinnen anderer Männer werden wir darüber noch ausführlicher sprechen.

Ist er sicher, daß seine Gefühle erwidert werden, soll er, schon um volle Gewißheit zu erlangen, sie unter dem Vorwand einer Erkrankung in seine Wohnung holen lassen. Ist sie gekommen, bitte er sie, seinen Kopf zu streicheln. Dazu mag er nach ihrer Hand greifen und diese mit ausdrucksvoller Miene auf seine Augen und die Stirn legen. Zum Schein ersuche er sie, ihn zu umsorgen, und mache ihr dabei klar, daß nur sie und niemand sonst dies tun könne. Wenn sie geht, nehme er ihr das Versprechen ab, bald wiederzukommen. Krank stellen soll er sich aber nur für den Zeitraum von drei Tagen und Nächten. Ansonsten verstärke er seine Bemühungen, sie so oft wie möglich zu sehen. In Gesellschaften zeichne er sie vor anderen Frauen aus, wenn auch nicht durch große Worte. Damit gewinnt er zusätzlich Vertrauen. Ghotakamukha hebt hervor, daß jemand, der im Innern leidenschaftlich für ein Mädchen entbrannt ist, dennoch keinen Erfolg haben wird, wenn er nach außen gleichgültig wirkt.

Ist es dann soweit, daß er sie für gewonnen hält, dann soll er sie im Sturm nehmen. Nach allgemeiner Ansicht eignen sich hierfür am besten der Abend, die Nacht, überhaupt die Dunkelheit. Dann verlieren die Frauen ihre Scheu, werden leidenschaftlich, entschließen sich zur Liebe und weisen den Mann nicht zurück. Deshalb ist diese Zeit zu nutzen, um sie zum Verkehr zu gewinnen.

Spürt dagegen der Mann, daß er allein bei dem Mädchen nicht zum Ziel kommt, muß er versuchen, sich der Milchschwester oder Freundin zu versichern und sie in seine Pläne einzuweihen. Voraussetzung ist natürlich, daß die Helferin mit der Angebeteten vertraut und verschwiegen ist. Sie

*Eiliger Sex.*
*Fürstlicher Freier in voller Bekleidung.*

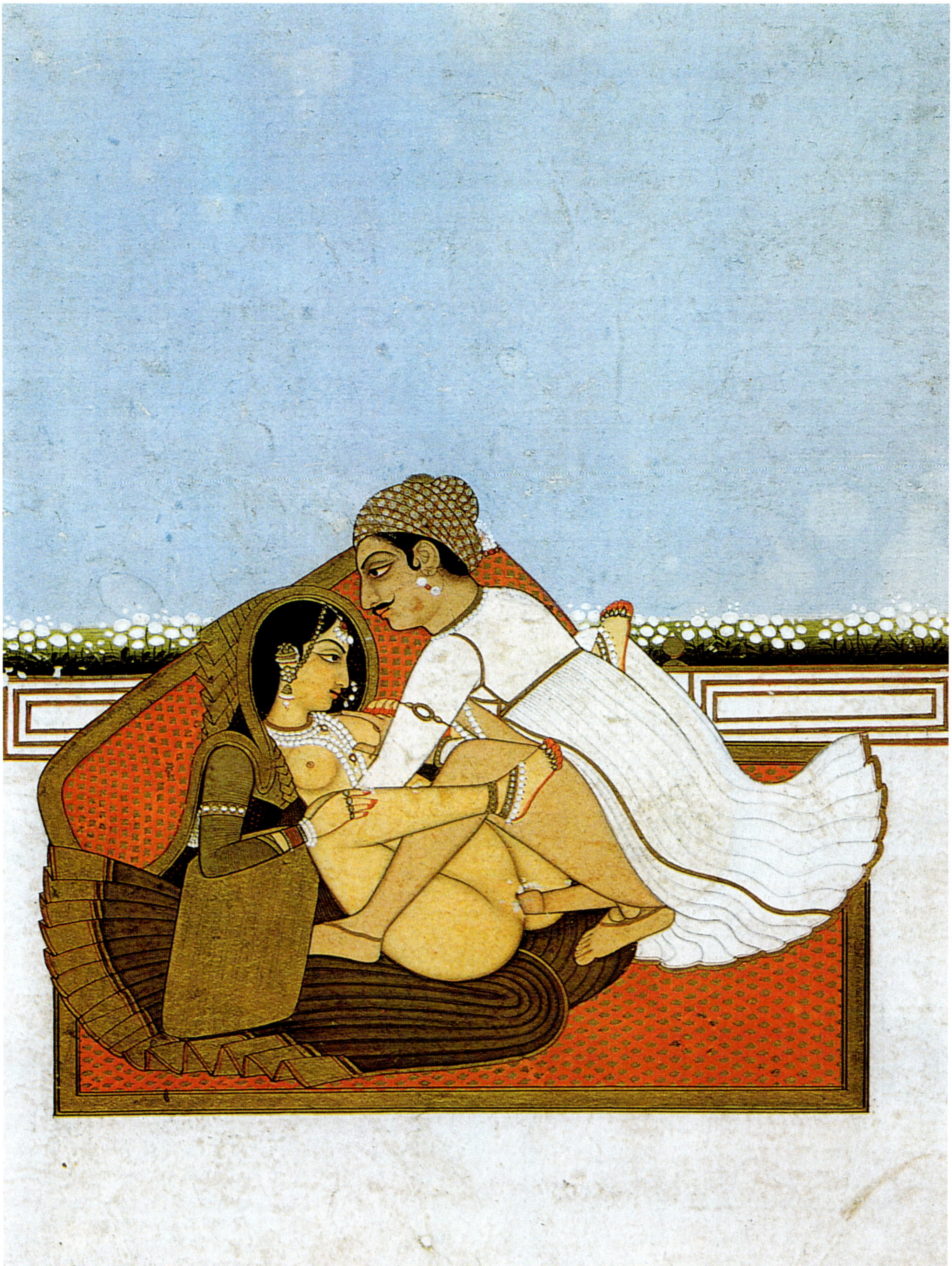

hat nun die Aufgabe, die Umworbene für den Mann zu gewinnen. Er kann auch seine Dienerin entsenden, mit der Begehrten Freundschaft zu schließen. Überall, wo es möglich ist, bei Opferfesten, Hochzeiten, Wallfahrten, Festlichkeiten und auch Zwischenfällen, oder bei Schauspielen – überall da, wo das Volk zusammenströmt, soll er ihre Gestik und Mimik beobachten, ihre Gefühle prüfen und sich ihr nahen, wenn sie allein ist. Denn Frauen, um deren Zuneigung man weiß, wenden sich nicht ab, wenn sie zur rechten Zeit und am rechten Ort erobert werden, lehrt Vatsyayana.

Es gibt aber durchaus auch Fälle, in denen das Mädchen die Initiative ergreifen soll. Wenn man nämlich als Mädchen trotz eigener Vorzüge keine anderweitigen Chancen sieht oder wenn man aus guter, aber verarmter Familie stammt, wenn man von Gleichgestellten nicht umworben wird oder wenn man von den Eltern getrennt lebt beziehungsweise sich in der Familie von Verwandten aufhält – dann soll man nach Erreichen der Mannbarkeit von sich aus eine Ehe anstreben. In Frage kommt ein tugendhafter, liebesfähiger und gut aussehender Mann, den sie liebevoll umwerben soll. Ziel ihrer Wünsche kann aber auch ein junger Mann sein, von dem sie fühlt, daß er sich ohne Rücksicht auf seine Eltern aus reiner Leidenschaft ihr zuwenden wird. Auch einen solchen mag sie durch häufiges Sehen und liebevolle, freundliche Umwerbungen gewinnen. Ihre Mutter könnte vermitteln, daß sie und ihre Milchschwestern und Freundinnen mit ihm bekannt werden. Danach mache sie ihm zu ungewöhnlicher Stunde mit Blumen, Düften und Betel in der Hand ihren Besuch, den sie nutze, um ihre Geschicklichkeit in den Künsten oder beim Massieren und ihre sonstigen Erfahrungen zu beweisen. Sie erzähle ihm Geschichten, die seinem Wesen entgegenkommen; ansonsten gehe sie so vor, wie wir es in den Erörterungen über die Annäherung an ein Mädchen bereits dargelegt haben.

Im übrigen sei sie zurückhaltend: Auch wenn sie bei ihm weilt, hüte sie sich, ihn zu bedrängen. Mit Recht weisen ja die Lehrer darauf hin, daß eine junge Frau, die gar zu sichtbar die Initiative ergreift, sich unbeliebt macht. Immerhin mag sie die ihr von Seiten des Mannes dargebrachten Huldigungen in angemessener Form entgegennehmen. Wird sie umarmt, gehe sie auf seine Leidenschaftlichkeit nicht sogleich ein, studiere aber aufmerksam sein Mienenspiel. Und nur mit Gewalt lasse sie sich einen Kuß rauben. Den Bemühungen des Mannes, sie zum Wollustgenuß zu bewegen, setze sie erst recht Widerstand entgegen, so daß es ihm schwer gemacht wird, ihre Schamgegend zu berühren. Auch wenn der Mann sie darum anfleht, entblöße sie ihren Körper nicht gar zu weit. Denn leicht könnte es ja sein, daß der Mann zwar die Gunst der Stunde nutzen, späterhin aber in bezug auf eine Heirat Unentschiedenheit zeigen würde. Wenn sie aber der festen Meinung ist, daß der Mann sie liebt und sie niemals verlassen wird, dann soll sie ihn ruhig anspornen und sich von ihm entjungfern lassen. Hat sie dann endlich ihre Kindheit abgetan, so mag sie ihren Vertrauten davon erzählen. So also macht man einen Mann, den man erobern möchte, sich geneigt, und dazu gibt es noch folgende Verse:

**Wen aber das umworbene Mädchen**
**für eine Stütze, für das Glück hält,**
**für gehorsam und willfährig,**
**mit dem soll sie die Ehe schließen.**

**Sucht sie nicht gute Eigenschaften,**
**nicht Schönheit noch Erfahrung,**
**strebt nur aus Geldgier nach dem Gatten,**
**nimmt Nebenbuhlerinnen gar in Kauf,**

**dann soll sie einen tugendhaften, ergebenen,**
**potenten, heftig verliebten Mann,**
**der mit allen Mitteln sie umwirbt,**
**als Mädchen nicht betören.**

**Besser einen Ergebenen wählen, auch wenn er arm ist,**
**oder einen ohne Vorzüge, der nur für sich zu sorgen hat,**
**als einen, der, wenngleich mit Vorzügen versehen,**
**für viele zu sorgen hätte als Gatte.**

***Ekstatisch und doch entspannt: Geschlechtsakt in halber Seitenlage.***

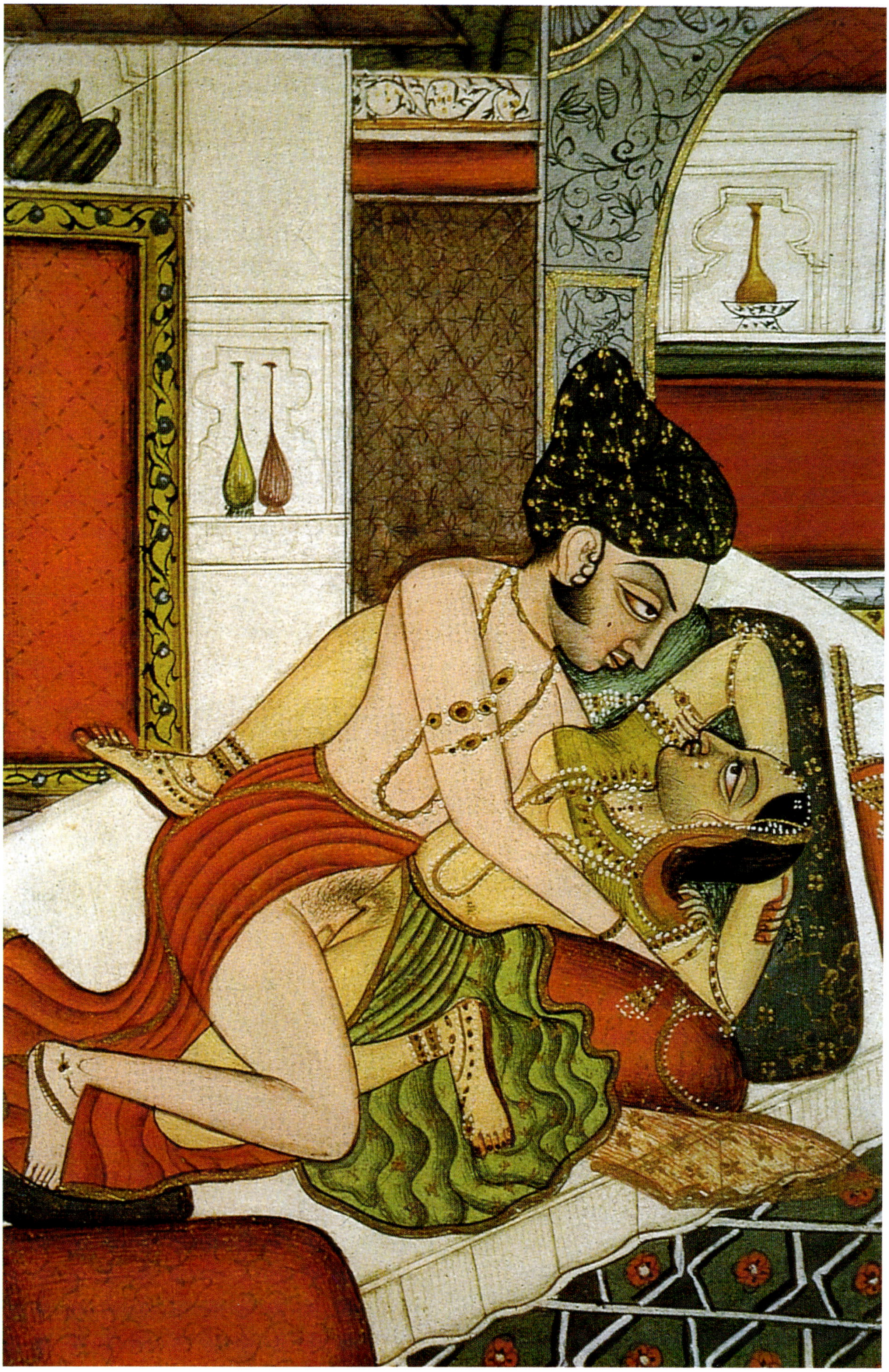

Gewöhnlich haben Reiche viele Frauen,
die in äußerem Glück ungehindert wandeln.
Aber leben sie auch in Genuß,
sind sie doch ohne inneres Glück.

Bewirbt sich aber ein niedrig geborener
oder ein bereits grauhaariger Mann,
oder einer, der ständig abwesend ist,
der verdient solche Verbindung nicht.

Es verdient sie auch nicht, wer
nur aus Zufallslaune sich bewirbt
oder ein heuchlerisches Spiel treibt
und wer schon Frau und Kinder hat.

Bei gleichen Vorzügen ist unter den Bewerbern
e i n Freiender d e r Freier:
der Vorzug liegt bei dem Bewerber,
dessen Wesen die Zuneigung ist.

## FÜNFTES KAPITEL

### Hochzeitsfeier

Gelingt es dem Mann nicht, seine Angebetete allein zu sehen, soll er durch Freundlichkeit ihre Milchschwester auf seine Seite ziehen. Indem sich diese dann so stellt, als kenne sie den Liebhaber nicht näher, begeistere sie die Umworbene durch die Schilderung seiner Vorzüge und seiner hervorragenden Tugenden. Sie vergesse dabei nicht, die Fehler und Schwächen der anderen Bewerber in grelles Licht zu rücken. Die Verständnislosigkeit der Eltern des Mädchens, die aus deren Habgier und Leichtfertigkeit herrührt, beklage sie tief. Sie berichte von anderen ebenbürtigen Mädchen, wie Sakuntala, die nach eigenem Willen einen Gatten erlangt und Liebeslust erfahren haben. Und dagegen halte sie das bedauernswerte Los der Frauen in vornehmen Familien, die verhaßt, unglücklich und vernachlässigt leben und vom Unglück der Nebenbuhlerschaft zu Boden gedrückt werden. Ganz anders winke der Umworbenen bei ihrem Freier eine herrliche Zukunft: In unzerstörbarem Glück werde sie als alleinige Ehefrau von der Verliebtheit ihres Mannes umgeben sein.

Wenn dann allmählich in dem Mädchen der Wunsch nach Liebe entsteht, soll die Milchschwester etwa noch vorhandene Angst oder Scham mit stichhaltigen Gründen beseitigen. So führe sie die Aufgaben einer Liebesbotin aus. Mit geeigneten Reden tut sie alles in ihren Kräften Stehende, um die beiden zu vereinigen.

Hat der junge Mann das Mädchen nun zur Braut erlangt, soll er aus dem Hause eines gelehrten Brahmanen Feuer holen und sich mit ihr am verabredeten Platz treffen. Dort werden Grashalme gestreut und die erforderlichen Opferriten nach Vorschrift abgehalten. Danach führt er die Braut dreimal um das Hochzeitsfeuer herum, womit er sie geheiratet hat. Sodann unterrichtet er die Eltern von diesem Ereignis. Die von den Lehrern gegebene Regel lautet dahingehend, daß angesichts des Feuers geschlossene Ehen nicht mehr rückgängig zu machen sind. Hat der junge Ehemann mit seiner Frau geschlafen und die Ehe vollzogen, tue er dies seiner Familie kund.

Wollen die Verwandten ihm das begehrte Mädchen nicht zur Frau geben, so wende er gegen jene die verschiedensten Mittel an. Einerseits drohe er damit, daß Schande über die ganze Familie hereinbrechen werde; andererseits erfreue er die künftigen Verwandten durch liebenswürdiges Entgegenkommen. Somit begehe er eine Gandharva-Hochzeit.

Widersetzt sich das Mädchen einer Eheschließung, versichere er sich des Beistandes eines anderen Mädchens aus guter Familie, das zu der Begehrten leichten Zugang hat und ihr ebenso vertraut wie ihm ergeben ist. Er beauftrage seine Helferin, die Ersehnte aus einem ganz anderen, vorgetäuschten Grund an einen in Betracht kommenden Ort zu bringen. Danach besorge er aus dem Haus eines gelehrten Brahmanen Feuer und handhabe alles so, wie es oben ausgeführt worden ist. Sollten die Eltern des Mädchens aber dennoch ihre Tochter einem anderen Freier versprechen, ist es Aufgabe der Helferin des Bewerbers, den in Aussicht genomme-

***Filigranes Vorspiel:***
***Sie bietet ihm die Brüste und***
***streichelt seinen Nacken.***

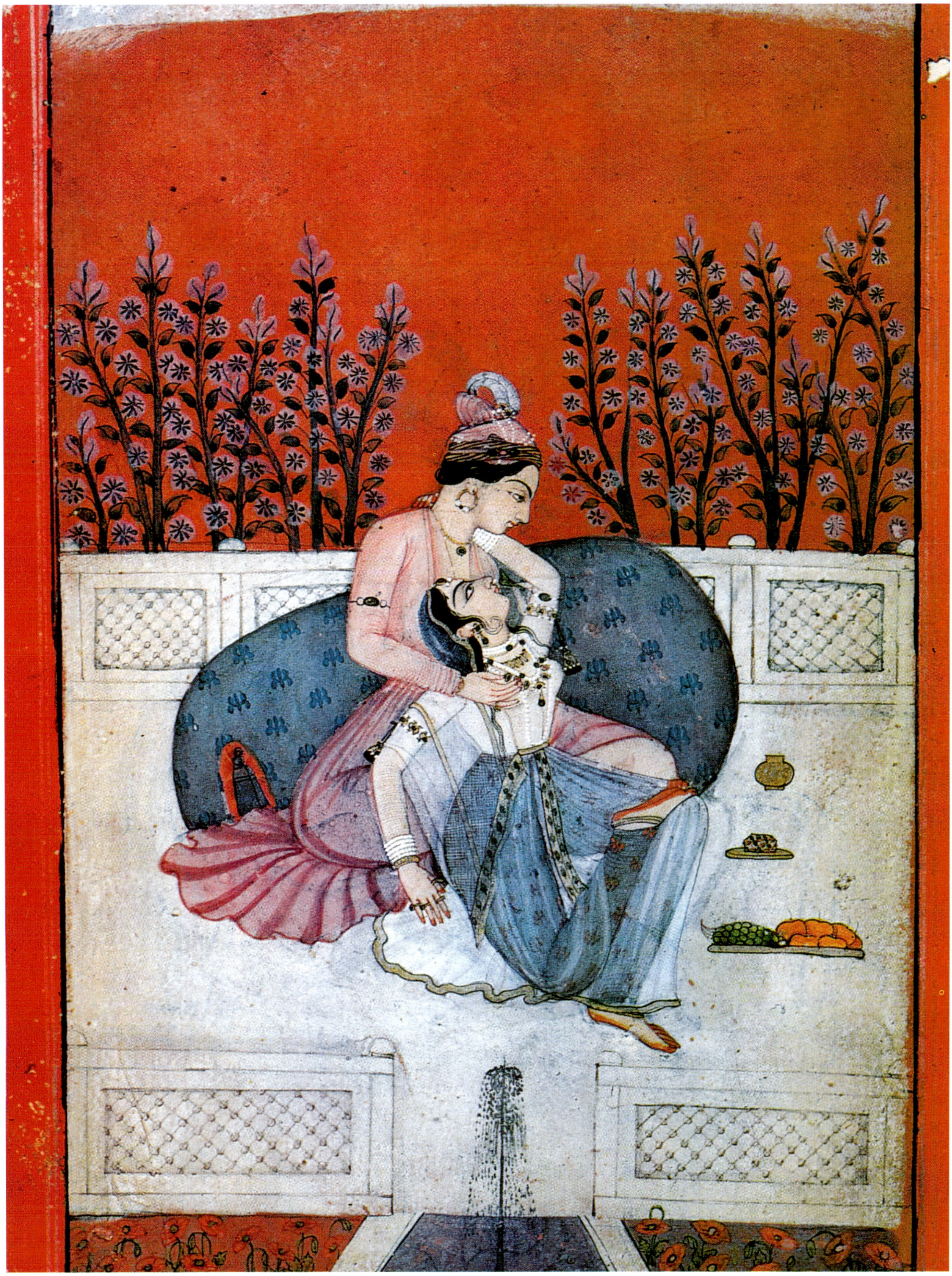

nen Schwiegersohn wegen angeblicher Fehler derart bei der Mutter der Braut herabzusetzen, daß diese schließlich Reue empfindet und der Vermittlerin gestattet, den Liebhaber nachts ins Haus einer Nachbarin zu holen, damit dieser dort durch Umschreiten des Feuers die Hochzeit vollzieht.
Der Liebhaber kann auch einen gleichaltrigen Bruder der Erwählten, der mit Huren oder den Gattinnen anderer Männer vertraut ist, durch einen besonderen Freundschaftsdienst und liebevolle Aufmerksamkeiten auf lange Sicht an sich fesseln und ihn schließlich für seinen Heiratsplan gewinnen. Im allgemeinen setzen junge Leute für Freunde von gleichem Alter, Charakter und sonstiger Veranlagung alles, sogar das Leben, ein. Der Bruder mag dann also seine Schwester unter dem Vorwand einer anderen Angelegenheit an einen geeigneten Ort holen, wo alles in der besprochenen Weise verläuft.
Anders spielt sich die Hochzeit nach dem Dämonenritus ab, indem hier auf das heilige Feuer verzichtet wird. In der achten Nacht der abnehmenden Mondphase eines bestimmten Herbstmonats oder auch bei einer anderen passenden Gelegenheit lasse die Milchschwester die Umworbene einen Rauschtrank genießen und führe sie unter irgendeinem persönlichen Vorwand an den verabredeten Aufenthaltsort des Liebhabers. Dort beschläft dieser das Mädchen, das durch den Rauschtrank völlig benebelt ist, nachdem er die Milchschwester entlassen hat.
Schließlich gibt es noch die folgende, ebenfalls unter Verzicht auf das heilige Feuer vor sich gehende Hochzeit. Hat der Liebhaber erfahren, daß die Umworbene auf dem Weg in ein benachbartes Dorf oder in einen Garten ist, soll er sich mit einer genügenden Anzahl von Gefährten versehen, mit ihnen die Begleiter des Mädchens in Furcht versetzen oder auch töten und das Mädchen rauben. Dies sind die Hochzeitsarten, und dazu gibt es noch folgende Verse:

**Jede jeweils vorhergehende Hochzeitsart**
**ist nach der Satzung als bessere zu werten.**
**Erst wenn eine vorhergehende als unmöglich sich erweist,**
**wähle man die jeweils folgende Art.**

**Indem ja als der verschiedenen Hochzeitsarten**
**Lohn die Zuneigung geschätzt wird,**
**preist, auch wenn er auf mittlerem Platz steht,**
**den Gandharva-Ritus man als gute Vereinigung.**

**Er bringt Glück, erfordert keinen Aufwand,**
**wird er doch ohne Freien vorgenommen.**
**Und weil sein Wesen in der Zuneigung besteht,**
**wird der Gandharva-Ritus als bester angesehen.**

***Auf dem Weg zur Liebeslaube: Maharadscha mit weiblichem Gefolge.***

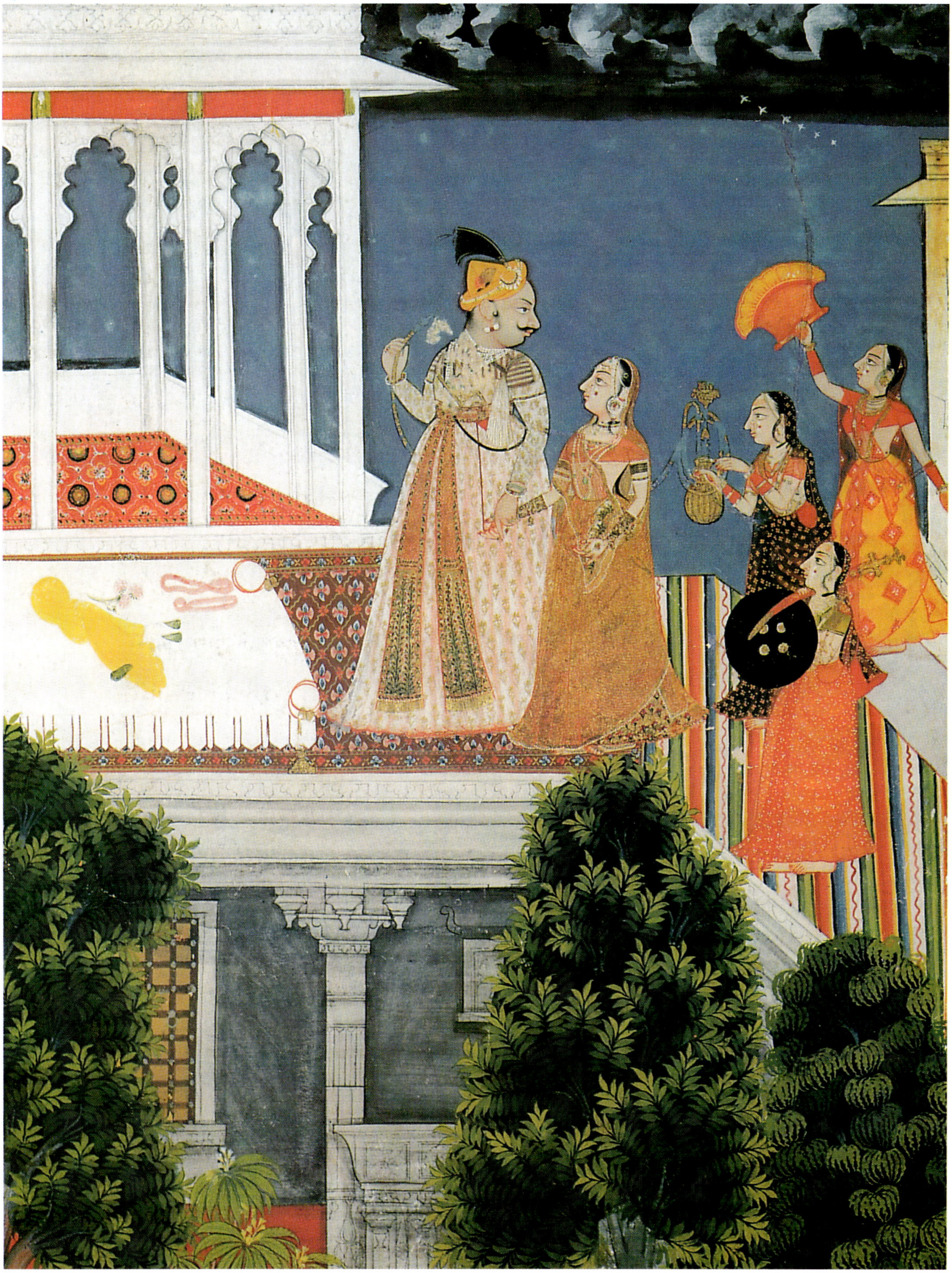

VIERTER HAUPTTEIL

# ÜBER DAS VERHALTEN EINER EHEGATTIN

ERSTES KAPITEL

## Das Verhalten der treuen Gattin

Eine treue Gattin verehre in tiefem Vertrauen ihren Gatten wie einen Gott. Mit seiner Zustimmung soll sie die Sorge für die Familie auf sich nehmen. Sie sorge für Sauberkeit im Haus, das eine stets wohlgeordnete Wohnstatt sein soll, halte den Fußboden glatt, so daß er immer erfreulich aussieht, kümmere sich um die dreimal täglich zu vollziehenden Opferriten und halte den Hausaltar in Ehren. Nichts anderes als dies ergreift ja das Gemüt der Hausväter, meint Gonardiya.

Den ehrwürdigen Verwandten, der Dienerschar, den Schwestern des Gatten und deren Gatten begegne sie so, wie es sich gebührt.

Im Garten lege sie an Stellen, die sie vom Unkraut vollständig gesäubert hat, Beete an für Grünzeug und Gemüse, ferner für Zuckerrohrstengel, Kümmel, Senf, Petersilie, Sojabohnen, für Büsche von Lorbeer und Wassernüssen, für Myrobalanen, Jasminarten, Muskat, Kurantaka, Tagara, Nandyavarta, Chinarosen, außerdem für blütenreiche Pflanzen wie Andropogon, Usiraka und Patalika. Und im Baumgarten lege sie angenehme ebene Plätze an. In der Mitte lasse sie einen Brunnen, eine Zisterne oder einen länglichen Teich graben.

Mit Bettlerinnen, Wandernonnen, verkommenen Bettelweibern, Gauklerinnen, Wahrsagerinnen und Hexen soll sie nicht verkehren.

Beim Essen soll sie herausfinden, was ihrem Gatten schmeckt und was ihm zuwider ist, was ihm verträglich und was unverträglich ist. Wenn sie hört, daß ihr Mann das Haus betritt, soll sie sogleich zur Diele eilen und ihn fragen, ob sie etwas für ihn tun könne. Sie möge die herbeikommende Dienerin wegweisen und selbst dem Gatten die Füße waschen. Ist sie mit ihrem Liebsten allein, so zeige sie sich ihm niemals ungeschmückt. Gibt er zu viel Geld aus oder treibt er Aufwand für fragwürdige Personen, so ermahne sie ihn, aber stets insgeheim. Nur dann folge sie einer Einladung oder gehe auf eine Hochzeit, zu einer Opferzeremonie, zu einem Treffen mit Freundinnen oder zur Prozession für eine Gottheit, wenn es ihr der Gatte zuvor gestattet hat. Bei allen Gelegenheiten stimme ihr Verhalten mit dem seinigen überein. Zu ihren Pflichten gehört auch, daß sie sich nach ihm hinlegt, vor ihm aufsteht und ihn niemals aufweckt. Die Küche sei vor Unberufenen gut geschützt und stets in vorzeigbarem Zustand.

Ist sie einmal über das Verhalten des Eheliebsten verärgert, tadle sie ihn dennoch nicht allzusehr. Natürlich soll sie ihm die Meinung nicht verschweigen, doch wende sie gegen ihren Gatten niemals böse Zauber an, etwa mit Hilfe von Wurzeln, denn nach Gonardiya entsteht daraus nur weiteres Mißtrauen.

Sie selbst vermeide üble Rede, bösen Blick, das Sprechen, ohne ihren Partner dabei anzusehen, das Herumlungern vor der Tür und das dauernde Hinausschauen auf die Straße, Unterhaltungen im Wald und längeren Aufenthalt an einsamen Orten.

Sie bekämpfe Zahnbelag, schlechten Körpergeruch und Schweiß, da diese den Gatten abstoßen könnten. Wenn sie sich ihrem Ehemann beigesellt, verwende sie viel Schmuck, verschiedenartige Blumen und Salben, und sie ziehe ein in bunten Farben leuchtendes Kleid an. Geht sie zu Vergnügungen,

***Ein Szenario völliger Hingabe: Sie liegt weit ausgebreitet, während er in der Hocke die Initiative behält.***

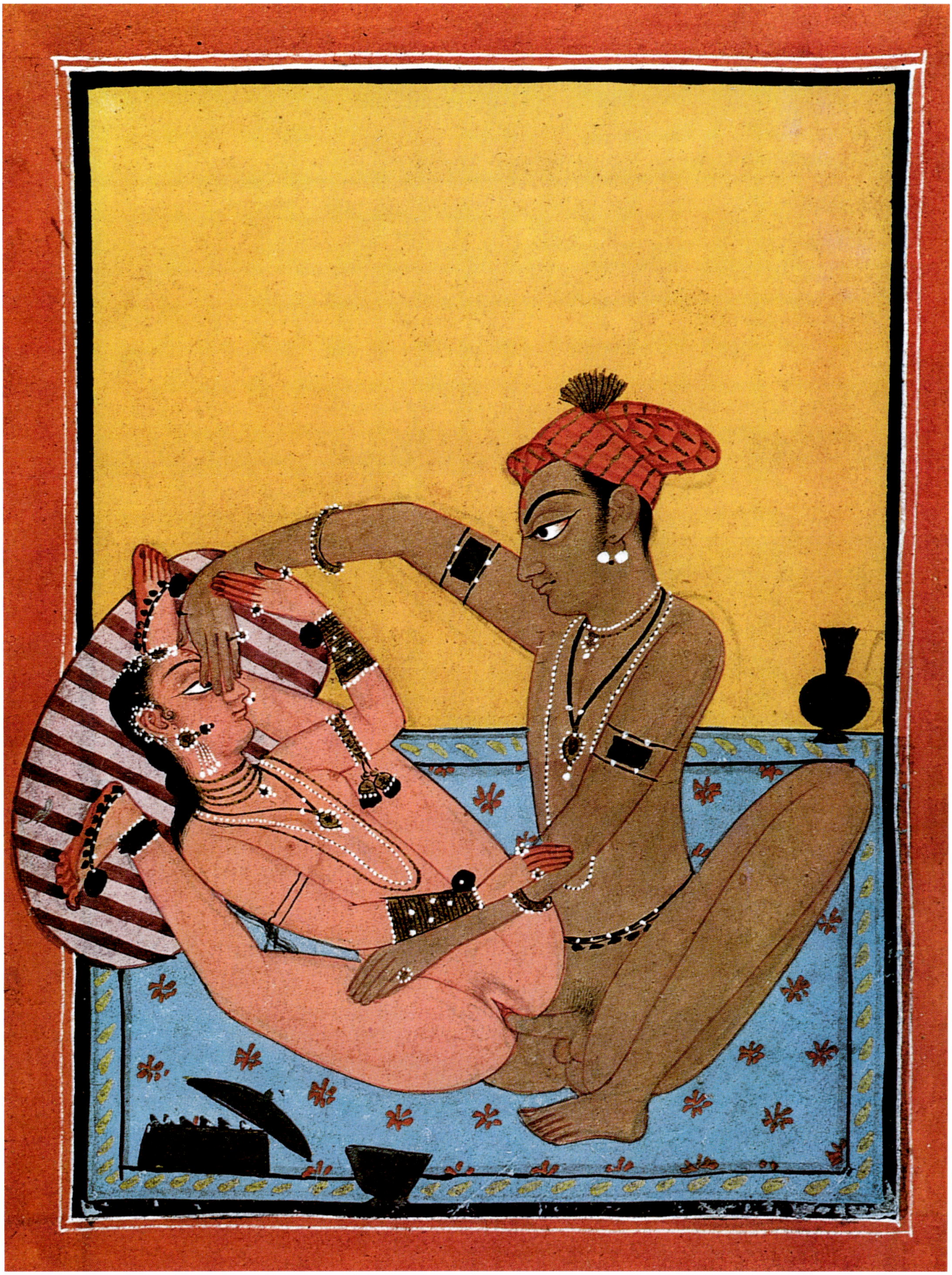

so wähle sie ein sehr dünnes, feines Seidenkleid, maßvoll Schmuck, Parfüm, Schminke nicht zu dick sowie weiße und bunte Blumen. Hat ihr Eheliebster ein Gelübde getan oder sich Fasten auferlegt, schließe sie sich ihm an und handele ebenso wie er. Will er sie daran hindern, so widersetze sie sich und erkläre, daß sie sich unter keinen Umständen zurückweisen lasse.

Für den Haushalt erwerbe sie rechtzeitig und zu billigen Preisen aus Ton, Rohr, Holz und Leder gefertigte Geräte und Gegenstände. Ferner soll sie in der Wohnung heimlich einen Vorrat an Salz und Öl sowie an schwer erhältlichen Duftstoffen, Gewürzen und Arzneien anlegen. Ebenso besorge sie rechtzeitig die Samen und kümmere sich um die Aussaat von Rettich, Taro, Rüben, des Damanaka, von Amrataka, Melonen, Koloquinten, Eierpflaumen, Flaschenkürbissen, Flaschengurken, Surana, Papageienschnabel, Juckbohnen, Sesam, Agnimantha, Knoblauch, Zwiebeln und weiteren Kräutern und vielerlei Gemüse. Über das Familienvermögen wie auch über Vorhaben ihres Mannes gibt sie Fremden keine Auskunft.

Die ihr an Alter und Stellung gleichen Frauen suche sie an Geschicklichkeit, in der Kochkunst, im Schmücken, in Handfertigkeiten und nicht zuletzt an Verstand zu übertreffen. Über ihren Haushalt soll sie Buch führen: Nachdem sie das Jahreseinkommen errechnet hat, fertige sie eine diesem entsprechende Aufstellung der Ausgaben an.

Vieles muß sie können und verstehen: die Zubereitung von Schmelzbutter aus der von Mahlzeiten und Opfern übriggebliebenen Milch sowie von Öl und Melasse; das Spinnen von Baumwollgarn und das Weben des Garns; das Zusammendrehen von Tragbändern, Seilen, Stricken und Bast; die Handhabung des Stößels im Mörser und das Enthülsen; die Verwendung von Schaumspeise, Rahm, Spelzen, Körnern, Reispuder und Kohlen; die Entlohnung der Dienerschaft; das Bestellen des Ackers und die Aufzucht des Viehs sowie den Umgang mit Zugtieren; das Halten von Widdern, Hähnen, Wachteln, Papageien, Predigerkrähen, Kuckucken, Pfauen, Affen und Gazellen; schließlich die tägliche Abstimmung der Einnahmen und Ausgaben. Sie hebe die abgelegten, alten Gewänder des Ehegatten auf und schenke sie Dienern als Anerkennung für geleistete Arbeit. Sie kann sie auch anderen Leuten geben, die sie verdienen; Verwendung findet sich immer dafür. Außerdem stelle sie Branntwein- und Rumkrüge auf und überwache den Genuß dieser Getränke. Überhaupt kümmere sie sich um Kauf und Verkauf, Einkommen und Ausgaben. Auch die Verehrung der Freunde ihres Gatten mit Gaben von Kränzen, Salbe und Betel gehört zu ihren Pflichten. Ganz besonders aber hat sie den Schwiegereltern zu dienen. Da sie von ihnen abhängig ist, unterläßt sie ihnen gegenüber jegliche Widerrede. Sie befleißige sich einer maßvollen Sprache, sei nicht aufbrausend und lache nicht zu laut. Gegenüber den Freunden und Feinden ihrer Schwiegereltern verhalte sie sich wie zu ihren eigenen Freunden und Feinden. Bei den Mahlzeiten zeige sie Bescheidenheit. Zu ihrer Umgebung sei sie stets liebenswürdig. Sie verschenke nichts, ohne es ihrem Mann mitzuteilen. Sie weise der Dienerschaft ihre Arbeit an und belohne sie bei Festlichkeiten nach Gebühr.

All das hat eine treue Gattin ebenso zu beherzigen wie die Pflichten während einer längeren Abwesenheit ihres Mannes. Ist er verreist, trägt sie als Schmuck ausschließlich glückbringende Amulette, fastet zu Ehren einer Gottheit, wartet auf Nachricht und kümmert sich um die häuslichen Arbeiten. Ihr Nachtlager schlage sie zu Füßen der Schwiegermutter auf und hole sich für all ihr Tun deren Genehmigung. Sie bemühe sich darum, Dinge, die ihrem Mann lieb sind, zu erwerben oder auszubessern. Seine Abwesenheit soll sie nicht etwa dazu nutzen, größere Geldausgaben zu machen als gewöhnlich. Vielmehr bemühe sie sich darum, vom Gatten angefangene Arbeiten jetzt zu Ende zu führen. Besuche bei ihren Verwandten unterlasse sie in dieser Zeit, es sei denn, daß ein Unfall geschieht oder ein besonderes Fest stattfindet. Auch dann gehe sie nur in Begleitung der Dienerschaft ihres Liebsten und dehne ihren Besuch nicht zu lange aus, indem sie gar nicht erst ablegt. Die von

***Vor dem Pavillon: Liebespaar mit Dienerinnen.***

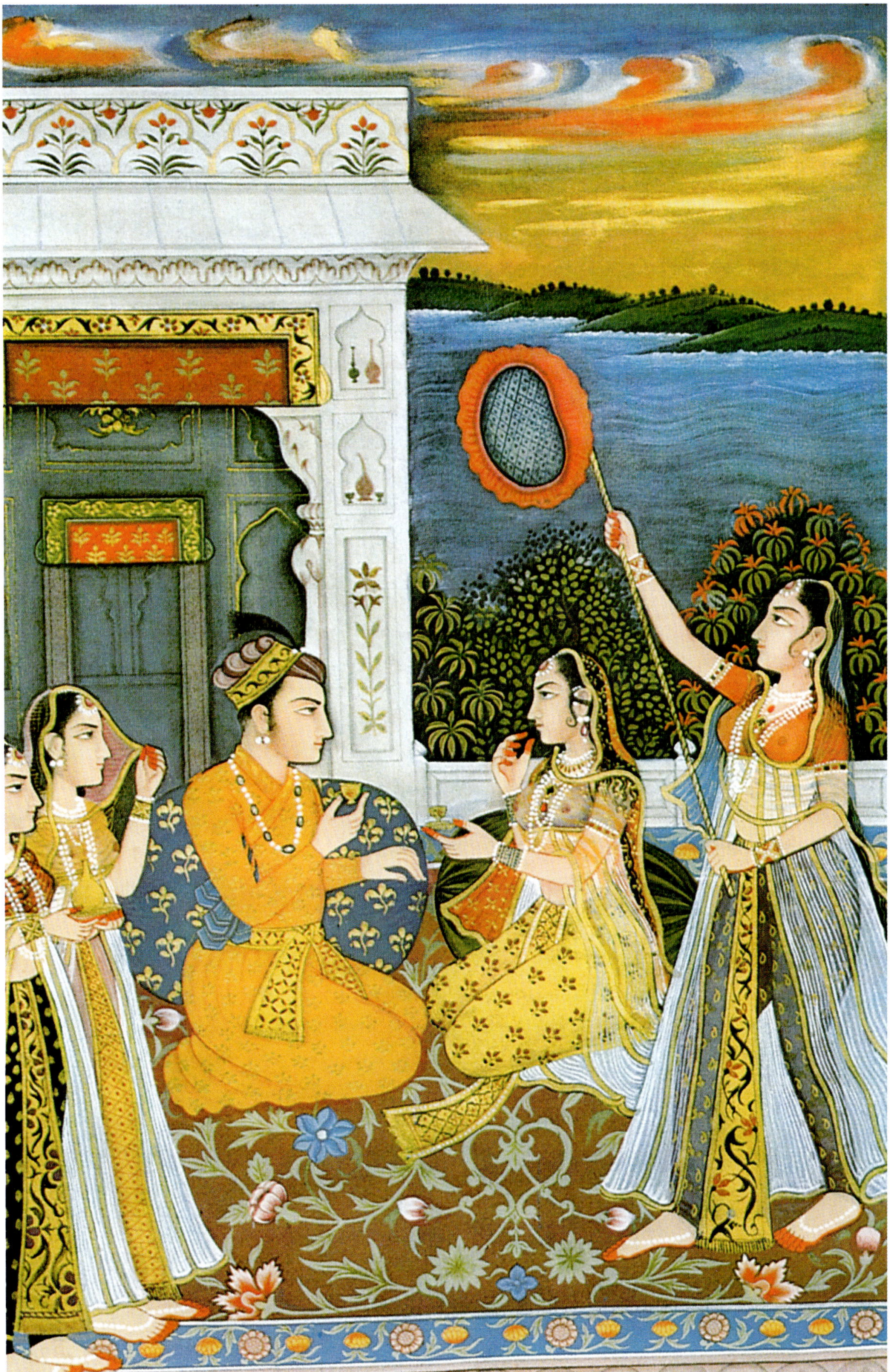

ihren Schwiegereltern gebilligten Fasten halte sie ein. Mit der Hilfe von ehrlichen, ihren Befehlen folgenden Dienern und wiederum mit Billigung ihrer Schwiegereltern mehre sie durch Käufe und Verkäufe nach Möglichkeit das Vermögen und setze die Ausgaben herab. Bei seiner Rückkehr zeige sie sich ihm zunächst in derselben schlichten Aufmachung, die sie für die Zeit seiner Abwesenheit gewählt hatte. Sie verehre die Gottheiten und bringe ihnen Dankgeschenke dar.

Das ist das Verhalten einer treuen Gattin während der Abwesenheit ihres Mannes, und dazu gibt es diese beiden Verse:

**Solchen Wandel führe eine das Heil**
**des Liebsten erstrebende Gattin,**
**mag sie nun aus guter Familie stammen**
**oder wiederverheiratet oder Hetäre sein.**

**Dharma, Artha wie auch Kama**
**und eine geachtete Stellung**
**sowie einen Gatten für sich allein**
**erlangen die Frauen von gutem Wandel.**

## ZWEITES KAPITEL

## Das Verhalten der ältesten Gattin zu den Nebenfrauen

Es kann vorkommen, daß ein Ehemann sich eine Nebenfrau nimmt und dadurch seine Gattin zurücksetzt. Ein solcher Fall kann eintreten, wenn die Gattin gar zu dumm ist oder einen schlechten Charakter hat, wenn sie kinderlos bleibt oder nur Mädchen zur Welt bringt. Natürlich kann auch die Unbeständigkeit des Mannes die Ursache sein.

Die Gattin sollte von Anfang an vorbeugen, daß dieser unerfreuliche Umstand nicht eintritt. Deshalb sei sie von liebevollem Wesen und beweise Charakterstärke und Scharfsinn. Nur wenn sie kinderlos bleibt, sollte sie selber ihrem Mann vorschlagen, sich eine Nebenfrau ins Haus zu nehmen. Geschieht dies nun, so verhält sie sich am klügsten, wenn sie – möge es ihr auch schwer ankommen – der Neuen im Haus Achtung entgegenbringt. Sie behandle sie also wie eine Schwester. Mit Wissen des Gatten unterstütze sie tatkräftig die abendliche Herrichtung der Nebenfrau für die Liebesnacht. Sollte die Neue sie feindselig oder hochmütig behandeln, so beachte sie dies nicht. Ist die neue Frau gegenüber dem Gatten unaufmerksam, so übergehe sie auch dies. Allenfalls mag sie die Nebenfrau rücksichtsvoll belehren. Dem Gatten rede sie ein, daß seine neue Frau große Vorzüge habe. Die Kinder von ihr behandele sie wie ihre eigenen, ohne einen Unterschied zu machen. Auch zur Schar ihrer Diener und Freunde sei sie liebenswürdig und höflich. Während sie zu ihren eigenen Verwandten weniger aufmerksam ist, begegne sie den Verwandten der Nebenfrau besonders rücksichtsvoll.

Wird die Gattin durch mehrere Nebenfrauen zurückgesetzt, dann soll sie sich mit derjenigen verbünden, zu der sie noch am ehesten Zuneigung verspürt. Aber diejenige, die im Begriff ist, des Gatten neue Lieblingsfrau zu werden, hetze sie gegen die frühere Favoritin auf, so daß Streit entsteht. Ist dieser dann voll entbrannt, mag sie Mitleid heucheln. Im Verein mit den anderen Nebenfrauen tue sie alles, um die neu Begünstigte herabzusetzen, doch soll sie sich selbst dabei nicht herumstreiten. Hat sich aufgrund dieser Intrigen nun Unfrieden zwischen dem Gatten und der neuen Favoritin ergeben, so tue sie so, als ob sie sie tröste und ihre Partei ergreife. In Wirklichkeit sei sie bestrebt, den Streit noch zu vergrößern. Erscheint er ihr noch nicht heftig genug, soll sie ihn nach Kräften anfachen. Merkt sie aber, daß alles keinen Zweck hat und der Gatte trotz aller Intrigen der Lieblingsfrau zugeneigt bleibt, so finde sie sich damit ab und bemühe sich selbst um eine Einigung. Das ist in Kürze das Verhalten der ältesten Gattin.

Wie aber hat sich die jüngere Gattin zu betragen? Vor allem betrachte sie die ältere Nebenfrau wie eine Mutter. Ohne deren Wissen mache sie niemandem, nicht einmal Blutsverwandten, ein Geschenk. Alles, was sie zu tun hat, geschehe unter der Obhut der Älteren. Mit dem Gatten schlafe sie nur, wenn

***Der Großmogul und seine Geliebte: Phasen der Werbung und Vereinigung.***

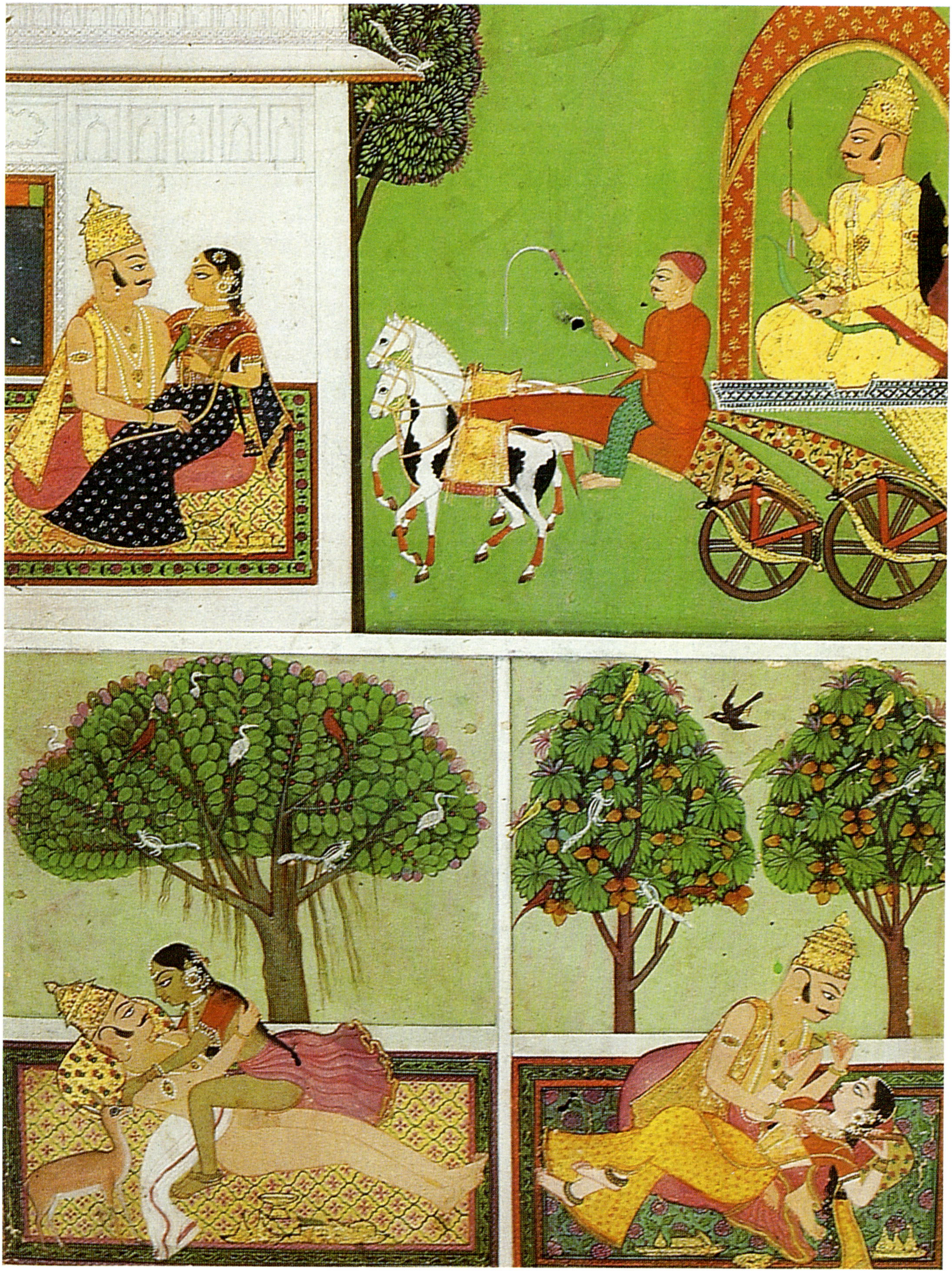

diese es erlaubt hat. Was die Ältere ihr mitteilt, soll sie niemandem wiedererzählen. Den Kindern von ihr wende sie größere Aufmerksamkeit zu als den eigenen. Insgeheim aber möge sie dem Gatten eine treffliche Bettgefährtin sein. Wenn die anderen Frauen ihr feindselig entgegentreten und sie dadurch Kummer empfindet, soll sie das dem Gatten verschweigen. Vielmehr bemühe sie sich um die besondere, doch heimliche Gunst des Gatten. Sie mache ihm klar, daß sie ohne seine Gunst nicht leben könne; wird sie ihr zuteil, unterdrücke sie jede Prahlsucht und berichte anderen nichts davon. Eine Frau, die kein Geheimnis für sich behalten kann, wird nämlich vom Ehegatten verachtet. Gonardiya empfiehlt ihr, daß sie, schon um sich vor der ältesten Gattin zu sichern, nach heimlicher Ehrung seitens des Mannes streben soll. Ist die älteste Gattin unglücklich und bleibt kinderlos, so hege sie Mitleid und veranlasse auch den Mann zu mitleidigem Verhalten. Aber hat sie dann endgültig die ältere Rivalin ausgeschaltet, so trete sie an deren Stelle und führe nun selbst den Wandel einer alleinigen Gattin. Dies zum Verhalten der jüngsten Gattin.

Wir kommen nun auf das Leben einer Wiederverheirateten zu sprechen. Man bezeichnet mit diesem Ausdruck eine Witwe, die, von sinnlichen Begierden angestachelt, wieder einen wohlhabenden und tugendhaften Mann gefunden hat. Gefällt ihr aber der neue Mann nicht, weil seine Vorzüge doch nicht so groß wie erwartet sind, dann mag sie ruhig aus der neuen Wohnung wieder ausziehen und sich nach einem anderen umsehen; dies ist wenigstens die Meinung der Anhänger des Babhravya. Indem sie nach Glück strebt, kann sie sich nun nach einem anderen umsehen. Gonardiya meint, daß die Vollständigkeit des Glücks in Vorzügen und Genüssen liege; man solle sich also keinem zuwenden, der weder das eine noch das andere zu bieten habe. Doch hebt Vatsyayana demgegenüber hervor, daß allein entscheidend der Umstand sei, ob und inwieweit der Partner dem eigenen Gemüt entspricht. Die wiederverheiratete Witwe lasse ihren neuen

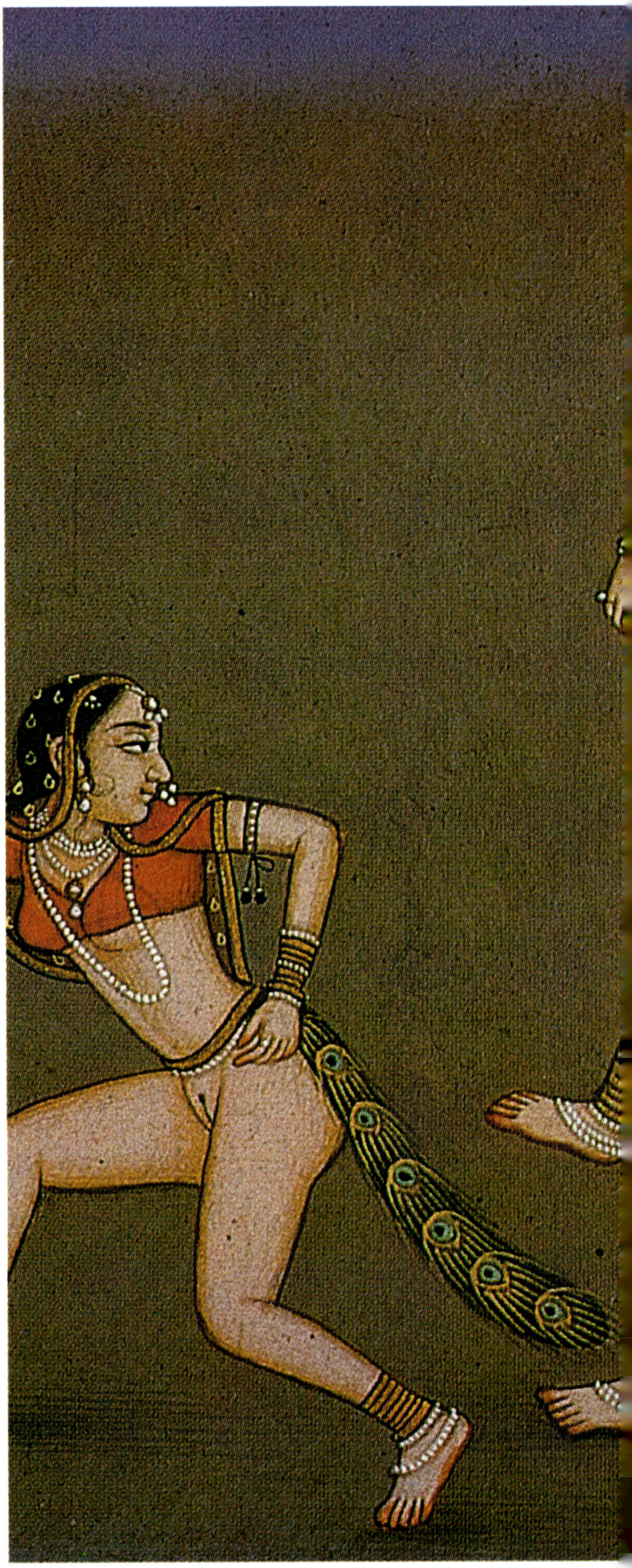

***Kollektiver Lustgewinn: Knäuel kopulierender Körper.***

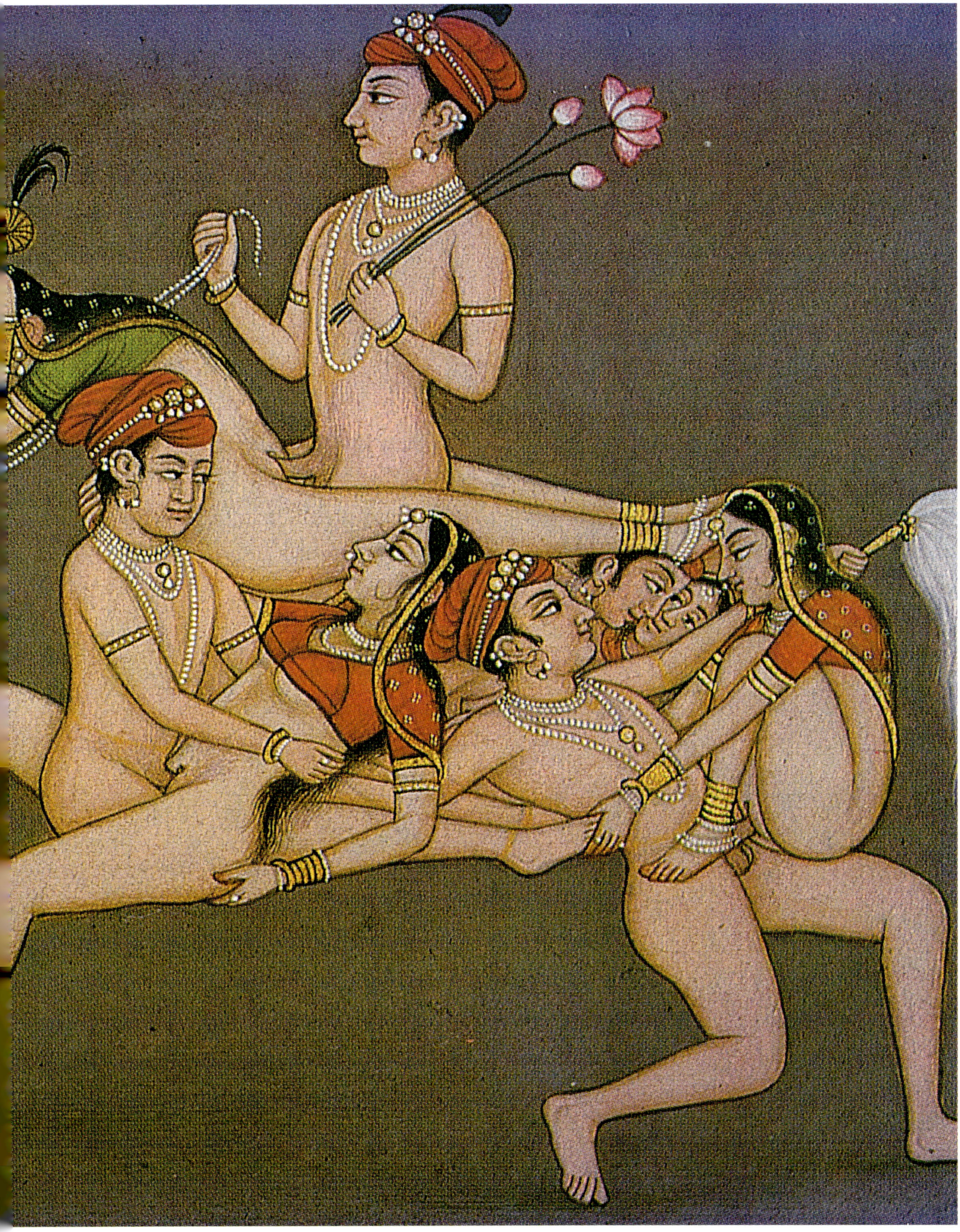

Liebhaber Trinkfeste veranstalten, Gärten anlegen, fromme Gaben darbieten und überhaupt Dinge unternehmen, zu denen allerhand Ausgaben erforderlich sind. Ist es aber notwendig und sie dazu imstande, so trage sie auch selbst die Kosten für seinen und ihren Unterhalt. Liebesgaben des Gatten kann sie aber unbeschränkt annehmen und behalten. Verläßt sie die neue Wohnung auf eigenen Wunsch wieder, soll die Auseinandersetzung über das Vermögen gütlich verlaufen. Nur wenn sie hinausgeworfen werden sollte, nehme sie alles, was ihr gehört, mit.

Solange sie mit dem neuen Verehrer zusammenwohnt, führe sie sich in dessen Wohnung wie die Hausfrau auf. Gegenüber den aus guter Familie stammenden Nebenfrauen verhalte sie sich freundlich. Liebenswürdig und zu Scherzen aufgelegt sei sie gegenüber der Dienerschaft, zu den Freunden ihres Mannes aber voll Hochachtung. In den Künsten zeige sie Geschick; ihr Wissen sei überdurchschnittlich. Gibt der Liebhaber jedoch Veranlassung zum Streit, so tadle sie ihn deshalb.

Im Ehebett wende sie die 64 Liebeskünste an. Den Nebenfrauen sei sie gefällig. Ihren Kindern etwa mag sie Schmucksachen schenken. Andererseits haben diese Nebenfrauen die Pflicht, ihr gegenüber wie einer Herrin dienstbar zu sein. Mit Umsicht verwahre sie Kleider und Schmuck, sei aber gegenüber Dienern und Freunden großzügig im Verschenken. Sie veranstalte Gesellschaften, Trink- und Gartenfeste sowie Ausflüge. Dies wäre über das Verhalten einer wiederverheirateten Witwe zu sagen.

Eine unglückliche Gattin aber, die durch die Nebenbuhlerschaft der anderen Frauen bekümmert ist, stütze sich auf diejenige, die beim Gatten von allen die höchste Wertschätzung genießt. Diese suche sie für sich zu gewinnen, indem sie sie die Künste lehrt – in ihrer traurigen Lage hätte die Wahrung solcher Geheimnisse ohnehin keinen Zweck mehr. Den Kindern des Liebsten leiste sie Dienste wie eine Milchschwester. Dann soll sie versuchen, seine Freunde für sich einzunehmen und sie dazu zu bringen, ihm von ihrer Liebe zu sprechen. Bei religiösen Handlungen sowie bei Gelübden und Fasten soll sie tatkräftig vorangehen. Zur Dienerschaft sei sie freundlich und sehe sich selbst nicht als etwas Besonderes an. Im Bett möge sie auf die Eigenarten des Liebsten eingehen und die ihr gezeigte Zuneigung erwidern. Jede Kritik an ihm unterlasse sie und äußere niemals Unwillen. Ist er mit einer Nebenfrau zerstritten, schlichte sie das Zerwürfnis und wende sie dem Gatten wieder zu. Und wenn er eine heimlich liebt, so helfe sie ihm, sich mit dieser zu vereinigen. All das geschieht, damit der Gatte völlig an ihre Gattentreue und Aufrichtigkeit glaubt. Das ist das Beste, das eine unglückliche Gattin tun kann.

Auf die Rolle der Haremsfrauen werden wir später eingehen. Hier schon wollen wir die Frage erörtern, wie sich die Frauen des königlichen Harems verhalten sollen. Diese mögen den Kämmerern oder Kammerzofen Kränze, Salben und Gewänder für den König übergeben und ihm bestellen, daß sie die Spenderinnen dieser Sachen seien. Der König hat die Gaben entgegenzunehmen und als Gegengeschenk die Reste von einem Opferfest überbringen zu lassen. Nachmittags möge er sich schmücken und die fein geputzten Frauen des Harems alle zusammen aufsuchen. Je nach der Zeitdauer, die eine jede von ihnen im Harem bereits zugebracht hat, und nach der ihr zukommenden Würde erweise er ihnen Platz und Verehrung. Aber er mache keinen Staatsbesuch, sondern erzähle ihnen lustige Geschichten. Im Anschluß daran suche er wiederverheiratete Frauen auf und schließlich die im Harem lebenden Hetären und Schauspielerinnen.

Wenn der König am Tag aus dem Bett steigt, sollen ihm seine Kammerfrauen und die Dienerinnen der Haremsinsassinnen melden, welche Frau an diesem Tag für ihn als Schlafgefährtin in Betracht kommt. Es werde ihm in diesem Zusammenhang kundgetan, welche Frauen übergangen werden sollen und welche ihre Regel haben. Die Frauen des Harems haben Siegelringe und Salben für den König mitgegeben. Der König nehme diese Gaben von derjenigen an, mit der er an diesem Tage schlafen will.

Bei Festen aller Art, bei Konzerten und Schauspielen, biete der König allen Frauen des Harems in

***Erogene Zone Brust:***
***zärtlicher Übergriff von hinten.***

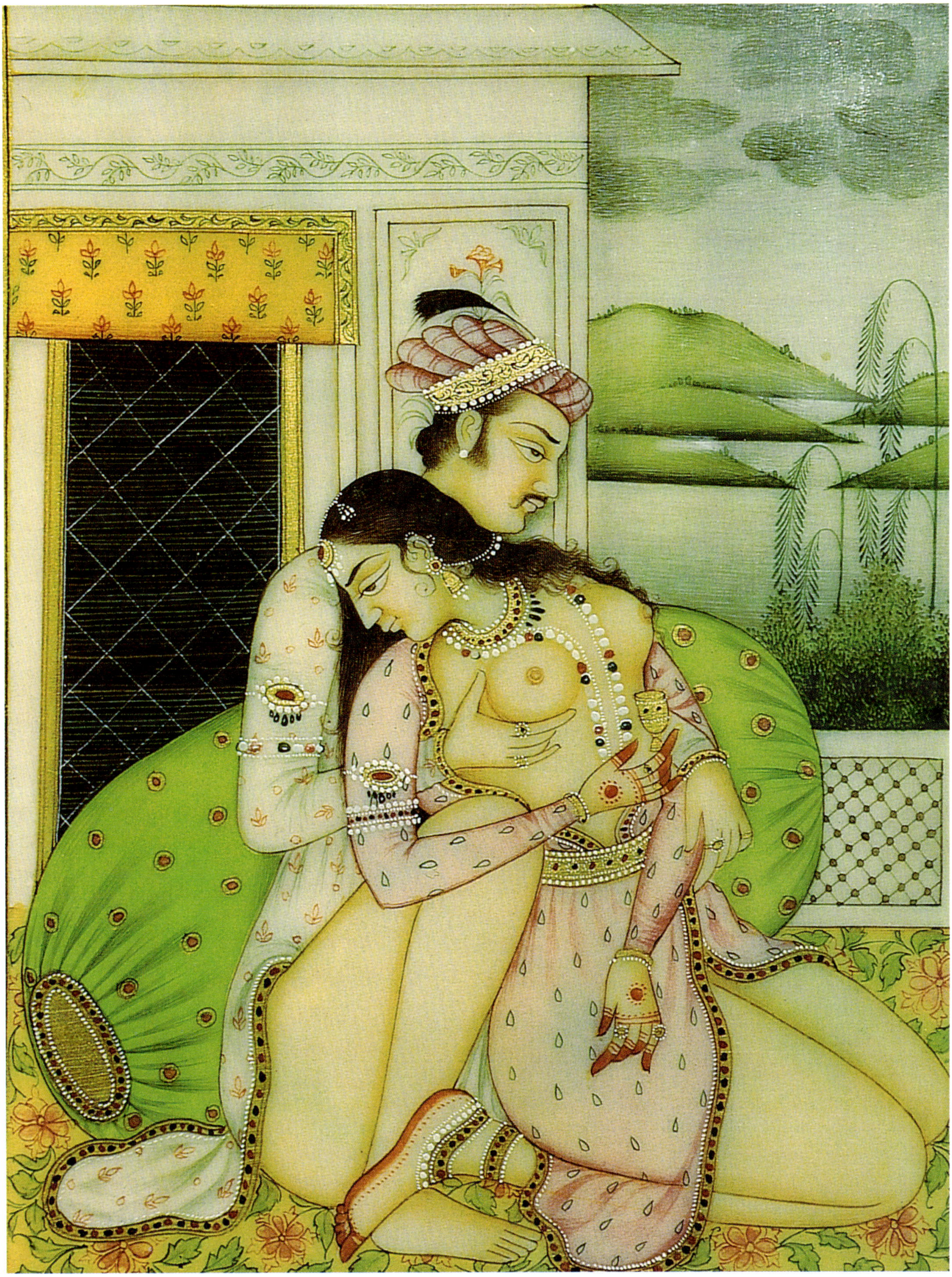

angemessener Form Verehrung und zu ihrer Erfrischung Getränke. Allerdings muß gesagt werden, daß diesen Frauen jegliches Verlassen des Harems verwehrt ist. Umgekehrt gibt es für Leute von außen keinen Zutritt. Ausnahmen können allenfalls für solche Personen gemacht werden, deren Lauterkeit erwiesen ist. Diese Vorschriften gewährleisten, daß der König sich ungestört der Liebe hingeben kann. So ist nun einmal das Haremsdasein.
Zu den Problemen, die aus dem Zusammenleben eines Mannes mit mehreren Frauen entstehen, gibt es folgende Verse:

**Ein Mann mit vielen Frauen sei**
**zu ihnen stets von gleicher Art.**
**Weder darf er sie mißachten,**
**noch soll er Übeltaten dulden.**

**Was mit der einen im Bett er treibt,**
**was eine andere für Körperfehler hat,**
**was im Vertrauen man ihm gesagt,**
**das tue den anderen er nicht kund.**

**Nicht erlaube er den Frauen,**
**sich untereinander zu befehden.**
**Und derjenigen, die das mißbilligt,**
**gebe er nun gerade die Schuld.**

**Die eine durch heimliche Vertraulichkeit,**
**die andere durch öffentliche Ehrung,**
**eine dritte wieder durch Hochachtung –**
**so soll die Frauen er entzücken.**

**Durch Parkbesuche, durch Genüsse,**
**Geschenke und Ehrung der Verwandten**
**und durch geheime Liebesdienste**
**soll jede einzelne er erfreuen.**

**Eine Frau, die sich im Zaume hält**
**und die gemäß dem Lehrbuch handelt,**
**macht ergeben sich den Gatten**
**im Triumph über die Nebenfrauen.**

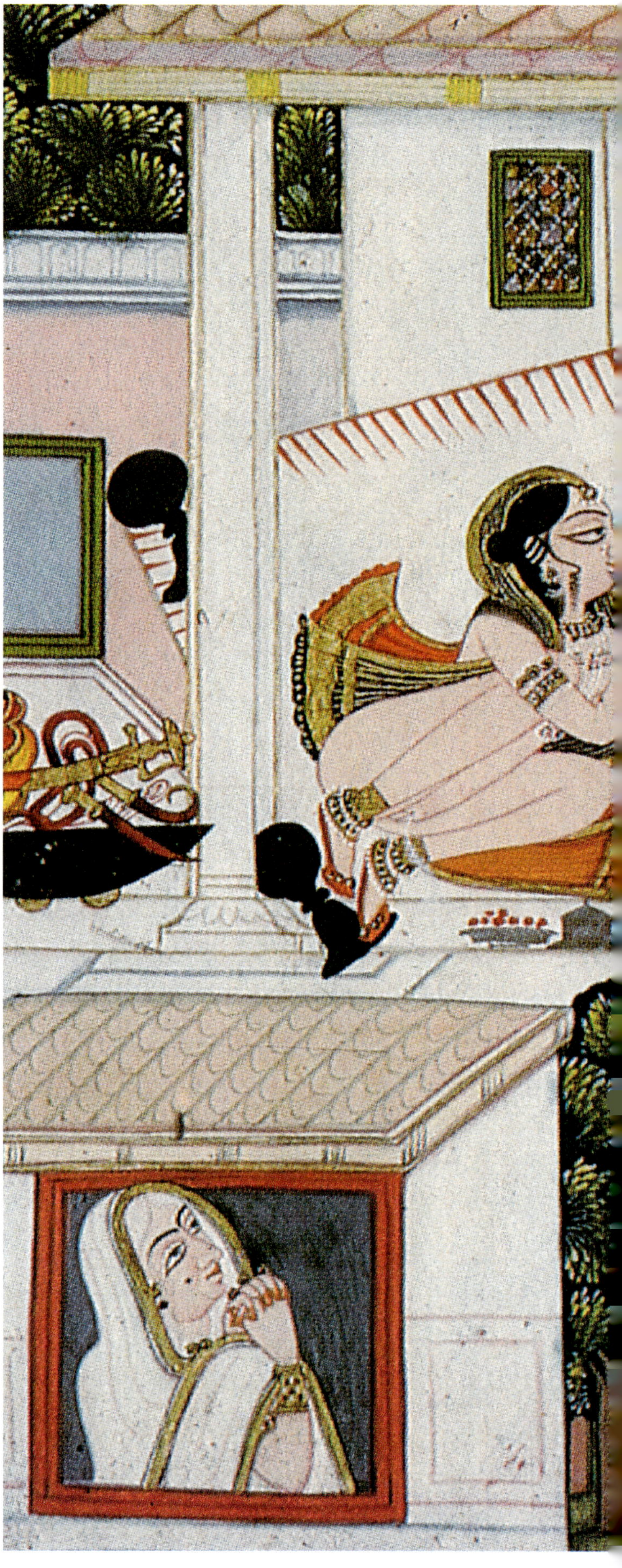

*Wilde Leidenschaft:*
*Den Nebenbuhler matt gesetzt.*

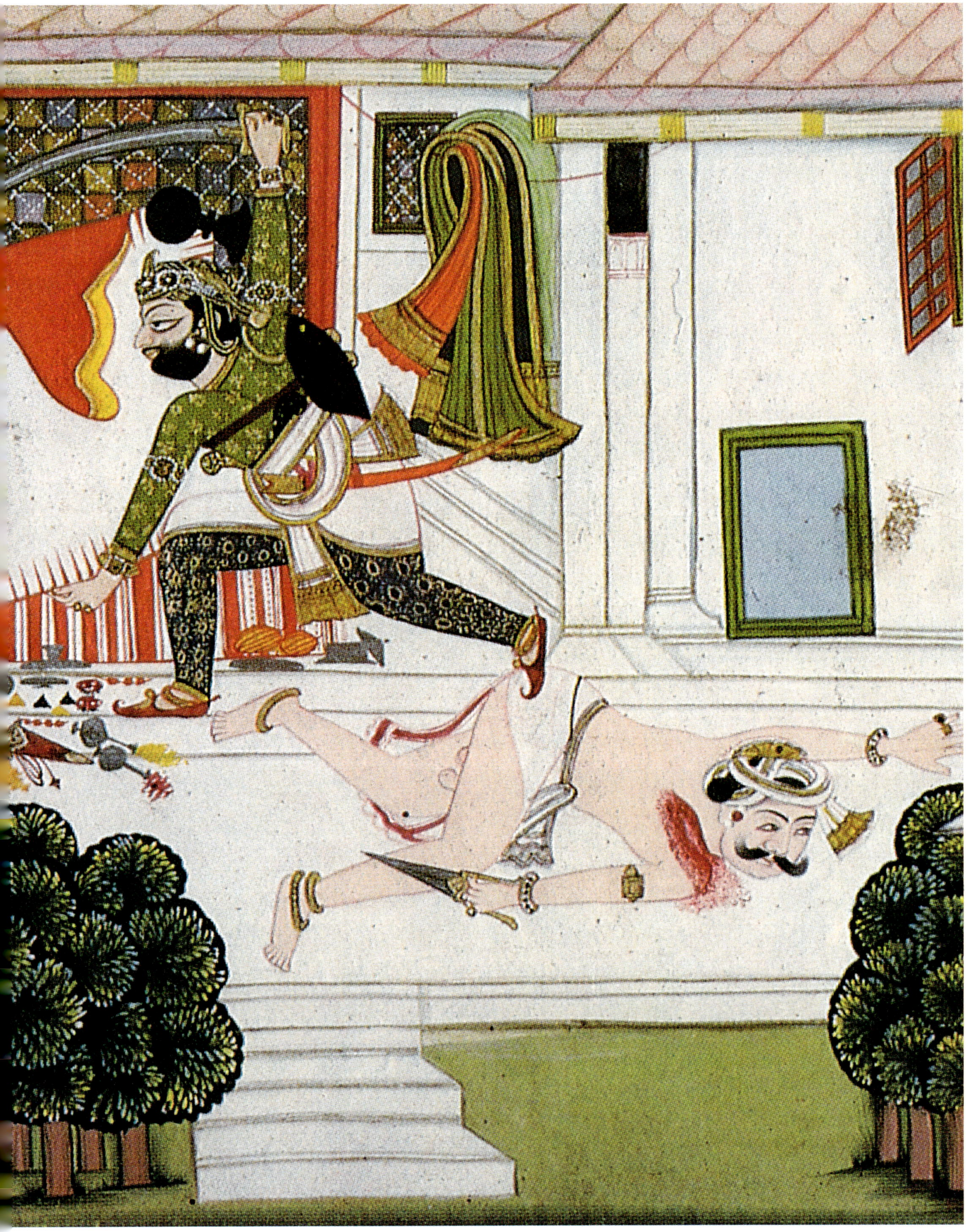

FÜNFTER HAUPTTEIL

# ÜBER DAS VERHALTEN ZU DEN GATTINNEN ANDERER MÄNNER

## ERSTES KAPITEL

### Kennzeichnung des Charakters von Mann und Frau

Daß es Gründe gibt, sich um die Ehefrauen anderer Männer zu bemühen, haben wir bereits dargelegt. Ehe man sich jedoch zu einem solchen Schritt entschließt, hat man Verschiedenes zu prüfen: Hat man überhaupt Aussichten, sich die betreffende Frau gefügig zu machen? Ist sie würdig, daß man sich um sie kümmert? Ist die Sache auch nicht zu gefährlich?

Wenn man spürt, daß man sich vor Sehnsucht nach der fremden Gattin verzehrt, dann ruiniere man dadurch nicht seinen Körper, sondern gebe seinem Verlangen nach.

Hier gibt es nun zehn Stadien der Liebessehnsucht: Liebe mit den Augen, Anhaften im Geist, Herausbildung einer Absicht, Schlaflosigkeit, Abmagerung, Schwund des Interesses an der Umwelt, Versiegen des Schamgefühls, Tollheit, Ohnmacht, Tod. Dies sind die einzelnen Zeichen.

Fühlt man nun diese Leidenschaft in sich aufsteigen, so möge man aus dem Benehmen und anderen Zeichen der jungen Frau auf ihren Charakter, ihre Wahrheitsliebe, Lauterkeit, Bezwingbarkeit und Leidenschaftlichkeit schließen. So ist wenigstens die Ansicht einiger Lehrer der Liebeskunst. Vatsyayana sieht es jedoch etwas anders und meint, daß Benehmen und sonstige Äußerungen als Kriterien nicht in Betracht kommen, da sie irreleiten können. Er rät deshalb, allein auf die Gebärden und Mienen der Frau zu achten. Gonikaputra wiederum meint, daß sich zwar die Frau verliebt, wenn sie einen gut aussehenden Mann erblickt, und daß es dem Mann ebenso ergeht; dennoch geht aus mancherlei Gründen die Sache nicht immer reibungslos voran. Ein Grund dafür kann die besondere Wesensveranlagung der Frau sein. Zwar denkt die Frau, wenn sie liebt, nicht an Recht oder Unrecht. Aber sie berücksichtigt doch die möglichen Auswirkungen und geht daher nicht immer auf den Mann ein. Daher kann es vorkommen, daß sie sich abwendet, wenn sie von einem Mann umworben wird, selbst wenn ihr diese Werbung angenehm ist. Um sie dennoch zu gewinnen, ist die einzige Möglichkeit, daß man sie wieder und wieder umwirbt.

Wenn andererseits ein Mann die Satzungen der Religion und die Sitte der Edlen befolgt, wird er seine Gefühle beherrschen, falls er sich in die Frau eines anderen verlieben sollte. In diesem Fall wird er nicht wankend, wenn er seinerseits von einer Frau umworben werden sollte. Er erwidert in einem solchen Falle die Werbung nicht.

Man muß ferner hervorheben, daß ein Mann nach einem Erfolg leicht gleichgültig wird. Eine Redensart besagt ja, daß er die leicht zu Erlangende geringschätzt, die schwer zu Erlangende aber begehrt. Welche Gründe können nun für eine verheiratete Frau maßgebend sein, daß sie die Werbung eines Mannes zurückweist? Nun, sie könnte immerhin ihren Ehemann lieben. Vielleicht nimmt sie Rücksicht auf ihre Kinder. Oder aber sie hält sich für zu alt, um noch auf Abwege zu gehen. Möglicherweise ist sie durch Kummer zu niedergedrückt, um für dergleichen Interesse zu haben. Es könnte auch sein, daß der Gatte sie zu streng bewacht und sie darum keine Möglichkeit sieht, sich

***Lesbische Liebe: kein Tabu im alten Indien.***

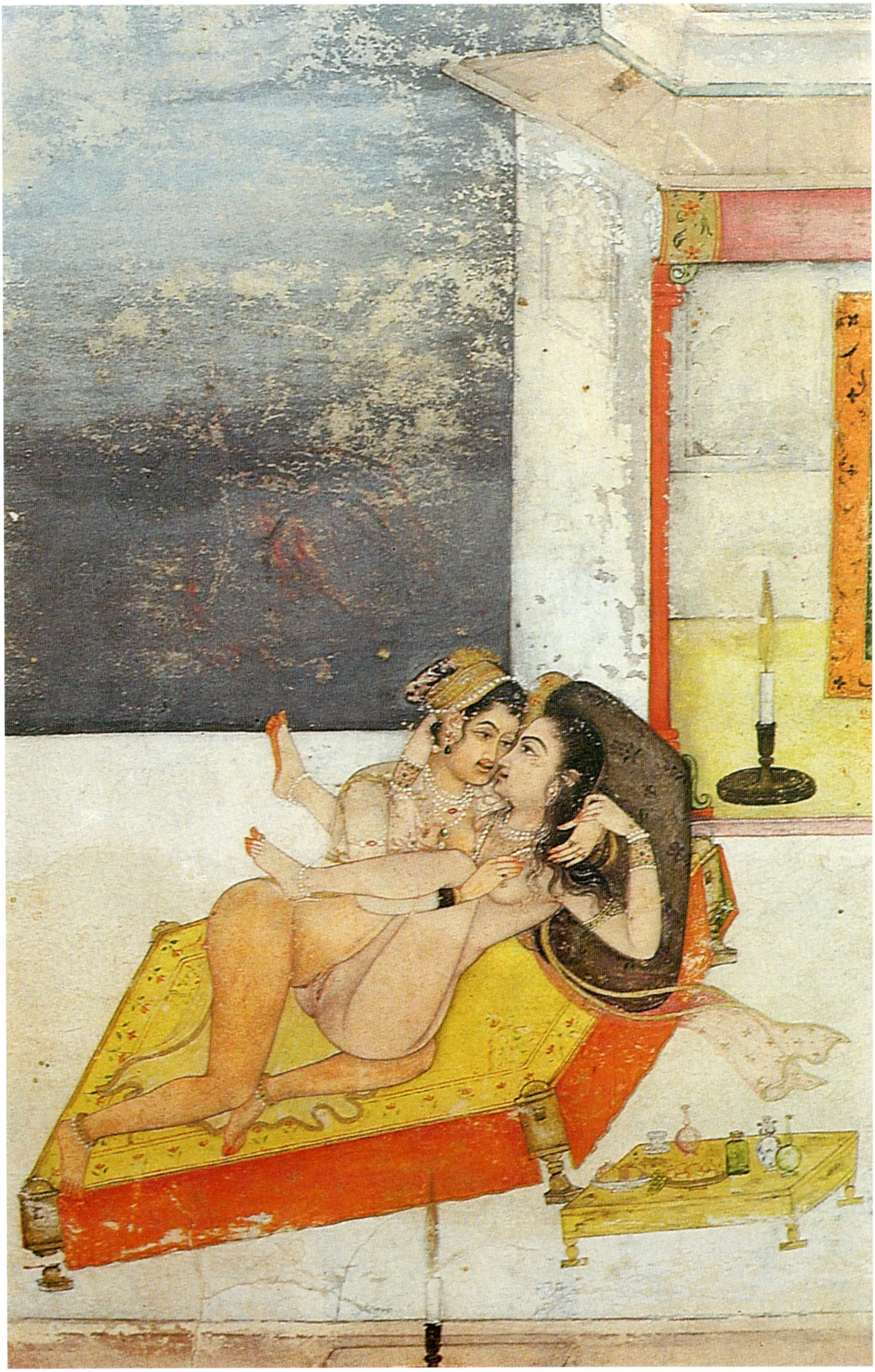

mit ihrem Verehrer zu treffen. Oder sie erblickt in der Werbung eine Mißachtung ihrer Person und ist darüber erzürnt. Ihre Entschlußfreudigkeit kann auch dadurch gebremst werden, daß sie den Bewerber für undurchschaubar hält oder daß sie fürchtet, bald wieder von ihm verlassen zu werden, da sein Sinn ja doch anderweitig gefesselt sei. Sollte der Mann sich nicht genügend bemühen, seine Absichten zu tarnen, muß sie wiederum wegen der Wahrung des Geheimnisses beunruhigt sein. Es ist ja immerhin denkbar, daß er den Freunden sein Herz ausschüttet und die Frau dadurch gefährdet. Sie könnte auch argwöhnen, daß er sich nur aus nichtigen Gründen nähert. Ist er aber eine Persönlichkeit von Rang, jagt ihr das möglicherweise Angst ein. Eine Frau vom Gazellen-Typ mag befürchten, daß er für sie zu feurig oder gar zu potent ist. Ist sie geistig nicht besonders hochstehend, er aber ein gebildeter, in den Künsten erfahrener Mann, könnte sie dies mit Scham erfüllen und sie zu einer Zurückweisung veranlassen. Ähnliches dürfte sie empfinden, wenn sie ihn bisher nur als Freund gekannt hat. Findet er nicht den richtigen Ort und Zeitpunkt für seine Werbung, ruft dies bei der Frau natürlich auch Unwillen hervor. Ist er von niederem Stand, so bringt sie für ihn keine Achtung auf. Ist sie eine Frau vom Typ der Elefantenkuh, der Mann aber ein Rammler-Typ, so verachtet sie ihn gleichfalls wegen seines schwachen Temperaments. Manchmal weist die Frau den Mann aber auch aus Mitleid ab, indem sie ganz einfach Unannehmlichkeiten von ihm fernhalten will. Sollten aber sein Körper und sein Äußeres einen Makel haben, empfindet sie Ekel. Vielleicht befällt sie aber auch Furcht, wenn sie daran denkt, daß die Beziehungen aufgedeckt werden könnten, und sie sagt sich: »Die Meinigen werden mich dann hinauswerfen!« Ist der Mann von vorgerücktem Alter, so urteilt sie geringschätzig über seine Grauhaarigkeit. Eine mißtrauische Frau könnte auch auf den Verdacht kommen, daß der Bewerber nur im Auftrag ihres Gatten handelt, um ihre Treue auf die

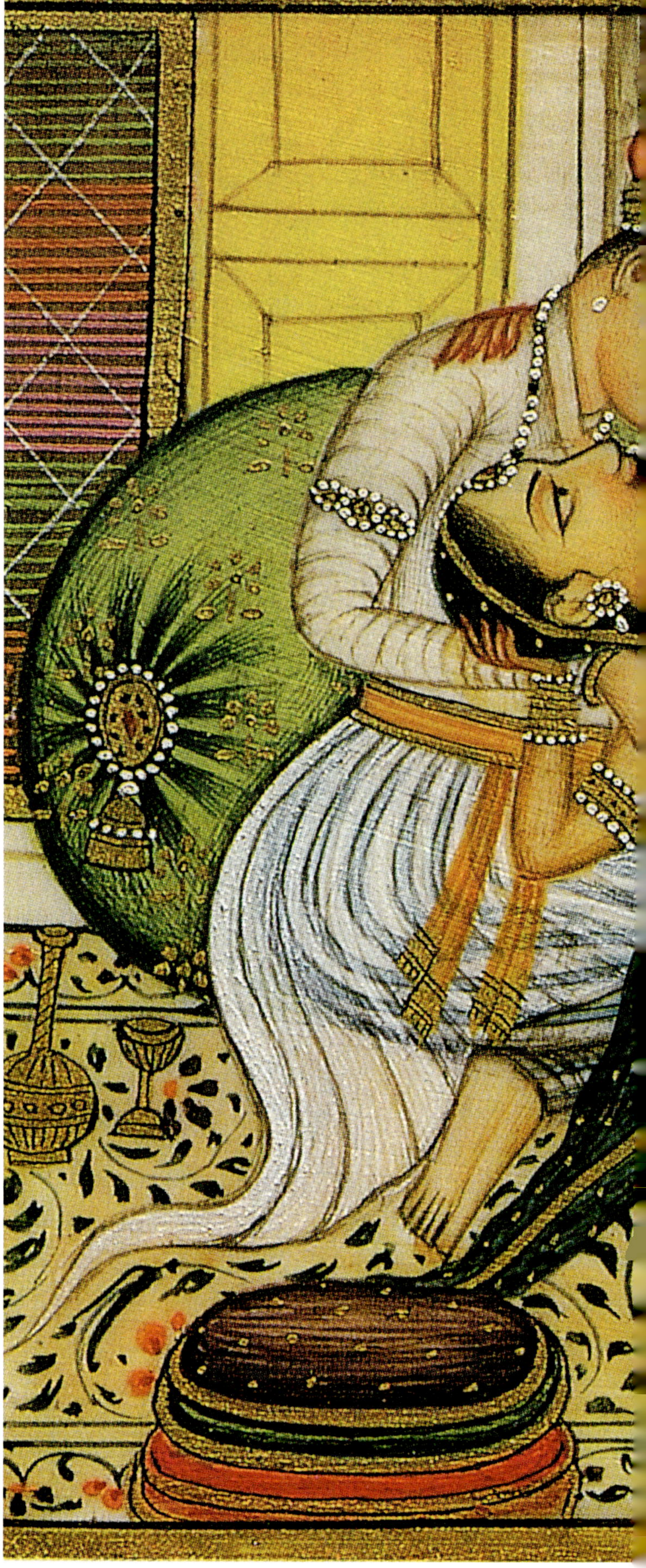

***Hingebungsvolles Liebesspiel in lauer Nacht – ein Bild altindischer Innigkeit.***

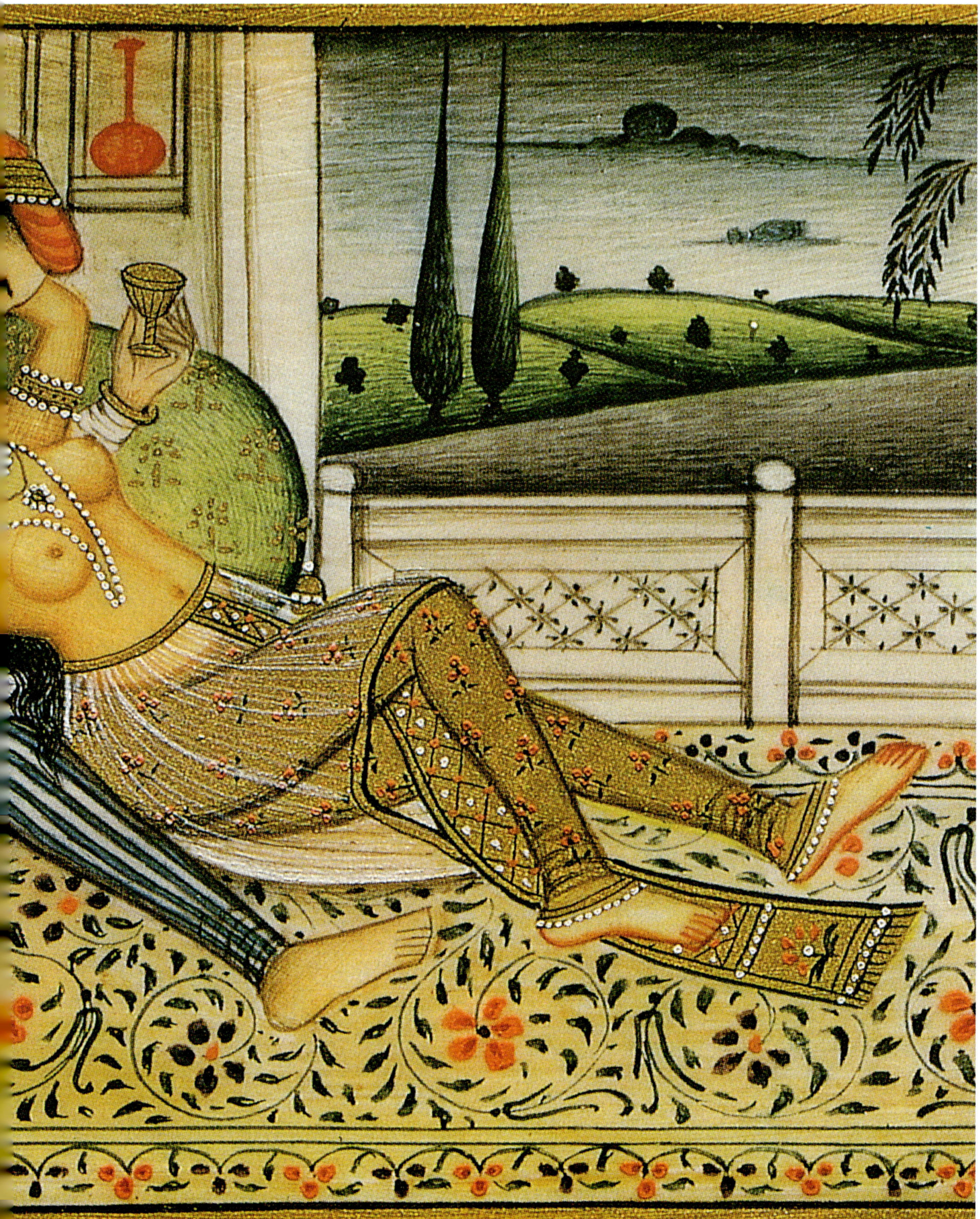

Probe zu stellen. Schließlich mag auch der Gedanke an die religiösen Vorschriften die Frau von dem Ehebruch zurückhalten.

Wird der Mann abgewiesen, suche er das Motiv dafür zu ergründen und räume dieses so schnell wie möglich aus. Wenn die Ablehnung auf edelmütiger Gesinnung beruht, so kommt er durch Anfachen der Leidenschaft zum Ziel. Ist die Zurückweisung darauf zurückzuführen, daß die Frau sich nicht zu helfen weiß, zeige der Mann ihr die entsprechenden Mittel und Wege auf. Hat die Frau zu große Hochachtung, mache der Mann sich ihr vertrauter; bringt sie zu wenig Achtung auf, entfalte der Mann sein Selbstbewußtsein und Geschick; schätzt die Frau sich zu gering ein, betone er ihr gegenüber seine Ehrerbietung; hat sie schließlich Furcht, so beseitige der Mann dieselbe, indem er ihr Vertrauen stärkt.

Im allgemeinen sind die folgenden Typen von Männern bei Frauen erfolgreich: der Kenner des Kamasutra, der im Erzählen von Geschichten Gewandte, der von Kindheit an mit der Frau Vertraute, der in voller Jugendblüte Stehende, der auf beliebige Weise das Vertrauen der Frau erlangt hat, der der Frau ein dienstbarer Kavalier ist, der sich gut unterhalten kann, der der Frau etwas Liebes tut, ein früherer Liebesbote, ein Kenner der weiblichen Schwächen, ein von einer hochstehenden Frau Begehrter, ein mit der Freundin der Frau heimlich Verbündeter, ein als liebenswürdig Bekannter, ein Freund aus der Kinderzeit, ein verliebter Nachbar, ein ebensolcher Diener, der Gatte der Milchschwester, der künftige Schwiegersohn, ein Theater- und Vergnügungsparkbesucher, der zugleich freigebig ist, einer von der Feurigkeit eines Stiers, ein Verwegener, ein Held; ferner wer an Wissen, Aussehen, Vorzügen und Wohlstand dem eigenen Gatten überlegen ist; schließlich wer kostspielig lebt und sich kleidet.

Wie steht es nun um die Gewinnbarkeit der Frau? Hier sind die mühelos zu erobernden Typen die folgenden: die durch bloße Werbung zu Bezwingende; eine immer vor der Haustür Herumlungernde; eine ständig aus dem obersten Stockwerk auf die Straße Hinabblickende und überhaupt unablässig Ausschau Haltende; eine, die Gesellschaften im Haus eines jungen Nachbars besucht; eine, die, wenn sie angeschaut wird, kokett zur Seite blickt; eine, die durch eine Nebenfrau ausgestochen wurde; eine, die ihren Gatten haßt und von ihm gehaßt wird; eine, die jeder Vorsicht bar ist; eine Kinderlose; eine, die ständig in der Familie der Verwandten gelebt und daher keine Lebenserfahrung erworben hat; eine, deren Kinder verstorben sind; eine, die gern mit anderen die Zeit verbringt; eine, die die Liebe sucht; die Gattin eines Barden; eine junge Witwe; eine Besitzlose, die aber genußsüchtig ist; eine Hauptgattin, die viele Schwäger hat; eine stolze Frau, die einen unbedeutenden Gatten hat; eine, die um ihre eigene Gewandtheit weiß und der Dummheit, des Mittelmaßes und der Gier ihres Gatten überdrüssig geworden ist; eine, die man während der Mädchenzeit mit großem Aufwand vergeblich umworben, aber nicht erlangt hat und die man jetzt erneut umwirbt; eine ihrem Mann an Verstand, Charakter, Gedanken, Verhalten und Wesen Ebenbürtige; eine, die sich durch ihre Natur zu dem Bewerber hingezogen fühlt; eine, die ohne eigenes Verschulden geringgeschätzt wird; eine, die von Frauen, die ihr an Schönheit nicht überlegen sind, mißachtet wird; eine, deren Gatte verreist ist; ferner die Frauen von Eifersüchtigen, Schmutzfinken, Coksas, Eunuchen, ewig Zögernden, Unmännlichen, Buckligen, Zwergen, Häßlichen, Juwelieren (weil sich deren Frauen auf den Märkten herumzutreiben pflegen), Dorftölpeln, Stinkern, Kranken und Greisen. Hören wir hierzu noch diese beiden Verse:

**Ein dem eigenen Wesen entsprungener Wunsch,**
**durch Taten verankert, durch den Verstand**
**von Flatterhaftigkeit befreit,**
**dürfte fest sein, nicht vergänglich.**

**Wer fest auf seinen Erfolg vertraut,**
**die Zeichen der Frauen aufgespürt und**
**die Ursachen ihrer Ablehnung beseitigt hat,**
**ein solcher Mann hat Erfolg bei den Frauen.**

*Eine der beliebtesten sexuellen Spielarten, auch im alten Indien: die Fellatio.*

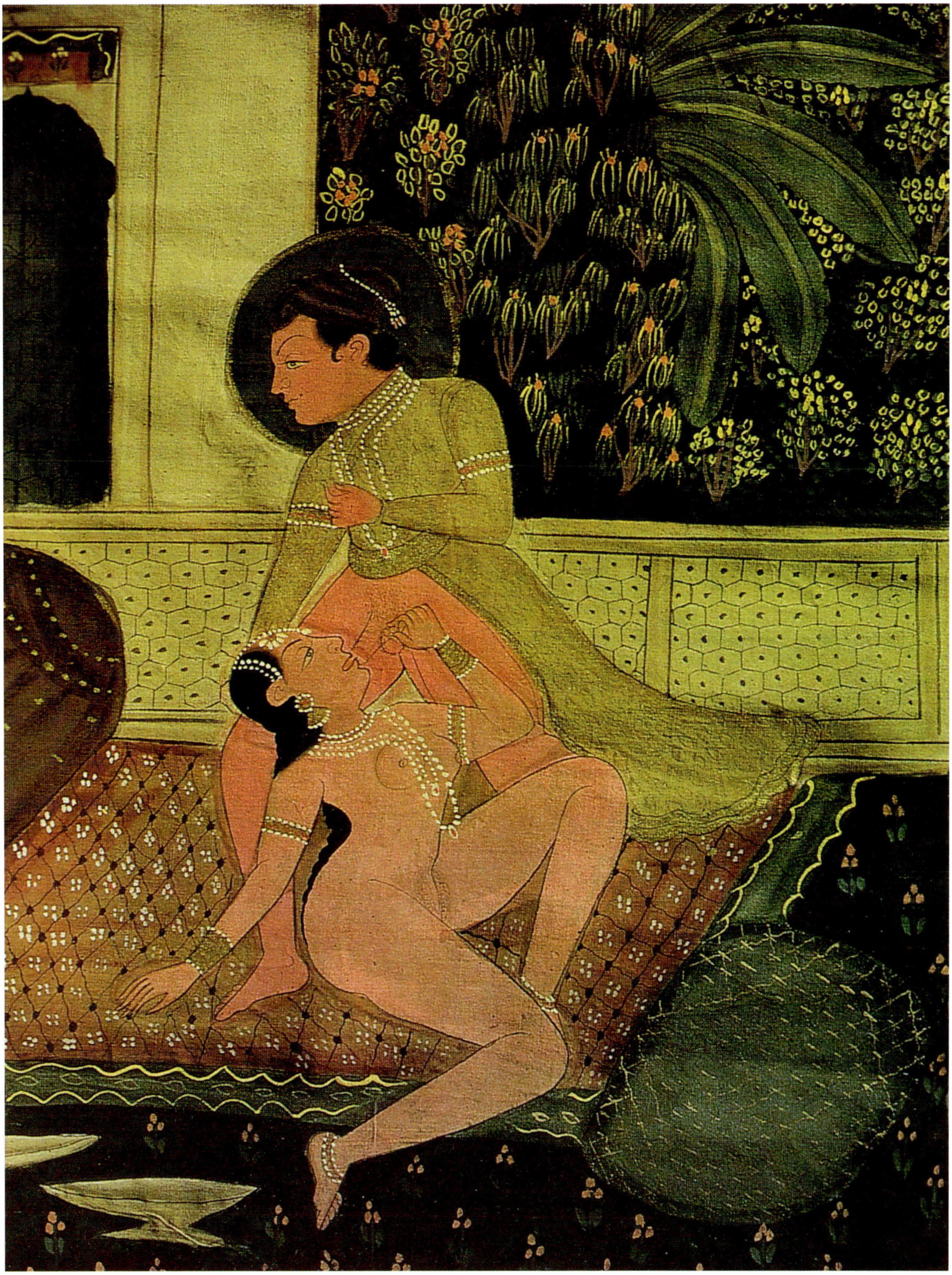

ZWEITES KAPITEL

## Wie man eine Frau kennenlernt

Verschiedene Lehrer der Liebeskunst denken folgendermaßen: Während bei einem Mädchen der Mann am besten selber wirbt und keine Liebesbotin einschaltet, werden die Gattinnen anderer Männer, die von zartem Gemüt sind, am besten durch eine Botin gewonnen und nicht durch den Mann selbst. Vatsyayana dagegen hält dafür, daß es die bessere Methode ist – im Bereich des Möglichen –, selber zu werben. Nur wenn aus irgendeinem Grund Schwierigkeiten bestehen, soll man eine Liebesbotin einschalten.

Die allgemeine Ansicht geht dahin, daß um Frauen, denen man sich ungehindert nähern kann und die zum erstenmal die Ehe brechen, der Mann selber werben soll, während man zu denjenigen Frauen, bei denen es sich umgekehrt verhält, eine Botin schickt.

Wer im Begriff steht, selbst zu werben, muß aber natürlich zuerst die Bekanntschaft mit der begehrten Frau schließen. Entweder man verabredet sich mit ihr, oder man richtet es so ein, daß die Bekanntschaft sich scheinbar zufällig ergibt. Trifft man sich »zufällig«, dann am besten in der Nähe der eigenen Wohnung; hat man sich verabredet, so trifft man sich am besten in der Nähe der Wohnung eines Freundes, Verwandten, Ministers oder Arztes, ferner bei Hochzeiten, Opferveranstaltungen, Festen, Parkspaziergängen und sonstigen Anlässen. Ist man mit ihr zusammengetroffen, betrachte man sie mit schmachtenden Blicken, ordne das Haar, kratze verlegen mit den Fingernägeln, nage an der Unterlippe und treibe diese oder jene Spiele. In ihrem Beisein erzählt man Freunden Geschichten, die scheinbar ein ganz anderes Thema berühren, aber sich in Wirklichkeit auf die Frau beziehen. Im übrigen zeige man sich freigebig und genießerisch. Man verziehe bedeutungsvoll die eine Augenbraue, spreche langsam und lausche aufmerksam ihren

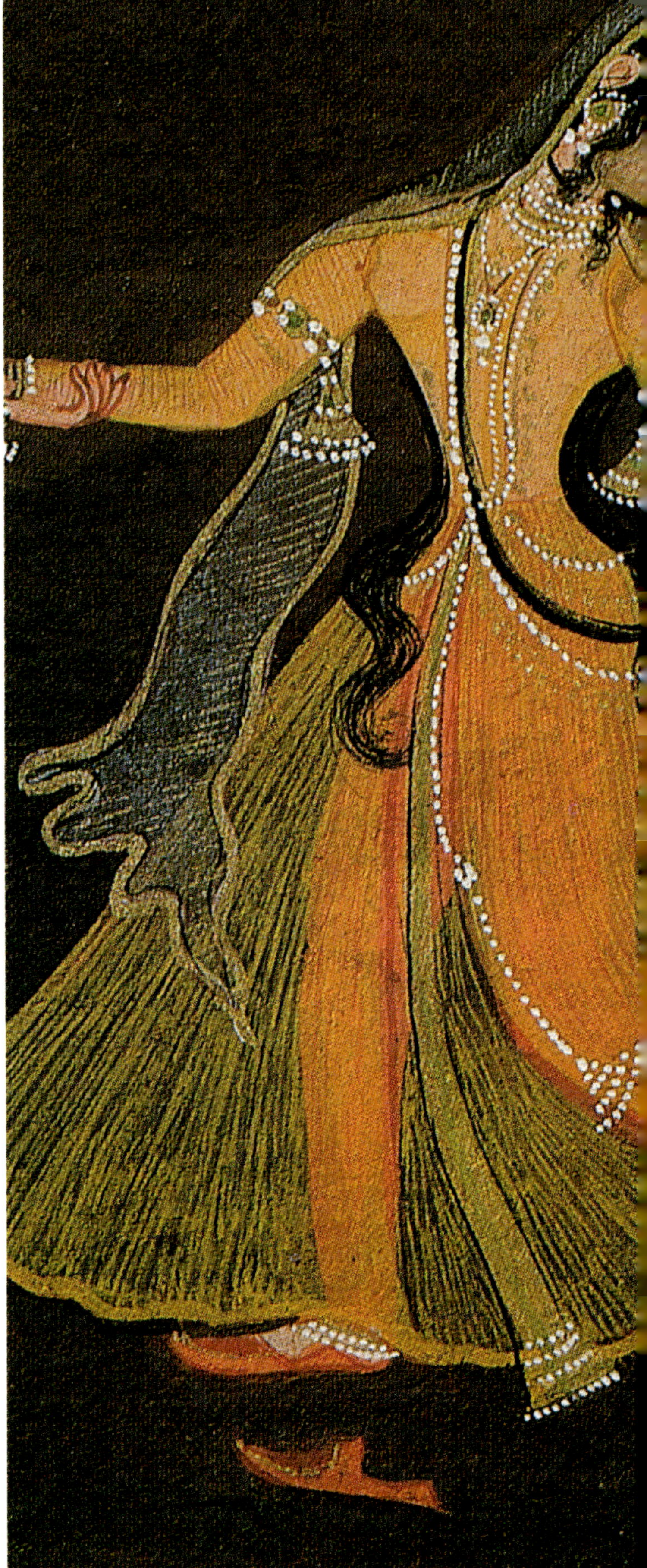

***Letzte Begutachtung und ein kleiner Schluck vom köstlichen Liebestrunk.***

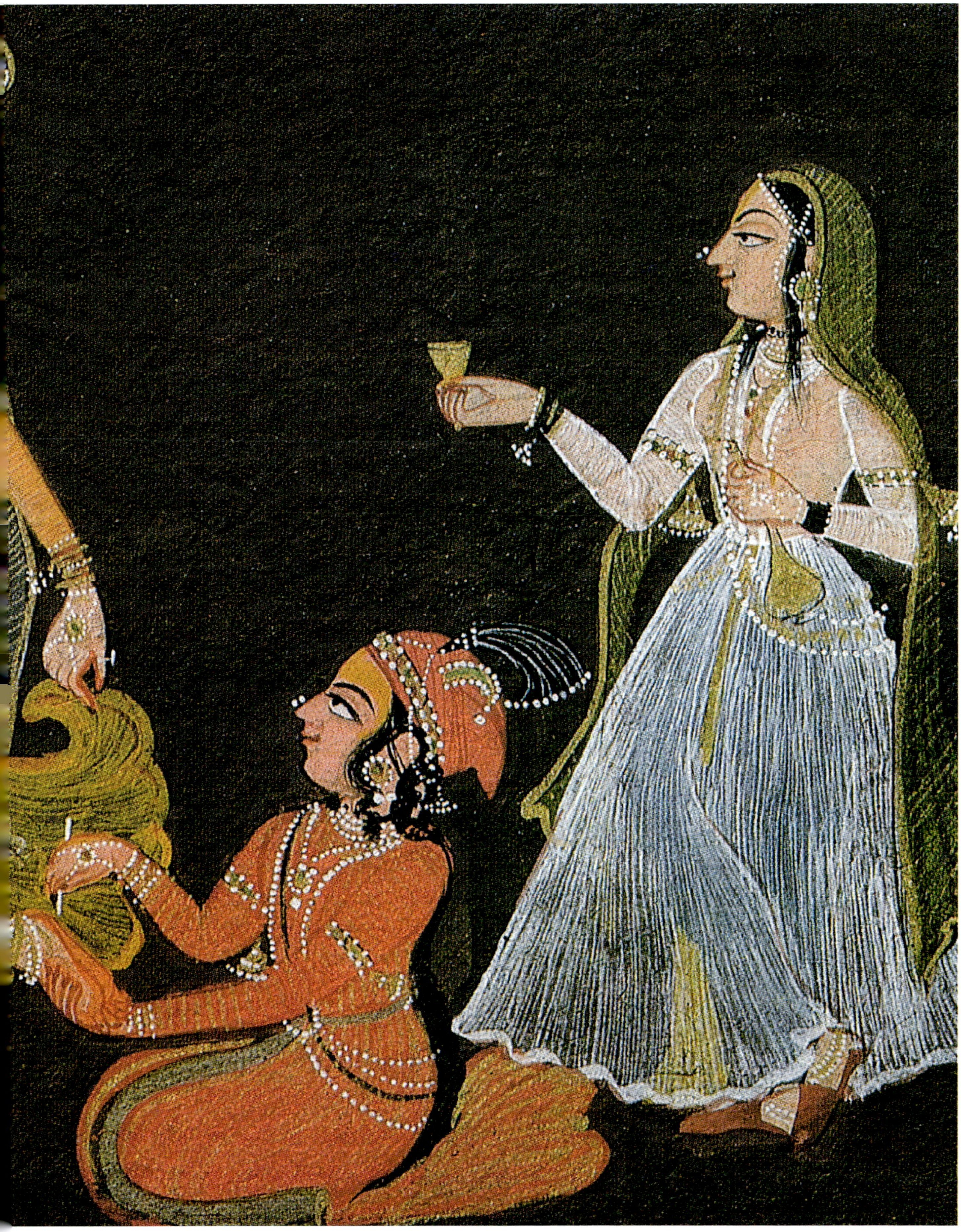

Worten. Mit einem Knaben oder einer anderen Person führe man ein doppeldeutiges Gespräch, das sich um eine andere dreht, aber in Wahrheit sich auf die Frau bezieht. Dieses Gespräch kann man nutzen, um seine Wünsche anzudeuten. Ebenfalls auf die Geliebte zielend, küsse und umarme man den Knaben und überreiche ihm Betel mittels der Zunge. Mit dem Zeigefinger streichele man seine Kinngegend. Diese Ratschläge, die man noch ergänzen könnte, sind je nach der Situation und Gelegenheit zu befolgen.

Wenn auf ihrem Schoß ein Knabe sitzen sollte, liebkose man ihn, schenke ihm Spielsachen und nehme sie ihm zum Schein wieder weg. Man findet dadurch einen Vorwand, mit ihr ein Gespräch anzuknüpfen. Hat man dann noch mit jemandem aus ihrer Umgebung, der mit ihr vertraut ist, Freundschaft geschlossen, soll man tatkräftig vorgehen und nach Anlässen suchen, um ständig bei der Umworbenen ein und aus gehen zu können.

Es ist auch sehr wirkungsvoll, wenn man vom Kamasutra erzählt, und zwar ohne zu ihr zu sprechen und sie dabei anzusehen, aber doch so, daß sie alles mithört.

Hat sich die Bekanntschaft vertieft, so übergebe er ihr irgendwelche Sachen mit der Bitte, diese für ihn aufzubewahren. Dies können etwa Duftstoffe und Früchte der Betelpalme sein. Nun hat er einen Vorwand, täglich davon etwas zurückzunehmen. Außerdem suche er eine Gelegenheit, um die begehrte Frau mit seinen eigenen Gattinnen an einem abgelegenen Ort in trauter Gesellschaft zu vereinen, um sie ständig dort sehen und ihr Vertrauen gewinnen zu können. Will sie von einem Goldschmied, Juwelier, Indigo- oder Safranfärber etwas anfertigen lassen, soll er einen ihm zugetanen Meister empfehlen und ihn beauftragen, das Gewünschte herzustellen. So bringt der Liebhaber es fertig, daß er bei ihr ständig ein und aus gehen kann und daß die Welt davon erfährt.

Er nutze aber auch noch andere Möglichkeiten. Wenn sie von ihm eine Tat oder Sache oder sonst etwas begehrt, dann soll er alles ins Feld führen, was er an Kenntnissen, Mitteln, Beziehungen und Erfolgen aufweisen kann. Mit ihr und ihrem Gefolge unterhalte er sich geistreich über geschichtliche Ereignisse und Probleme der Naturkunde. Dazu können Wetten abgeschlossen werden, wozu man die Frau in das Amt eines Schiedsrichters einsetzt. Wenn sie aber einmal in Streit geraten sollten, gebe er nach.

Ist die Bekanntschaft nun fest begründet und hat er in die Bedeutung ihrer Gebärden und Mienen einen genügend tiefen Einblick gewonnen, soll er die Gattin des anderen Mannes wie ein Mädchen mit List umwerben. Allerdings braucht er nicht so viel Rücksicht wie bei diesem zu nehmen. Denn da Mädchen den Geschlechtsverkehr noch nicht kennen, sind bei ihnen nur zarte Werbungen angebracht. Bei verheirateten Frauen wende man dagegen die zum Ziel führenden Mittel offen an, weil diese Frauen bereits Verkehr hatten.

Hat er ihre Miene richtig gedeutet und sind ihre Gefühle für ihn zutage getreten, so sollten beide wechselseitig diese Gefühle wohlig genießen. Der Mann schenke der Umworbenen ein teures Parfüm, ein Obergewand, eine Blume oder einen Fingerring. Wenn sie aus seiner Hand Betel nimmt, soll er dafür um eine Blume aus ihrem Haar bitten, um sich damit für eine Gesellschaft zu schmücken. Dabei überreiche er ihr ein kostspieliges, begehrenswertes Parfüm, dessen Behältnis von den Spuren seiner Nägel und Zähne gekennzeichnet ist. Indem er sie immer besser umwerben lernt, überwinde er schließlich ihre Scheu. Auf folgende Weise könnte er nacheinander vorgehen: gemeinsames Aufsuchen eines geheimen Ortes, Umarmen, Küssen, Überreichung von Betel, Austausch von kleinen Geschenken und endlich die Berührung ihrer geheimen Stellen. So verläuft also eine Umwerbung. Der Liebhaber merke sich aber, daß, wenn man um eine Frau wirbt, man zu gleicher Zeit nicht auch noch um eine andere werben sollte. Allenfalls eine ältere Frau, mit der zusammen man einst Sinnesfreuden genoß, mag man durch liebevolle Diensterweisungen erneut an sich ziehen. Zum Schluß beachten wir noch diese Verse:

***Eine in allen Mythen der Welt vertraute Szene: „Wer ist die Schönste im ganzen Land?"***

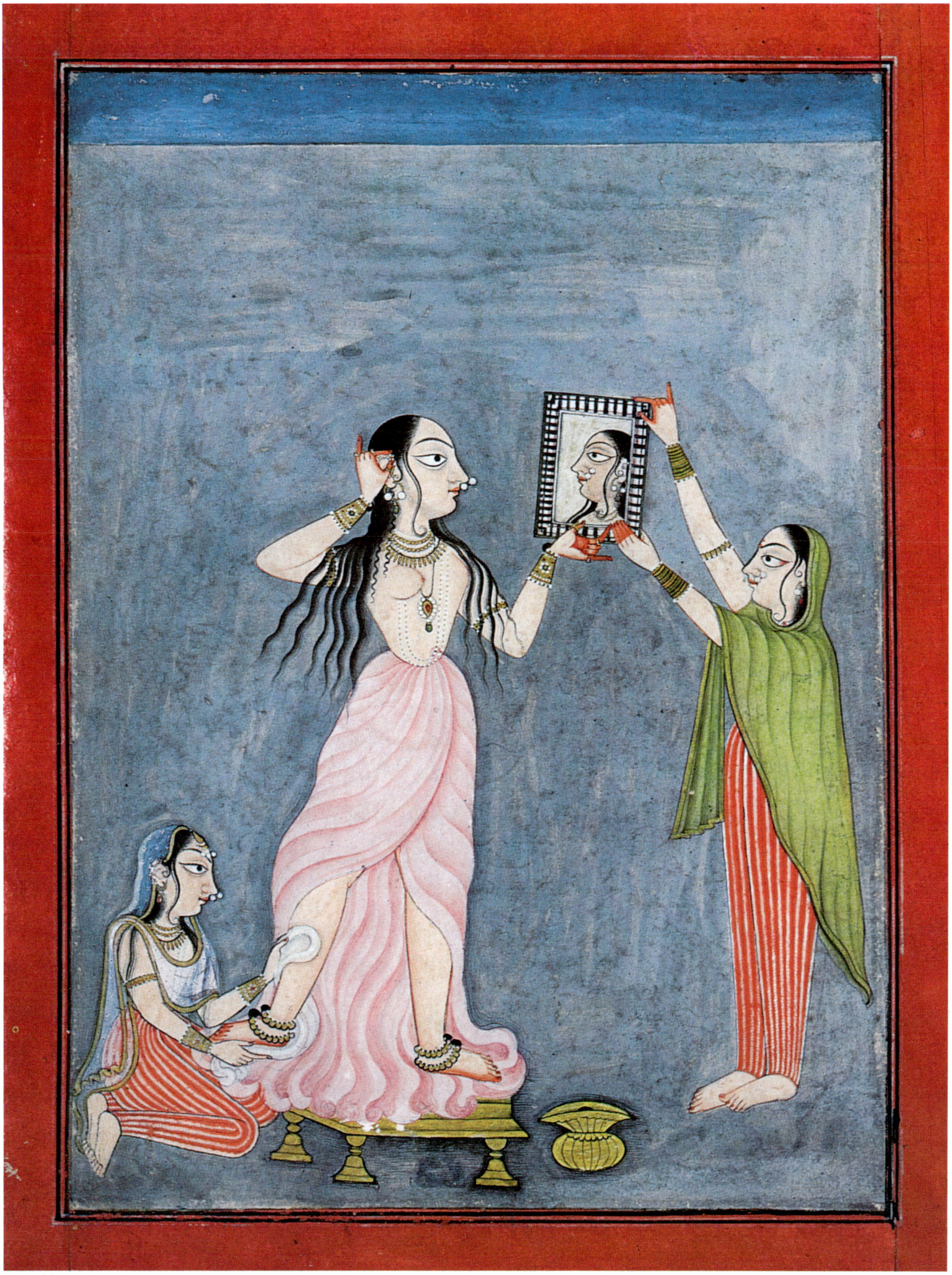

**Deren Gatte Neigung zeigt**
**nach anderer Richtung, dessen Frau**
**soll ein Liebhaber nicht berühren,**
**selbst wenn sie leicht zu erlangen ist.**

**Eine ängstliche, furchtsame, behütete,**
**von der Schwiegermutter bewachte Frau**
**soll kein Verständiger beachten:**
**Er weiß, daß er hier ohne Chancen bleibt.**

## DRITTES KAPITEL

## Wie man die Neigungen der Frau erkundet

Der Werbende möge das Verhalten der begehrten Frau erkunden und dadurch ihr Wesen erkennen. Was für die Werbung erforderlich ist, tue er dann. Wenn die Frau aber ihre Gefühle nicht offenbart, gewinne man sie durch eine Liebesbotin. Eine Frau, die seine Werbung nicht annimmt, sich aber dennoch wieder mit ihm trifft, hat einen zweifach gerichteten Sinn: Gern würde sie mit dem Verehrer ein Verhältnis eingehen, wagt es aber nicht. Eine solche erobere man schrittweise.

Eine Frau, die zwar des Mannes Werbung nicht direkt annimmt, ihn aber dennoch wieder aufsucht und sich für dieses Zusammensein besonders fein macht, gehört zu denen, die man, wenn man mit ihr allein ist, mit Gewalt nehmen muß. Eine, die sich die Werbungen zwar gefallen, aber es dabei bewenden läßt und sich auch nach langer Zeit nicht hingibt, gehört zu denjenigen, bei denen Werbungen zwecklos sind. Möglicherweise ist sie durch den Abbruch des Umgangs zu gewinnen, da durch so ein Verhalten gerade Interesse geweckt wird.

Dann gibt es wiederum Frauen, die, werden sie umworben, den Mann zwar abweisen und sich nicht mit ihm treffen, ihn jedoch auch nicht endgültig zurückweisen. Sie richten ihr Verhalten so ein, weil sie sich weder von ihrer Würde etwas vergeben noch seinen Stolz verletzen wollen. Erst wenn man mit solchen Frauen enger vertraut geworden ist, sind sie zu erobern, und auch dann nur mit Mühe. Auch eine Liebesbotin, die ihre Schwächen kennt, könnte gute Dienste leisten.

Wenn eine umworbene Frau den Bewerber in grober Form zurückweist, so ist sie künftig zu übersehen. Aber wenn sie, wenngleich sie grob gewesen ist, den Sinn doch irgendwie auf Liebe richtet, mag der Mann versuchen, sie zu erobern. Denn sie gehört dann auch zu denen mit zweifach gerichtetem Sinn: Sie läßt sich seine Berührung gefallen, will es aber nicht wahrhaben, daß ihr das zusagt. Mit Geduld und Ausdauer ist da durchaus etwas zu erreichen. Liegt sie beispielsweise neben ihm, lege er gleichsam schlafend die Hand auf sie. Auch sie blicke ihn an, während sie sich schlafend stellt. Bemerkt er aber, daß sie wach ist, mag sie ihn wegstoßen und dabei in Wahrheit noch mehr Werbungen begehren. Ähnlich verhält es sich, wenn er einen Fuß auf den ihren stellt. Hat der Mann erreicht, daß sie sich von ihm mit der Hand oder dem Fuß berühren läßt, mag er zur Umarmung der Schlafenden übergehen. Wenn sie sich das nicht gefallen läßt und sich erhebt, am nächsten Tag aber sich wie auch sonst üblich verhält, so geht daraus hervor, daß sie nach weiterer Werbung verlangt. Läßt sie sich aber nicht sehen, so bleibt nur übrig, sie durch eine Liebesbotin zu gewinnen. Trifft sie sich, auch ohne ihn längere Zeit gesehen zu haben, wieder mit ihm und zeigt dabei ihr übliches Wesen, so gibt sie damit zu verstehen, daß er es wagen darf, sich an sie heranzumachen. Eine verliebte und daher leicht zu erobernde Frau ruft, selbst wenn sie nicht umworben wird, gewissermaßen dazu auf. Beim Alleinsein mit ihm offenbart sie sich am ehesten. Sie spricht zitternd und stotternd, hat feuchte Finger und Zehen und ein schwitzendes Antlitz. Von allein bietet sie dem Liebhaber an, ihm den Kopf zu streicheln und die Schenkel zu massieren. Als eine Liebeskranke umarmt sie ihn mit dem einen Arm, während sie ihn mit dem anderen Arm massiert. Anscheinend versehentlich oder auch in vorgetäuschter Schlaftrunkenheit berührt sie ihn mit beiden Schenkeln wie vorher mit beiden

***Ein Frühlingsfest der Sinne: Huldvoll zeigt sich der Maharadscha mit seiner Favoritin den ausgelassen feiernden Hofdamen.***

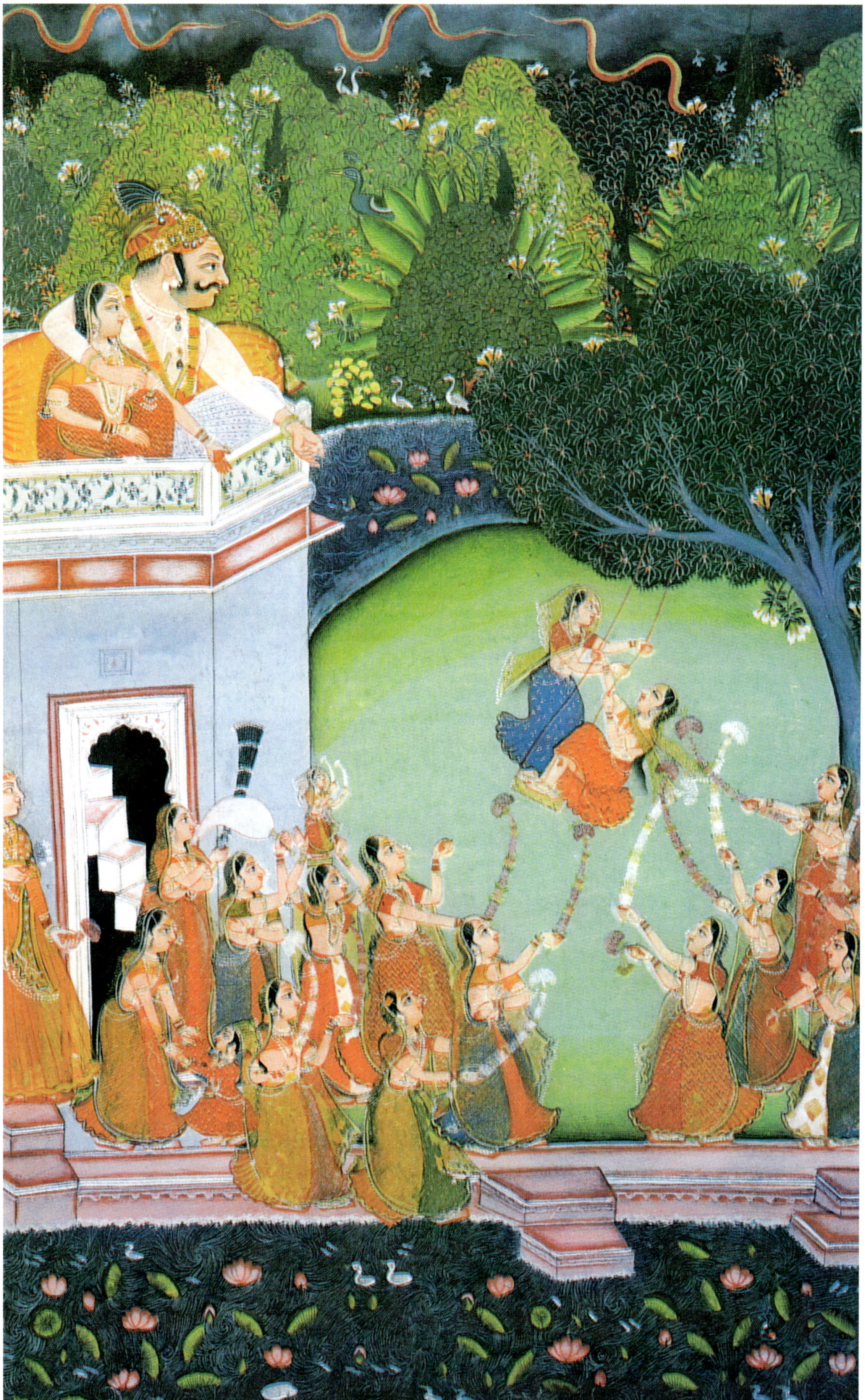

Armen. Ihre Stirn läßt sie auf seine Schenkel sinken. Wird sie vom Mann gebeten, ihn zwischen den Beinen zu massieren, entrüstet sie sich nicht. Die eine Hand lege sie dabei unbeweglich hin. Wenn er sie mit seinen Schenkeln als Gliederzange gedrückt und damit festgehalten hat, zieht sie sie erst nach langer Zeit zurück. Nachdem sie auf diese Weise die Werbungen des Liebhabers entgegengenommen hat, sucht sie ihn am nächsten Tag erneut zum Massieren auf. Sie schließt sich also an ihn an, nicht gar zu sehr, aber sie weist ihn auch nicht ab. Beim Alleinsein mit ihm offenbart sie ihre Neigung, manchmal ohne besondere Veranlassung auch an einem anderen als einem versteckten Ort. Wenn sie einen von ihrem Liebhaber entsandten Beauftragten abweist, selbst wenn sie bestürmt wird, soll eine Liebesbotin, die diese Schwächen an ihr kennt, ihr Verhalten prüfen. Bleibt sie weiter ablehnend, so ist zu überlegen, ob es ihr damit wirklich ernst ist. Dies sind einige Methoden, wie man die Neigungen einer Frau erkundet, und dazu gibt es noch diese Verse:

Zuerst knüpfe man eine Bekanntschaft an
und darauf eine Unterhaltung.
Mit Hilfe dieser Unterhaltung
prüfe man das Wesen der Frau.

Ersieht er aus ihrem Verhalten,
daß sie ihn mit Gunst erhört,
dann soll ohne weitere Scheu
dieser Mann die Frau umwerben.

Die Frau, die durch ihre Miene
ihr Gefühl zu erkennen gibt,
die kann man sofort umwerben,
schon beim erstmaligen Sehen.

Eine Frau, die, aufgefordert,
klare Antwort gibt sogleich,
auch diese ist sofort bezwingbar,
weil sie nach Wollust verlangt.

Ist die Frau jedoch sehr schüchtern
oder standhaft und auch kritisch,
muß man der Regel nach verfahren,
damit sie gewonnen wird.

## VIERTES KAPITEL

### Die Aufgaben einer Liebesbotin

Es gibt Frauen, bei denen man aus Gebärden und Mienenspiel schließen kann, daß sie einem zugetan sind, die man aber leider nur ganz selten zu sehen bekommt. An solche mache man sich mit Hilfe einer Liebesbotin heran, die überhaupt dann gute Dienste leisten kann, wenn man die Begehrte zuwenig kennt. Die Botin zeige sich charakterlich von der besten Seite, damit sie zu der zu gewinnenden Frau Zutritt erlangt. Danach entzücke sie diese durch eine erfundene Geschichte, durch Erzählungen über Zauberei, Abenteuer, Begebenheiten, die fremde Ehefrauen betreffen, und anderes mehr. Vor allem preise sie die Schönheit, das Wissen, die Liebenswürdigkeit und überhaupt den Charakter der zu verführenden Ehegattin. Ist die Botin so weit gekommen, dann soll sie es allmählich dazu bringen, daß die Ehefrau Reue darüber empfindet, seinerzeit einen solchen Mann wie den ihren geheiratet zu haben. Das erreicht sie, indem sie spricht: »Wie ist es nur möglich, daß eine Frau wie du an einen solchen Gatten geraten ist?! Du bist so schön, daß so ein Mann dir nicht einmal einen Sklavendienst leisten dürfte!«
Wenn sich die Beziehungen weiter festigen, möge die Botin keine Gelegenheit auslassen, um des Gatten träges Temperament, Eifersucht, Heimtücke, Undankbarkeit, Impotenz, Geiz, Wankelmut und andere in ihm verborgene schlechte Eigenschaften tadelnd zu erwähnen. Der eine oder andere Vorwurf wird gewiß die Zustimmung der Frau finden, und die kluge Botin bohre an dieser Stelle weiter. Dagegen unterdrücke sie jede Bemerkung über Lebensbereiche, in denen die Eheleute zueinander passen. Ist beispielsweise die Frau eine Gazelle, ihr Mann aber ein Rammler, so übergehe die Botin diese Harmonie; anders wäre es bei einem Unterschied der Gatten im Typ.
Gonikaputra rät, daß man sich einer Botin dann bedienen soll, wenn man zwar das Vertrauen der

***Schäkerndes Spiel der Maharani und ihrer Dienerinnen mit zwei zahmen Affen.***

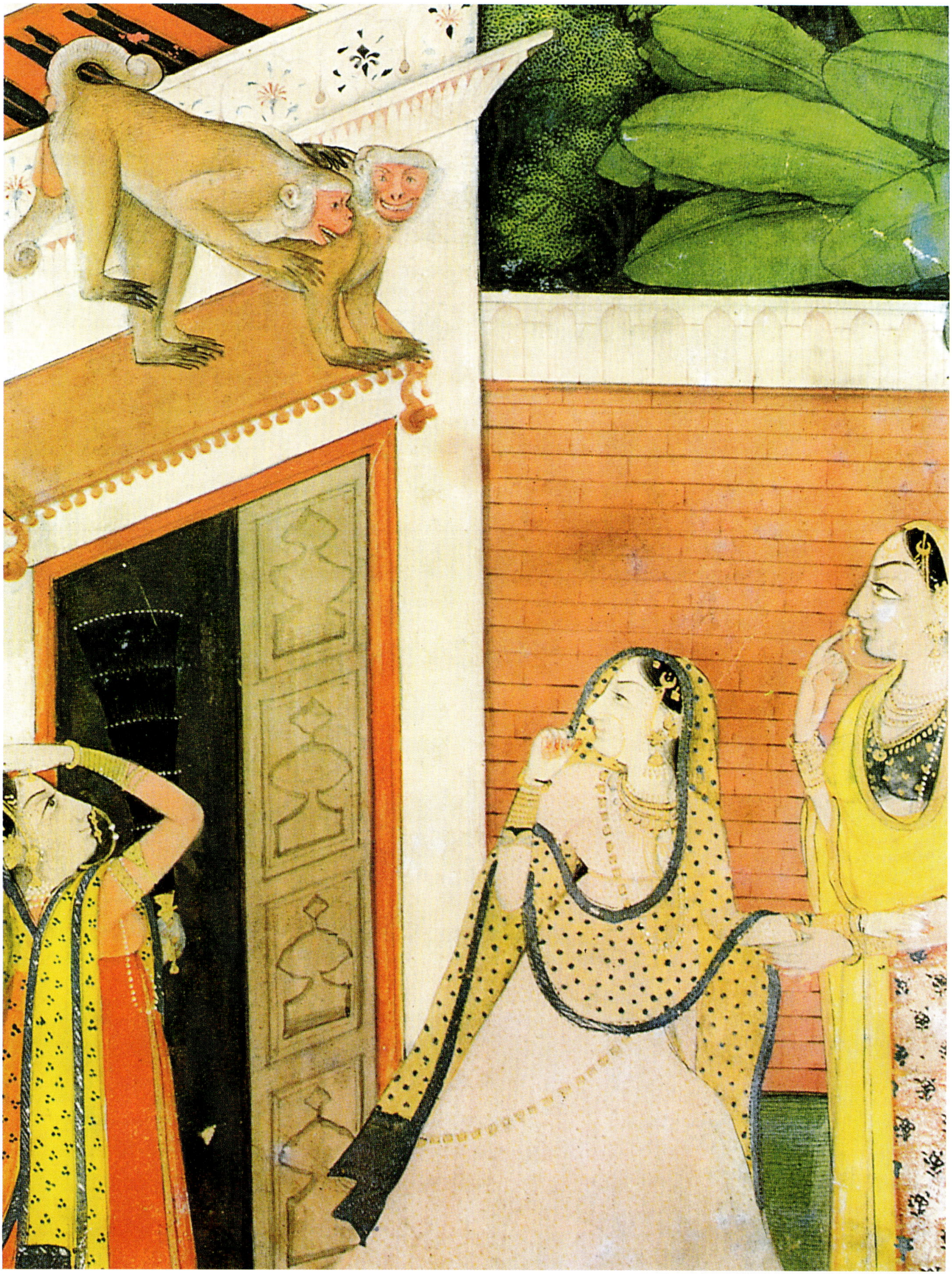

Geliebten erlangt hat, diese aber von zartem Wesen ist und zum erstenmal die Ehe bricht. Die Liebesbotin erzähle ihr vom vortrefflichen Lebenswandel und der Liebesfähigkeit des Bewerbers. Ist die Frau durch solche Worte aufnahmefähig geworden, spreche die listige Botin in Erfüllung ihrer eigentlichen Aufgabe etwa so: »Ich muß dir etwas Seltsames erzählen, du Schöne! Jener Liebhaber, ein Sohn aus guter Familie, hatte dich kaum gesehen, da ist er schon in Gemütsverwirrung geraten. Nie hatte ihn früher etwas Ähnliches befallen; jetzt wird er, der von Natur aus so Zarte, von Qualen geplagt. Wer weiß, vielleicht fällt er sogar dem Tod anheim!« So etwa soll sie sprechen.

War sie damit erfolgreich, möge sie am nächsten Tag, wenn sie an der Stimme, dem Antlitz und dem Blick der Frau Wohlgefallen bemerkt hat, ihre Erzählung fortsetzen. Der lauschenden Frau berichte sie von Ahalya, Avimaraka, Sakuntala und anderen beliebten Legenden, die hierzu geeignet sind. Sie schildere die Potenz, die Kenntnis der 64 Künste und die Schönheit des Liebhabers. Um das Interesse der Frau weiter anzufachen, mag die Botin ihr erzählen, daß der Bewerber früher einmal mit der berühmten Frau Soundso geschlafen habe; die Wahrheit braucht hierbei keine Rolle zu spielen. Die Liebesbotin dringe völlig in das Wesen der zu gewinnenden Frau ein, achte auf ihre Miene, spreche nur lächelnd mit ihr, fordere sie zum Platznehmen auf und frage sie, wo sie gewesen ist, wo sie gelegen und wo sie gegessen hat, wo sie spazierengegangen ist und was sie sonst noch alles getan hat. Sie versuche, die Freundin von der Umwelt zu isolieren, erzähle ihr immer wieder passende Geschichten, seufze manchmal beziehungsvoll, mache ihr Geschenke, gehe mit ihr zu Festlichkeiten und vergesse beim Abschied niemals, mit ihr ein neues Treffen zu verabreden.

Natürlich muß man damit rechnen, daß die Ehefrau nicht gleich auf diese Verführungsversuche eingeht. Lobt die Botin also den Liebhaber, so könnte die Frau das unpassend finden, aber sie wird vermutlich die Erzählung der Botin nicht abbrechen. Sie mag in dem Bewerber allerhand Fehler finden, etwa Falschheit oder Wankelmut, aber sie wird sich doch anhören, was die Botin über ihn zu erzählen weiß. Werden die Wünsche des Liebhabers erwähnt, so lacht sie zwar verächtlich, aber sie unterläßt es, ihn zu schmähen.

Die Liebesbotin jedenfalls soll die Frau ständig an den Verehrer erinnern und eine aufkeimende Neigung stärken. Fehlt es immer noch an Vertrauen, werde sie nicht müde, der Begehrten von den Vorzügen und der Verliebtheit des Liebhabers zu berichten.

Auddalaki lehrt, daß bei Frauen ohne Vertrauen, die zugleich von undurchschaubarem Wesen sind, der Einsatz einer Botin nicht zweckmäßig ist. Die Anhänger des Babhravya sind der Auffassung, daß ein solcher Einsatz auch bei wenig vertrauten Frauen lohnt, vorausgesetzt, daß sie in ihrem Wesen zugänglich sind. Gonikaputra dagegen macht das Vertrautsein zur Bedingung.

Wiederum lehrt Vatsyayana, daß das Botenamt eigentlich immer nützt, ohne daß Bedingungen, wie die eben erwähnten, gestellt werden müssen. Aufgabe der Botin ist es ja gerade, das Vertrauen der umworbenen Frau zu gewinnen. Ist sie noch nicht vertraut, helfe sie nach mit Geschenken, die das Herz erfreuen: mit Betel, Salbe, einem Kranz, einem Fingerring oder einem Kleid. Natürlich stammen alle diese Gegenstände vom Verehrer; dieser sollte an ihnen in angemessener Weise Spuren seiner Nägel und Zähne sowie andere passende Zeichen anbringen. Auf dem Kleid hinterlasse er einen Abdruck seiner mit Safran gefärbten aneinandergelegten Hände. Er fertige Umrißzeichnungen auf Blättern an, die seine Absichten erkennen lassen, ferner Ohren- und Stirnschmuck, der innen Liebesbriefe birgt. In diesen Briefen bringe er sein Begehr zum Ausdruck. Die Botin veranlasse dann die Frau zu Gegengeschenken.

Nachdem die beiden auf diese Weise gegenseitig ihre Zuneigung zu erkennen gegeben haben, mögen sie im Vertrauen auf die Liebesbotin eine Zusammenkunft herbeiführen. Eine solche erfolge anläßlich der Prozession zu einem Götterbild, bei einer Wallfahrt, bei einem Spiel im Park, beim

***Vereinigungen im süßen Ritual der Liebe: ein höfisches Vergnügen.***

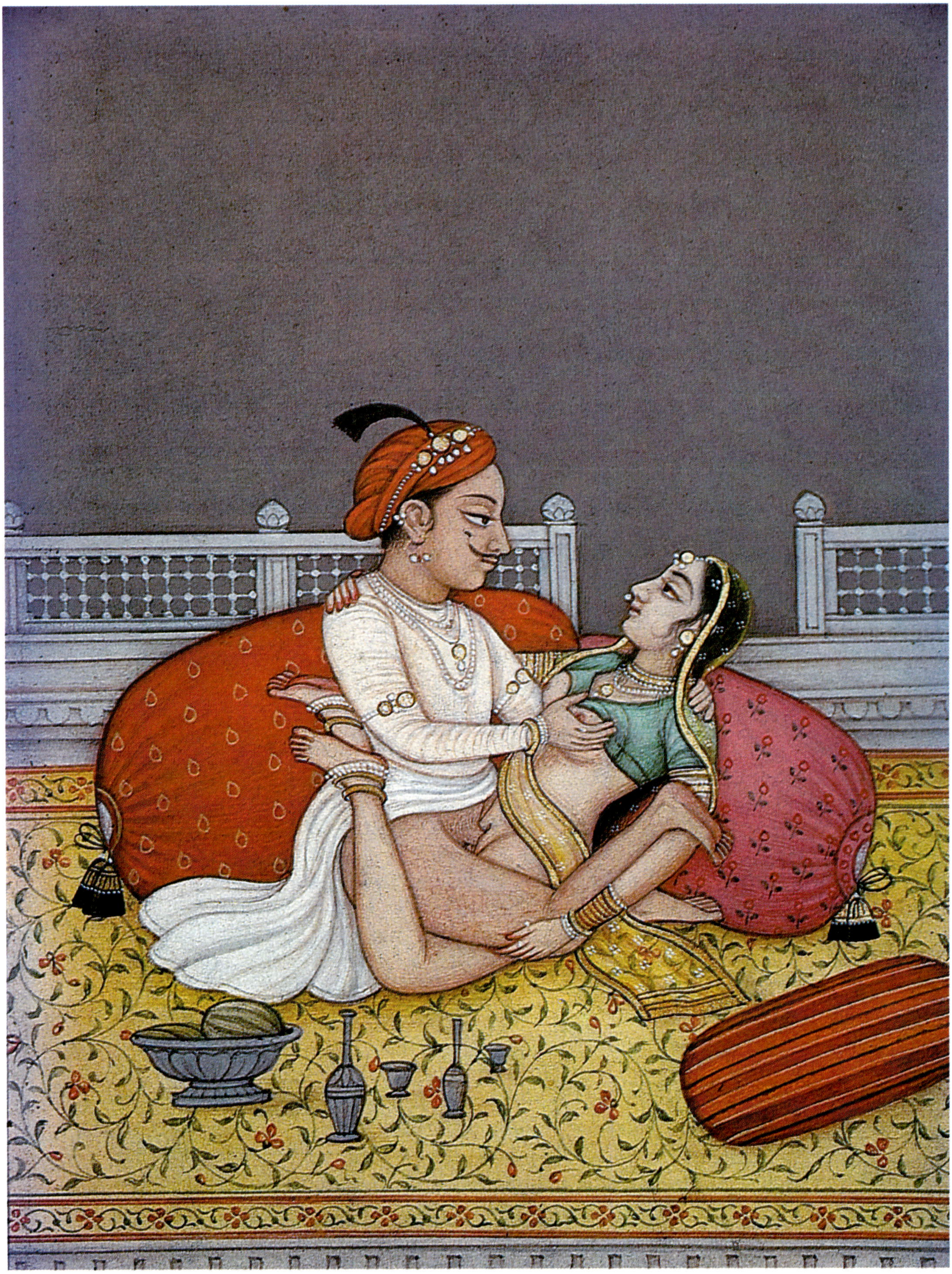

Hinabsteigen ins Wasser, bei einer Hochzeit, einem Opfer, einem Zwischenfall, einem Fest, bei Ausbruch von Feuer, wenn Räuber umherschweifen, beim Aufmarsch des Landesheeres, beim Besuch von Schauspielen und dergleichen Vorstellungen – dies empfehlen die Anhänger des Babhravya. Gonikaputra halt dafür, daß sich für ein Treffen im Hause einer Freundin, Bettel- oder Buddhistennonne oder einer Asketin besonders gute Möglichkeiten bieten.

Vatsyayana aber denkt gerade hier wieder realistisch: Er rät, sich nirgendwo anders als im Hause der umworbenen Frau zu treffen. Hier kennt man Eingang und Ausgang, kann eventuellen Gefahren rechtzeitig begegnen und schnell kommen und gehen; zudem kennt außer den Liebenden niemand den Zeitpunkt ihres Treffens.

Welche Arten von Liebesbotinnen gibt es? Da ist die Bevollmächtigte, die Teilbevollmächtigte, die Briefbotin, die selbstsüchtige Botin, die törichte Botin, die Gattin als Botin, die stumme Botin und schließlich die »Windbotin«. Die das Anliegen des Liebhabers und der Umworbenen kennengelernt hat und mit eigener Initiative zum Abschluß bringt, ist eine Bevollmächtigte. Sie arbeitet im allgemeinen für zwei, die schon miteinander bekannt sind und bereits miteinander gesprochen haben. Bedient sich ihrer die Frau, so kann sie auch dann zu Werke gehen, wenn sich die beiden Partner noch nicht gesprochen haben. Aus Neugier wirkt sie auch für zwei, von denen sie meint, daß sie zueinander passen, auch wenn diese sich noch nicht kennen.

Eine Teilbevollmächtigte kennt nur einen Teil der Aufgabe und bringt die Werbung zum Abschluß. Sie wirkt für zwei, die ihre Zuneigung zu erkennen gegeben haben, sich aber nur sehr selten sehen können. Lediglich Mitteilungen überbringt die Briefbotin. Sie hat die Aufgabe, zwischen den beiden Liebenden, die ein tiefes Gefühl füreinander hegen und miteinander schon vertraut sind, Ort und Zeit eines Treffens zu vermitteln.

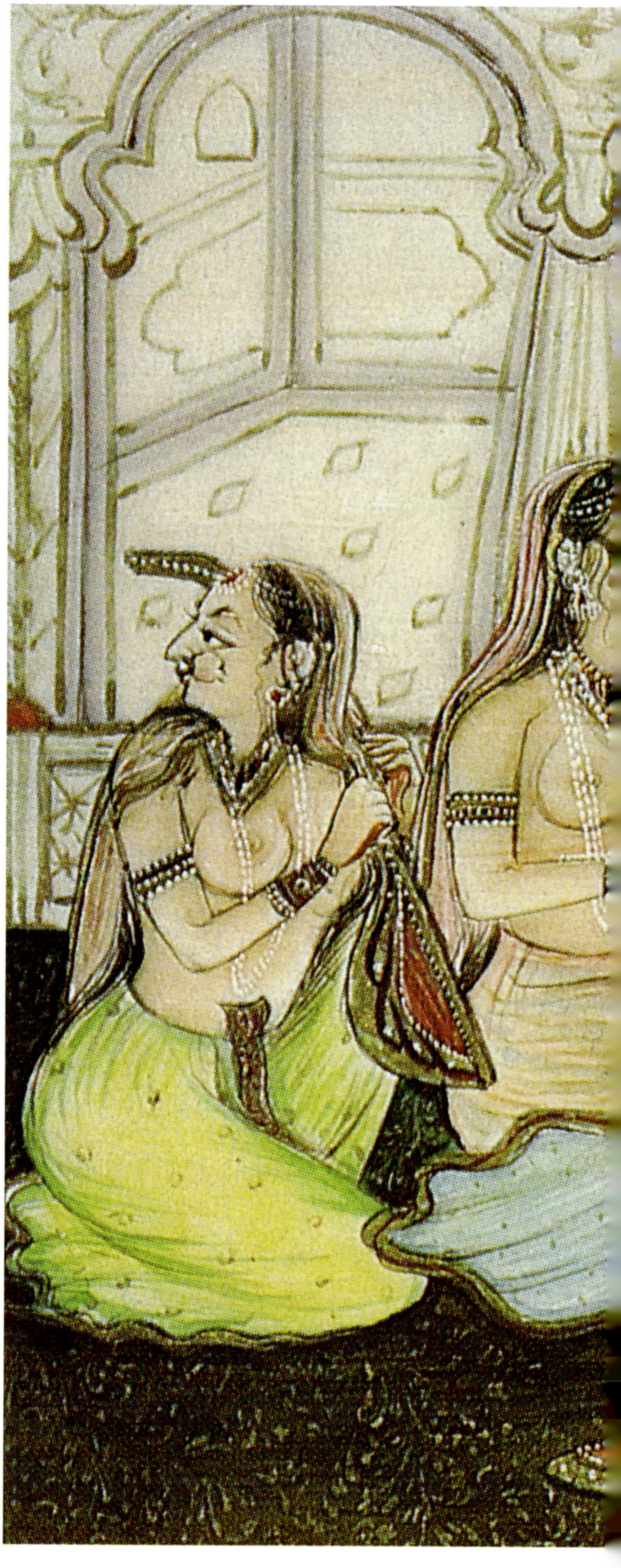

***Ungeteilte Aufmerksamkeit:***
***Vier Hetären bieten sich bereitwillig***
***ihrem Fürsten dar.***

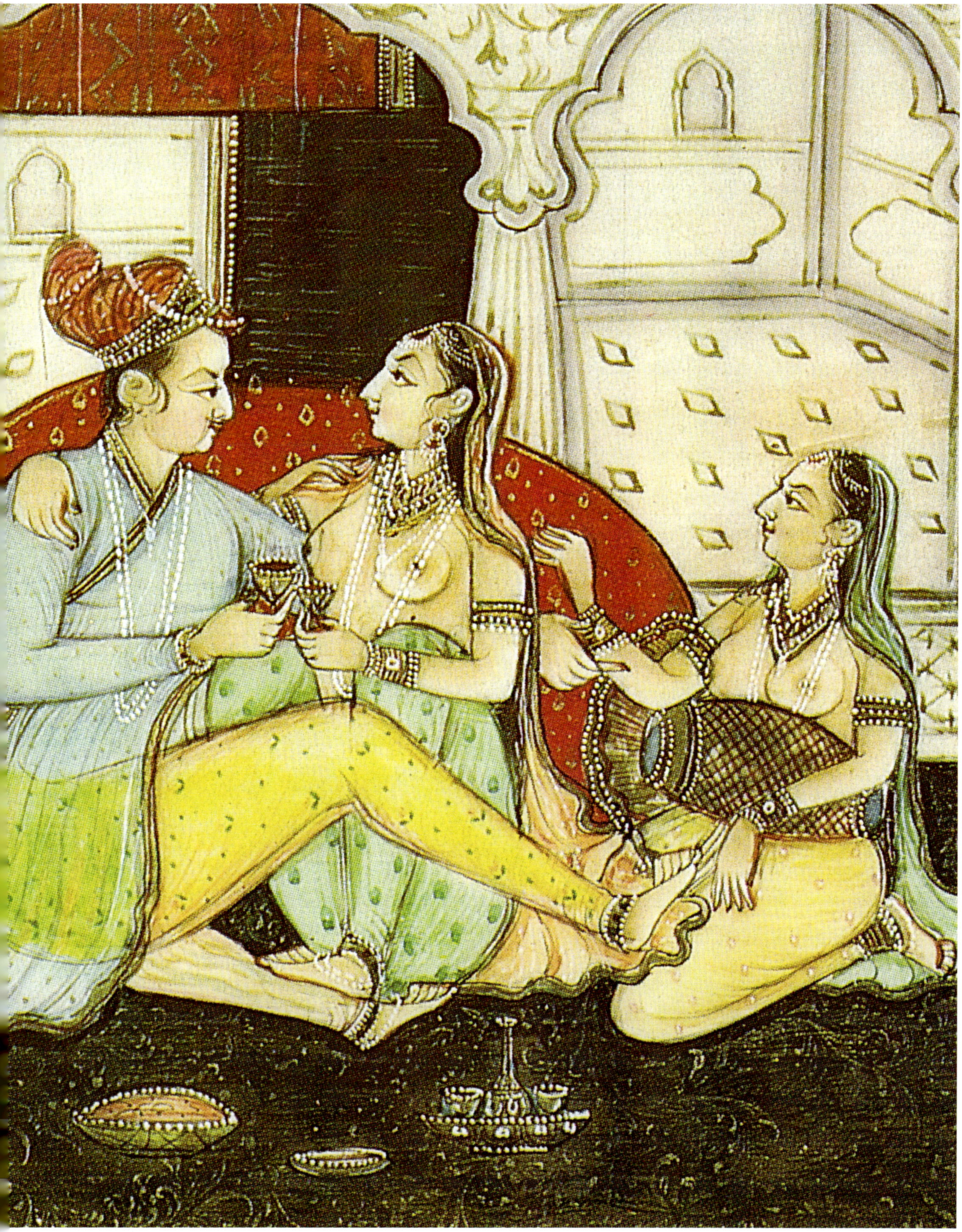

Eine selbstsüchtige Botin ist diejenige, die, von einer Frau auf einen Botengang geschickt, sich zu dem betreffenden Mann begibt, harmlos tut und ihn in Wirklichkeit für sich selbst gewinnen will. Dazu erzählt sie ihm etwa von einem angeblichen Traum, in dem sie eine Liebesnacht mit ihm gehabt hat. Oder sie tadelt seine Gattin und täuscht vor, auf sie eifersüchtig zu sein. Oder sie überreicht ihm irgendeinen Gegenstand, der mit Spuren ihrer Nägel und Zähne versehen ist. Sie hat noch etliche andere Möglichkeiten; beispielsweise könnte sie ihn fragen: »Wer ist schöner – ich oder deine Frau?« Das alles unternimmt sie, wenn sie mit ihm allein ist. Diese ist also in der Tat eine selbstsüchtige Botin: die die Frau, die sie entsandt hat, betrügt, indem sie beim Überbringen ihrer Botschaft den Liebhaber für sich erobert und ihre Auftraggeberin vernichtet. Dementsprechend verhält sich ein selbstsüchtiger Bote: ein Liebhaber, der für einen anderen wirkt und ihn dabei hintergeht.
Töricht ist eine Botin, die, nachdem sie Zutritt zu der umworbenen Frau erlangt hat, diese schmückt und ihr selbst Nagel- und Zahnspuren zufügt und damit vergißt, für wen sie eigentlich tätig sein sollte.
Man kann auch die eigene Gattin als Botin heranziehen, vorausgesetzt, daß sie einfältig genug ist, um ihrem Mann für solche Zwecke zu dienen. Dieser bringe seine Frau mit der Umworbenen zusammen und lasse letztere gerade durch die eigene Gattin sich für ihn erwärmen, indem sie etwa ständig seine Vorzüge herausstreicht. Ein solches Vorgehen kann sich als sehr zweckmäßig erweisen.
Eine stumme Botin ist nicht etwa von Natur aus stumm; vielmehr verrichtet sie ihren Botendienst nur schweigend. Gewöhnlich nimmt man dazu eine Dienerin, und zwar ein junges Mädchen, dem jede Arglist fremd ist. Sie erhält die Aufgabe, bei der Angebeteten einen in einem Kranz oder Ohrschmuck verborgenen Brief niederzulegen. Außerdem hat sie die Bitte auszurichten, die Umworbene möge auf den Brief antworten. Die »Windbotin« schließlich überbringt als Unparteiische einen verschlüsselten Text, dessen Geheimnis die Partner früher vereinbart haben, der anderen Leuten aber unverständlich bleibt. Ein solcher Text klingt ganz alltäglich, doch ist sein Sinn mehrdeutig. Auch die »Windbotin« richtet der Begehrten die Bitte um eine Rückäußerung aus. Dies also sind die verschiedenen Typen von Liebesbotinnen.
Dazu gibt es noch folgende Verse:

**Eine Witwe, Wahrsagerin, Sklavin,**
**Bettelnonne, Künstlerin**
**erwirbt sich überall Vertrauen**
**und ist geschickt als Liebesbotin.**

**Haß lasse sie aufkommen gegen den Gatten,**
**schildere seine Liebesaffären;**
**seine mannigfachen Liebesgenüsse**
**zeige sie auch vor anderen auf.**

**Und des Liebhabers Verliebtheit**
**und sein Geschick in der Lusterzeugung,**
**und daß berühmte Frauen ihn begehren,**
**und seinen Mut – das alles soll sie schildern.**

**Selbst ein Wort, das unbedacht**
**einmal dem Munde entschlüpfte,**
**mag die Botin wiederbringen,**
**redegewandt, wie sie sein muß.**

## FÜNFTES KAPITEL

## Wenn Herrscher verliebt sind

In Liebesangelegenheiten sich um die Gattinnen anderer Männer zu kümmern, geht für Könige oder Minister nicht an. Das Volk schaut bekanntlich auf den Lebenswandel der Herrschenden und richtet sich in seinem eigenen Verhalten nach ihnen. Es ist so wie im Universum: Himmel, Erde und Luftraum schauen auf die aufgehende Sonne und wandeln ihr nach; auch wenn sie wandert, schauen sie auf diese. Daher sollen die Mächtigen wissen, daß man auf sie blickt und daß sie wegen der Tadelhaftigkeit solcher Handlungen sich ihrer enthalten müssen. Können sie aber ihrem Trieb nicht

***Klassischer Akt:***
***sie in entspannter Rückenlage.***

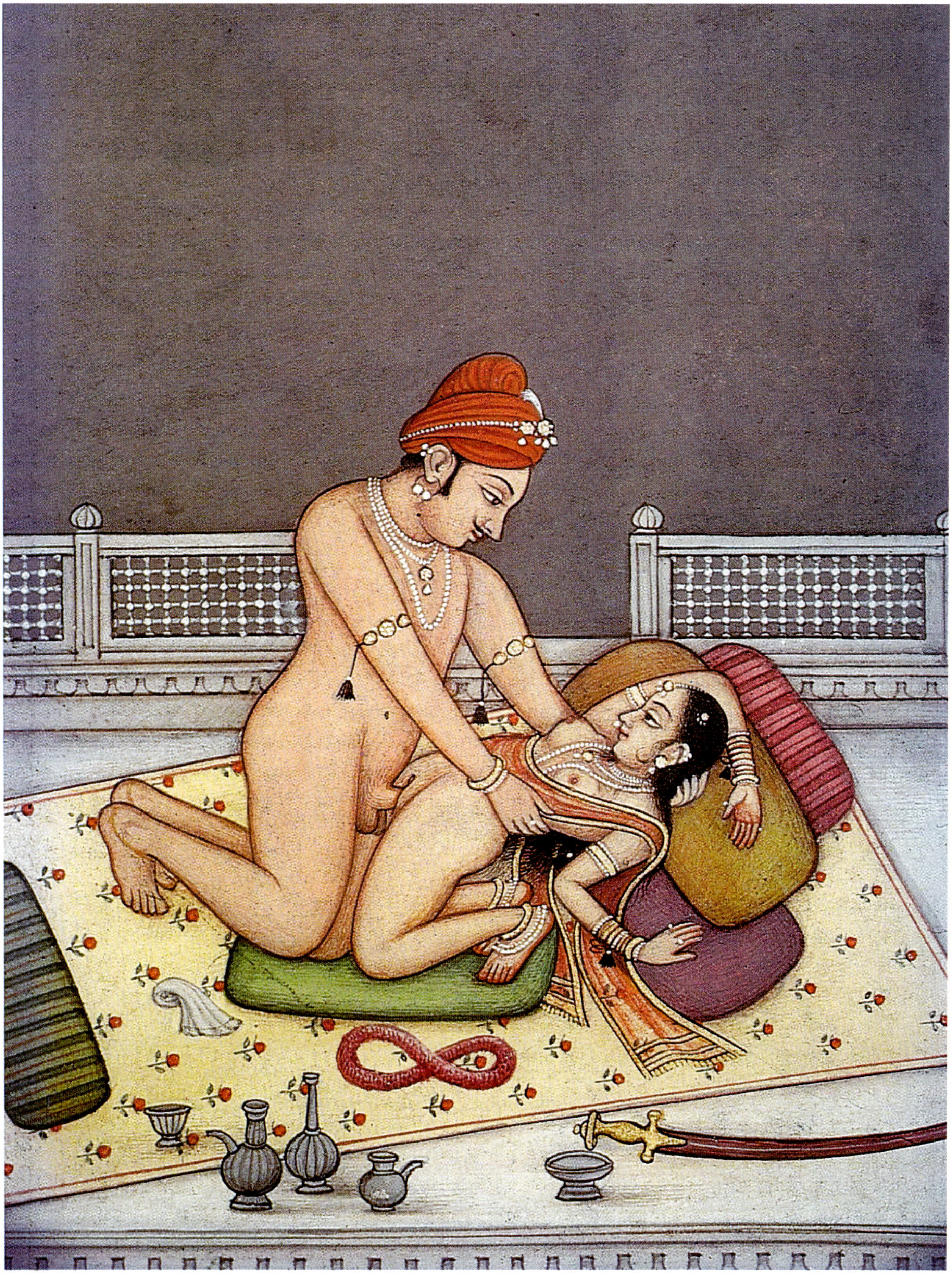

widerstehen, so sollen sie wenigstens Hilfsmittel anwenden. Am leichtesten ist es noch auf dem Lande. Den jungen Dorfbürgermeistern, Landsteuerbeamten oder Söhnen von Feldaufsehern gelingt es, die Dorffrauen durch ein einziges Wort zu gewinnen. Diese werden daher von den Lebemännern als »untreue Frauen« schlechthin bezeichnet. Um mit solchen zu schlafen, finden sich viele Gelegenheiten: etwa bei der Arbeit, beim Betreten eines Kornspeichers, beim Transport von Gegenständen, beim Herrichten eines Gebäudes, bei der Feldarbeit, bei der Anlieferung von Baumwolle, Schafwolle, Flachs, Hanf und Bast, bei der Annahme von Garn, beim Kauf, Verkauf und Austausch von Artikeln und bei allen möglichen Tätigkeiten. Der Viehaufseher hat es bei den Hirtenfrauen auch nicht schwer. Der Spinnmeister wiederum widmet sich den Witwen, Frauen ohne Anhang und den Wandernonnen. Der Stadtaufseher nutzt das nächtliche Umherschweifen vagabundierender Weiber für sich aus. Der Marktmeister schließlich knüpft im Getriebe von Kauf und Verkauf seine Beziehungen zu Frauen.

Wie ist es nun um das Liebesleben der Herrscher bestellt? Am achten Tag des Halbmonats, in der Vollmondnacht eines bestimmten Monats in der Regenzeit, zum Frühlingsfest finden gewöhnlich Spiele der Frauen aus den Marktflecken, Städten und Ortschaften im Hause des Herrschers mit den Frauen des Harems statt. Hierbei betreten am Ende des Trinkfestes die Frauen aus der Stadt je nach dem Grad ihrer Bekanntschaft mit den Frauen des Harems einzeln die Frauengemächer, setzen sich zu Gesprächen nieder und werden höflich bewillkommnet. Nachdem sie getrunken haben, mögen sie abends wieder fortgehen. Hat nun der König auf eine der Besucherinnen ein Auge geworfen, so stellt er fest, welche seiner Sklavinnen von früher her die Begehrte kennt. Diese Sklavin hat sich dann in seinem Auftrag an die Besucherin heranzumachen, sie anzusprechen und durch die Verlockung mit entzückenden Dingen zu gewinnen. Danach lädt sie sie in ihre eigenen Gemächer ein und schlägt ihr vor, zu einem »Spiel« in den Königspalast zu kommen; dann werde sie ihr auch die dort befindlichen wunderschönen Sachen zeigen, wie etwa den Korallenfußboden. Hat sie sie gewonnen, dann zeige sie ihr wirklich den Edelsteinfußboden, den Park, die Weinlaube, das Badehaus, die Palasttürme mit ihren geheimen Wanddurchgängen, die Gemälde und kunstvollen Apparate, zahme Gazellen, Vögel, Tiger- und Löwenkäfige und alle die Sachen, von denen sie ihr vorher vorgeschwärmt hat. Sind die beiden danach allein, so berichte die Sklavin der zu gewinnenden Frau von der Verliebtheit des Herrschers. Sie beschreibe ihr seine Gewandtheit beim Geschlechtsverkehr, verspreche ihr Verschwiegenheit und mache sie auf diese Weise geneigt.

Willigt die Frau aber nicht ein, muß man andere Wege beschreiten. So kann der Herrscher persönlich erscheinen und die Umworbene mit Höflichkeiten überhäufen. Er kann durch Huldbeweise den Gatten der betreffenden Frau gewinnen und dessen Frauen oftmals in den Harem einladen, wobei die erwähnte Sklavin ihre schon beschriebene Rolle zu spielen hat. Eine weitere Möglichkeit besteht darin, daß eine Haremsinsassin durch Vermittlung einer zu ihr entsandten Dienerin mit der zu erobernden Frau Freundschaft schließt. Hat sich die Freundschaft gefestigt, so lade sie die andere unter einem Vorwand zu einem Besuch ein. Kommt diese dann, wird sie höflich begrüßt und mit Getränken bewirtet; danach tritt die vom König beauftragte Sklavin in Aktion, wie vorhin beschrieben. Ganz ähnlich verläuft der Besuch, wenn eine der Frauen aus dem Harem die betreffende Frau unter dem Vorwand, mit ihr ein Gespräch über die Künste und Wissenschaften führen zu wollen, einlädt.

Schließlich kann sich der Herrscher auch der Dienste einer Bettelnonne versichern. Dabei wäre es vorteilhaft, wenn den Gatten der zu gewinnenden Frau gerade ein Unglück betroffen hatte oder wenn er sich vor dem König fürchtete. In diesem Fall könnte die Nonne zu der Frau sagen, daß sie – von Mitleid getrieben, wie sie nun einmal sei – ihr und ihrem Mann helfen wolle: Sie sei die Bekannte einer geachteten und beim König einflußreichen

***In freudiger Erwartung – die fürstliche Gemahlin im Palastgarten.***

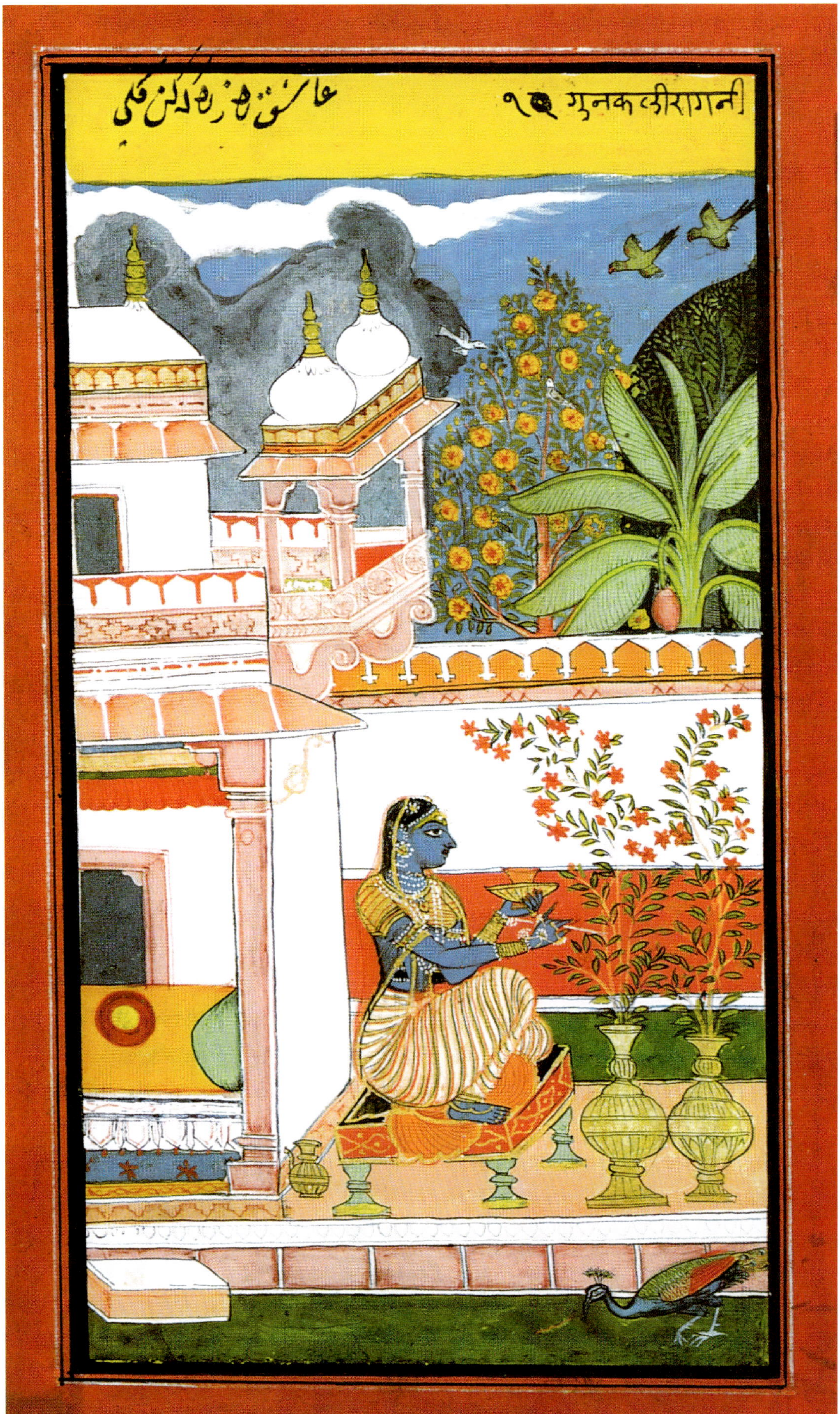
१८ गुनकलीरागनी

Haremsdame; zu dieser werde sie sich im Interesse der unglücklichen Familie begeben und danach auch der Frau dort Zutritt verschaffen. Diese Haremsdame könne das ganze Unglück abwenden. Ist die Frau damit einverstanden, vermittle die Nonne zwei oder drei Gespräche, bis die Frau sich in Sicherheit wiegt. Ist letztere über die Zusagen der Haremsdame erfreut, kommt die vom König beauftragte Sklavin und handelt in der oben angegebenen Weise.

Ebenso zu gewinnen sind die Gattinnen von Männern, die nach höherem Einkommen streben; die durch einen Minister der Folter unterworfen wurden; die verhaftet wurden; die im Geschäftsleben keinen Erfolg hatten oder die überhaupt mit ihren Einkünften unzufrieden sind; die dem König eine Gefälligkeit erweisen wollen; die eine Stellung am Hof erstreben; die von ihren Angehörigen unter Druck gesetzt werden oder die ihrerseits die Angehörigen unter Druck setzen wollen; schließlich von solchen, die Denunzianten sind oder irgendeine verdächtige Absicht verfolgen.

Dann gibt es noch Geheimmethoden, die besonders von Prinzen angewandt werden. Dazu zählt die gewaltsame Ergreifung der begehrten Frau und ihre Verbringung in die Sklaverei. Hat man sie erst einmal zur Sklavin gemacht, ist es nicht mehr schwer, sie schrittweise in den Harem zu überführen. Natürlich kann der Herrscher auch einen Agenten entsenden, der den Ehemann der Begehrten anhand von gefälschtem Beweismaterial bezichtigt, ein Feind des Königs zu sein. Dann wird der Mann verhaftet und die Frau in den Harem überführt. Dies sind die beiden wichtigsten Geheimmethoden. Der Herrscher selbst darf aber ein fremdes Haus keineswegs betreten. Es gibt genügend Beispiele aus der Geschichte, die zeigen, welches Unglück beim Übertreten dieses Gebots entstanden ist. Da war der Abhira-König von Kotta in das Haus eines Großkaufmanns gegangen, um mit dessen Gattin zu schlafen; stattdessen wurde er von einem Beauftragten des Bruders der Angebeteten getötet. Ein Stallmeister tötete Jayasena, den König von Kasi.

Aus bestimmten Anlässen ermöglichen die Landessitten offiziell den Geschlechtsverkehr. Bei den Andhras ist es beispielsweise so, daß die Töchter sich am zehnten Tag nach ihrer Heirat mit einem passenden Geschenk in den Harem begeben und dort vom König beschlafen werden. Bei den Vatsagulmas ist es üblich, daß sich die Frauen aus den Harems der ranghöchsten Minister nachts zum König begeben, um ihn zu bedienen.

In Vidarbha wiederum lassen die Haremsdamen schöne Frauen einen halben oder ganzen Monat im Harem wohnen, um angeblich mit ihnen Freundschaft zu schließen.

Bei den Völkern an der Westgrenze gibt man die eigenen Gattinnen, wenn sie ansehnlich sind, gewissermaßen als Liebesgabe dem König oder den Ministern. In Surastra begeben sich die Frauen aus der Stadt wie auch solche vom Lande einzeln oder in Gruppen zum Liebesspiel mit dem König in den Königspalast.

Hierzu gibt es zwei Verse:

**Diese und noch viele andere Mittel
bezüglich der Frauen anderer Männer
sind in den einzelnen Ländern im Schwange:
von den Königen sind sie in Gang gebracht.**

**Nicht aber wende diese ein König an,
der für das Heil seines Volkes wirkt.
Nur wer gebändigt hat die Schar
der niederen Triebe, erobert die Erde.**

## SECHSTES KAPITEL

### Über den Harem und den Schutz der eigenen Frau

Ein Harem wird gewöhnlich streng bewacht. Das Eindringen eines fremden Mannes ist so gut wie ausgeschlossen. Demzufolge ist in der Person des Herrschers nur ein einziger Mann für mehrere Frauen vorhanden. Letztere werden also darauf angewiesen sein, sich auch gegenseitig in geeigneter

***Umfassende Liebkosung als Weg zur Ekstase.***

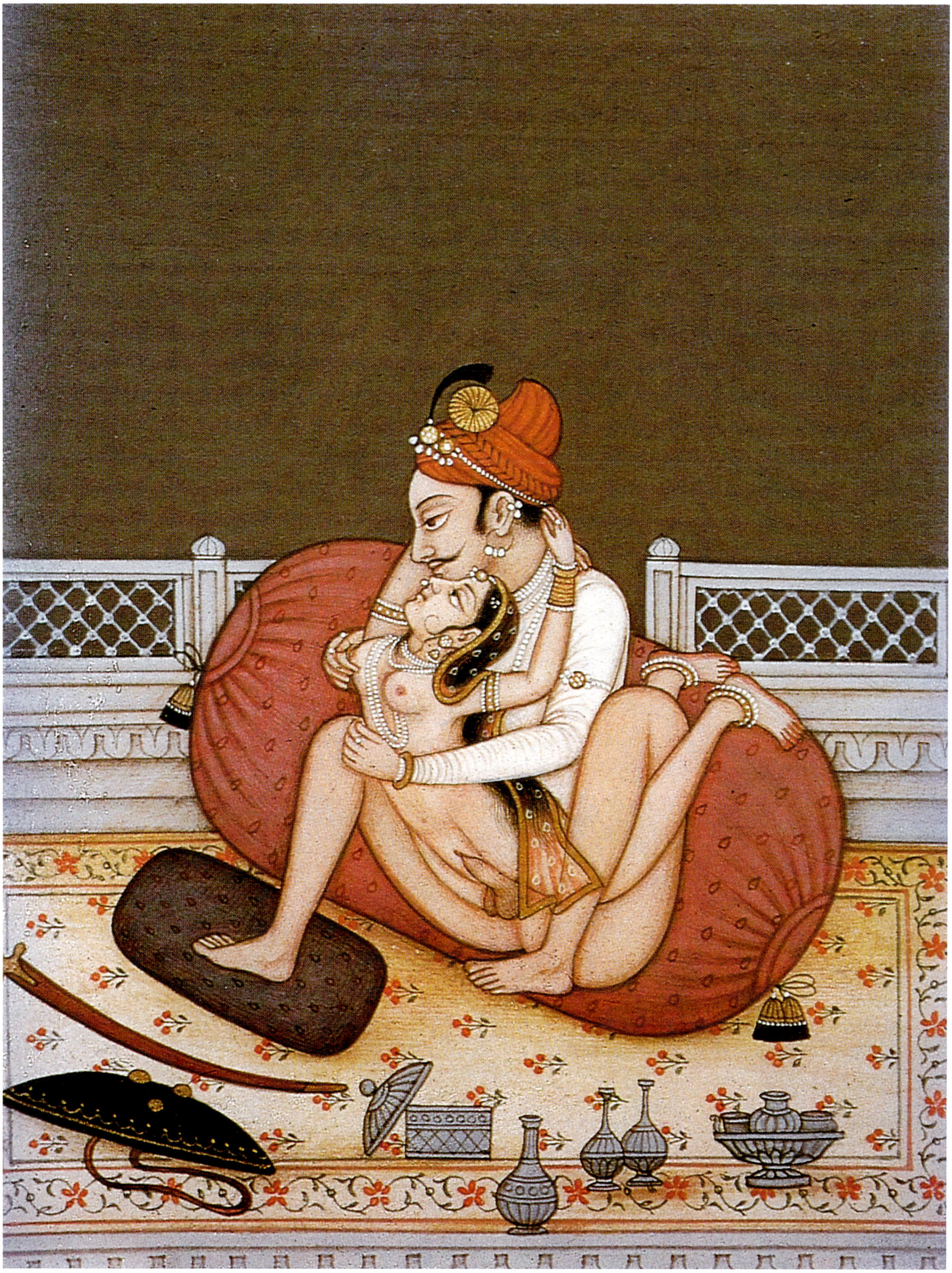

Weise zu befriedigen. Dazu richten sie die Milchschwester, Freundin oder Sklavin wie einen Mann her und versehen sie mit Wurzeln, Wurzelknollen oder Früchten, die die Form des männlichen Gliedes haben, oder auch mit einem künstlichen Penis. Damit verwirklichen sie ihren Wunsch nach Befriedigung. Sie können sich auch auf die Statue eines Mannes legen. Könige von einfühlsamem Wesen verwenden, wenn sie keinen Drang zum Geschlechtsverkehr verspüren, ebenfalls ein künstliches Glied und besuchen damit in einer Nacht mehrere Frauen, nämlich alle, die befriedigt werden wollen. Ohne künstliche Hilfsmittel gehen die Könige bei den Völkern des Ostens an die Frauen heran, zu denen sie Liebe empfinden oder die gerade ihre Periode haben.

Ähnlich wie mit den Frauen verhält es sich auch mit den Männern, die keine Gelegenheit zu natürlichem Geschlechtsverkehr haben oder die unnatürlich und abartig veranlagt sind. Sie entspannen sich an Frauenstatuen oder durch bloße Selbstbefriedigung.

Aber die Frauen des Harems wollen nicht nur auf die Besuche des Königs oder auf Onanie angewiesen sein. Sie überlegen daher stets, wie sie fremden Männern Zutritt verschaffen können. Es empfiehlt sich, daß die Verehrer sich als Frauen verkleiden und in der Begleitung von Dienerinnen erscheinen. Ganz gefahrlos ist das für sie freilich nicht; daher müssen die Frauen des Harems schon ihre Überredungskünste spielen beziehungsweise durch die mit ihnen verbündeten Milchschwestern auf die zu erwartenden Freuden hinweisen lassen. Den Verehrern muß klargemacht werden, daß der Harem leicht zugänglich, der Fluchtweg gesichert, das Gebäude weiträumig, die Unaufmerksamkeit der Wächter gewiß und die Anwesenheit der Diener unregelmäßig sind. Wenn also die Frauen des Harems mit solchen und anderen Worten auf die Ungefährlichkeit des Unternehmens hinweisen, so mögen sie sich doch davor hüten, die strikte Unwahrheit zu sagen. Denn dies wäre eine Schlechtigkeit und könnte die Verehrer ins Unglück stürzen.

Vatsyayana rät überhaupt den Nagarakas, einen Harem lieber gar nicht zu betreten. Auch wenn derselbe leicht zugänglich sein sollte, lauert doch stets eine Vielzahl von Gefahren. Auf jeden Fall sollte sich der Liebhaber vorher vergewissern, daß der Harem einen Fluchtweg besitzt, versteckt in einem Lusthain liegt, eine zahlenmäßig schwache und unaufmerksame Wache hat und daß der König verreist ist. Hat er dann noch die Einfassungen und das Eingangstor besichtigt und sich der Hilfe der Frauen des Harems versichert, mag er eintreten. Er bleibe nach Möglichkeit nicht über Nacht, sondern entferne sich täglich. Vor den Wächtern muß er selbstverständlich sein wahres Anliegen verschleiern. Ratsam ist, sich mit einer im Harem beschäftigten Dienerin auf vertrauten Fuß zu stellen, so daß sie sein Begehr unterstützt. Es sollte ihm gelingen, auf diese Weise einen Botendienst einzurichten. Dabei bemühe er sich, die für den König tätigen Spione kennenzulernen.

Vermag er nicht, eine Botin für seine Zwecke einzuspannen, muß er sich eben selbst dorthin begeben, wo die angebetete Haremsdame sich zu zeigen pflegt. Auch in diesem Falle muß er sich rechtzeitig einen Vorwand für die Wächter zurechtlegen. Richtet die Begehrte ihren Blick auf ihn, bekunde er seine Gefühle durch entsprechende Gebärden und Mienen. An der Stelle, wo er sie trifft, lege er einen bezeichnenden Gegenstand nieder: ein Porträt, das sie darstellt, doppelsinnige Liedstücke, Spielsachen, einen mit Zeichen versehenen Kopfschmuck oder einen ebensolchen Ring. Und er beobachte genau, was sie daraufhin tut. Wenn er die ständigen Wege seiner Schönen kennt, nehme er vorher dort Aufstellung.

Er kann sich auch als Wächter verkleidet zu dem von ihr angegebenen Zeitpunkt mit ihr treffen. Ferner gibt es die Möglichkeit, daß er sich – als sei er irgendein Gegenstand –, in eine Decke oder einen Mantel gehüllt, hinein- und hinaustragen läßt. Manche besitzen auch die Zaubermacht, um die eigene Gestalt und ihren Schatten verschwinden zu lassen. Dazu muß man folgende Prozedur vorneh-

***Sex für Könner:***
***stehender Akt. Seine Arme greifen unter die Kniekehlen, sind hinter ihrem Rücken verschränkt.***

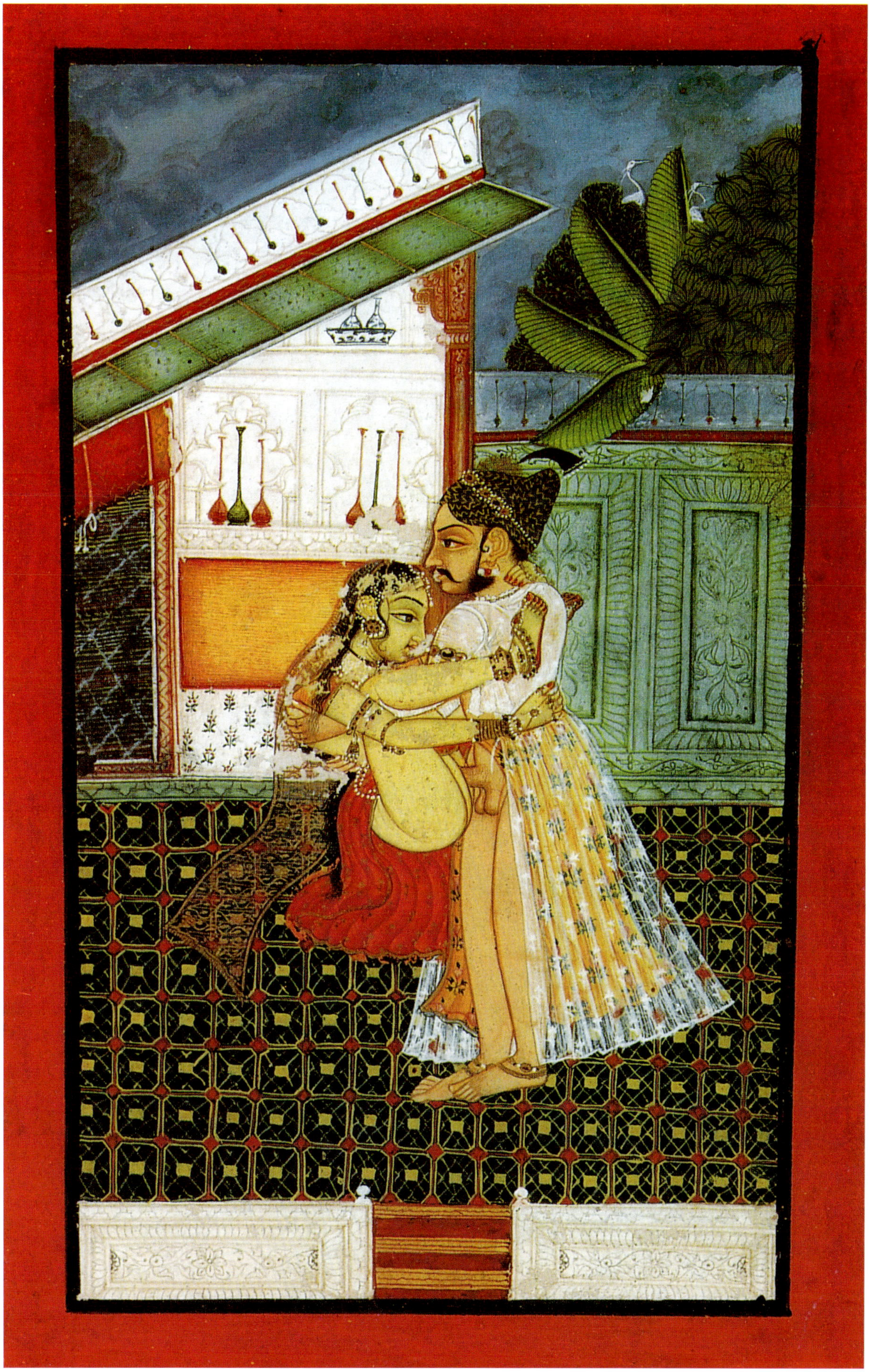

men: Man koche das Herz eines Ichneumons, Früchte von Trigonella corniculata und Lagenaria vulgaris zusammen mit Schlangenaugen, und zwar so, daß kein Rauch entsteht. Die erhaltene Substanz verreibe man zu gleichen Teilen mit schwarzer Augensalbe. Wer damit seine Augen bestreicht, verliert Gestalt und Schatten. Außerdem bleibt die Möglichkeit, in mondhellen Nächten oder bei Fackelschein oder schließlich durch einen unterirdischen Gang den Zutritt zum Harem zu erlangen. Man kann die bisher gegebenen Regeln für den Zugang zum Harem in die folgenden Verse kleiden:

**Beim Hinausschaffen von Gegenständen**
**und wenn Getränke man hineinbringt**
**für Gelage und für Feste**
**und wenn die Dienerinnen eilen,**

**und ebenso beim Wechsel der Quartiere**
**und bei der Ablösung der Wachen,**
**beim Besuch von Parks und Prozessionen**
**und bei der Rückkehr von der Wallfahrt,**

**oder wenn auf langer Reise sich**
**der königliche Herr befindet,**
**da mögen Liebhaber den Harem**
**aufsuchen und wieder verlassen.**

**Da die Frauen des Harems voneinander wissen,**
**was jede einzelne von ihnen vorhat,**
**könnten sie, dasselbe Ziel verfolgend,**
**gegenseitig sich verraten.**

**Wissen die Frauen des Harems voneinander,**
**daß sie ein und dasselbe Ziel verfolgen,**
**genießen sie in Sicherheit vor Verrat**
**ständig nach Wunsch die Frucht der Liebe.**

Wie verhält es sich nun in den einzelnen Landesteilen mit dem Zugang zum Harem? Bei den Völkern an der Westgrenze werden die Harems nicht übermäßig scharf bewacht; deshalb lassen die im Palast wohnenden Frauen die Männer, die ihnen gefallen, ohne weiteres ein. In Abhira pflegen die Frauen des Harems gleich mit den aus dem Kriegerstand stammenden Haremswächtern zu schlafen. Bei den Vatsagulmas ist es üblich, daß die jungen Liebhaber in Dienerinnenverkleidung den Harem betreten. Eine andere Lösung haben die Haremsdamen in Vidarbha gefunden: Sie lassen sich mit den Söhnen ein, die der König mit Haremsinsassinnen gezeugt hat; denn diese Söhne haben ungehindert zu allen Frauen dort Zutritt, die Mutter ausgenommen. In Strirajya haben die Frauen des Harems mit den zu Besuch kommenden Blutsverwandten und sonstigen Angehörigen Verkehr, aber nicht mit anderen Leuten. Bei den Bewohnern von Gauda erfolgt ihre Hingabe an Brahmanen, Freunde, Diener, Sklaven und Aufwärter. Bei den am Indus wohnenden Völkern sind es Türhüter und Arbeiter, denen der Zutritt in den Harem nicht verwehrt ist. Im Himalaya bilden gewalttätige Männer einen Trupp und bestechen den Haremswächter mit Geld. Bei den Bewohnern von Vanga, Anga und Kalinga holen die Brahmanen vom König die Genehmigung ein, den Frauen des Harems Blumen zu bringen. Die Unterhaltung geht so vonstatten, daß sich zwischen den Partnern ein Vorhang befindet; dennoch verstehen es die Brahmanen, die Gelegenheit zum Geschlechtsverkehr zu nutzen. Bei den Bewohnern des Ostens schließlich verbergen neun oder zehn Frauen des Harems je einen Verehrer. So also soll man versuchen, an die Haremsdamen heranzukommen, und so verläuft deren Leben.

Man sieht, daß es sehr wohl Wege gibt, die Gattinnen anderer Männer zu verführen und sogar in den königlichen Harem einzudringen. Um so mehr ist es für jeden Ehemann geboten, seine eigene Frau vor solchen Nachstellungen Fremder zu schützen.

Einige Lehrer raten, man solle solche Leute als Wächter über den Harem setzen, die sich aus der Liebe nichts machen. Gonikaputra meint dagegen, daß auch solche Personen aus Furcht oder um des Geldes willen einen anderen Liebhaber einlassen könnten. Man solle also die Anforderungen an die

***Rundum befriedigt:***
***Der Herr des Harems und seine Gespielinnen.***

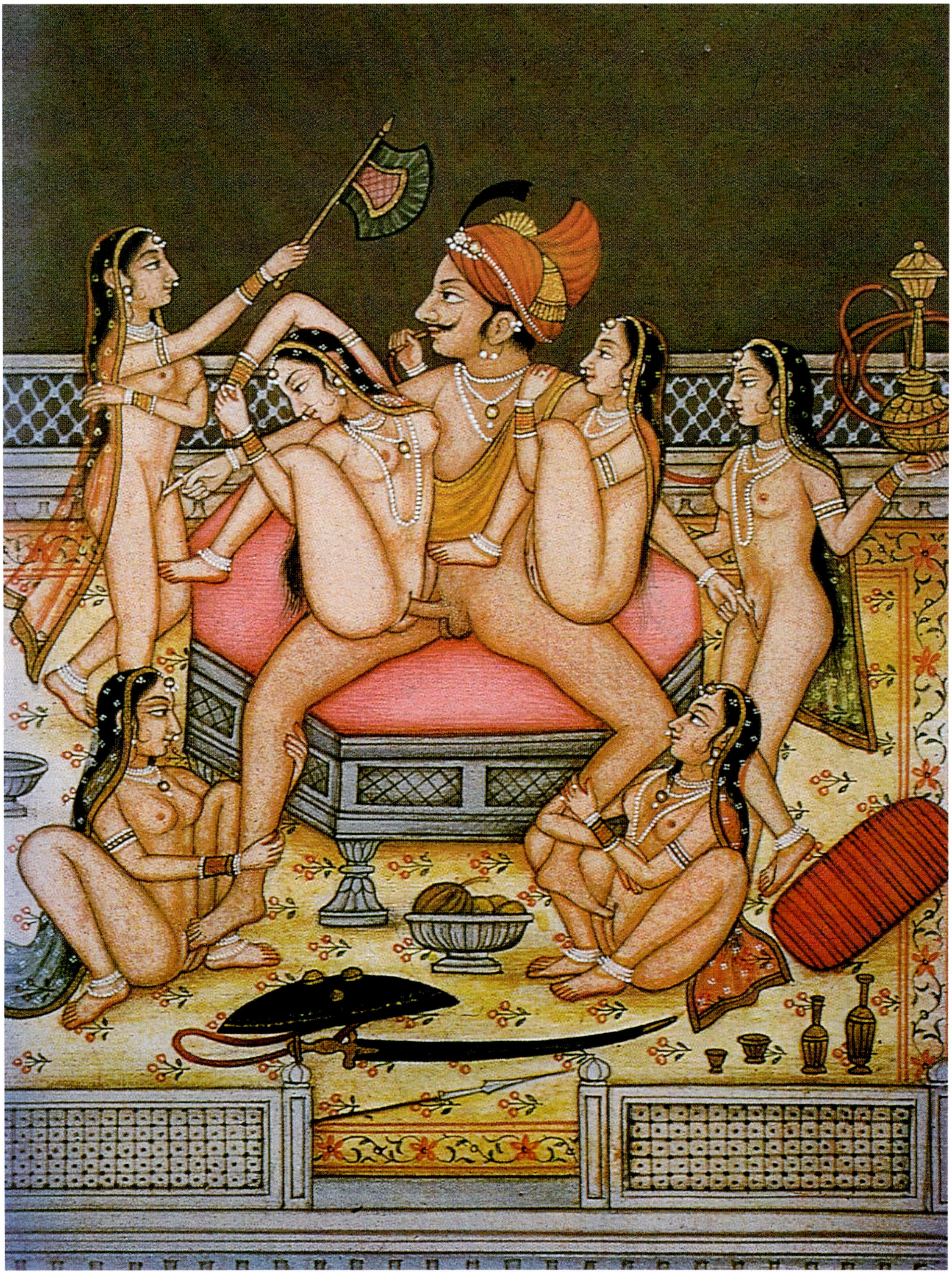

Wächter noch weiter erhöhen und dazu nur solche verwenden, die sowohl vom Liebestrieb als auch von Furcht und Gewinnsucht frei sind. Vatsyayana meint, daß weder Tugendholde noch Feiglinge als Wächter in Frage kommen.

Die Anhänger des Babhravya erteilen den Rat, man solle vertraute Frauen als Spioninnen in den Harem einschleusen, damit sie die Reden der anderen Frauen des Harems hinterbringen, ihr Verhalten überprüfen und feststellen, ob sie rein oder unrein sind. Aber Vatsyayana warnt in diesem Zusammenhang davor, etwa Unschuldige zu bezichtigen; junge Frauen können einfach aus Naivität zum Opfer von Intrigen werden. Überhaupt gibt es einige Umstände, durch die die Frauen ins Verderben geraten können. Dazu zählen übertrieben häufiges Zusammenhocken, Zügellosigkeit, Mißachtung des Gatten, Hemmungslosigkeit im Umgang mit Männern, durch Reisen bedingte längere Abwesenheit des Gatten, Auslandsaufenthalte, Vermögensverluste, Umgang mit zügellosen Frauen und übertriebene Eifersucht des Gatten.

Folgende Verse mögen dieses Kapitel beschließen:

**Wer die die Frauen anderer Männer betreffenden,**
**vom Lehrbuch gewiesenen Wege überschaut,**
**ist als Kenner des Lehrbuches niemals**
**gefährdet durch Trug seiner eigenen Frauen.**

**Da man indes einen anderen schädigt**
**und da gar viele Gefahren drohen**
**und weil man Dharma und Artha verkehrt,**
**sollte man fremde Gattinnen meiden.**

**Das Bewachen seiner Gattin**
**gereicht jedem Mann zum Besten.**
**Zur Verführung anderer**
**bedarf es keiner Regel.**

***Gewollte Entführung:***
***Flucht ins Liebesglück auf dem Elefanten.***

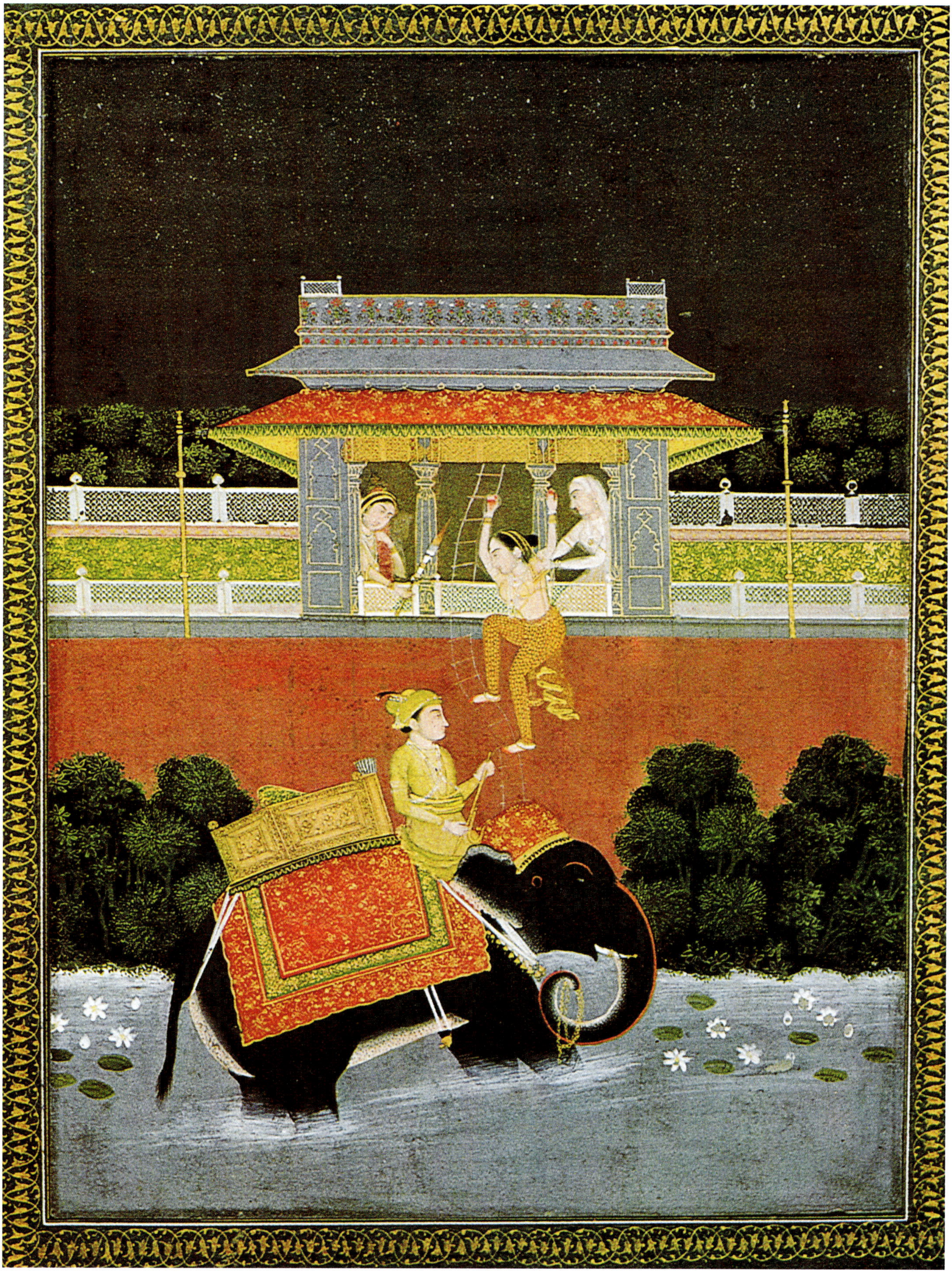

S E C H S T E R   H A U P T T E I L

# PROSTITUTION

## ERSTES KAPITEL

### Aussuchen eines geeigneten Mannes – Mittel des Zugangs zu einem solchen – Wie man einen Mann gewinnt

Für die Prostituierten bringt der Besuch eines Mannes Wollust, vor allem aber natürlich den Lebensunterhalt. Was die Wollust anlangt, so verhält sich die Hetäre ganz natürlich. Wenn es um ihren Gelderwerb geht, ist sie dagegen verschlagen. Die Hauptregel für die Prostituierte besteht nun darin, daß sie vor dem Mann Verschlagenheit und Geldgier zu verbergen hat; will sie Vertrauen gewinnen, so muß sie ihm Liebe vorspiegeln. Daher unterdrücke sie jede Gier, und sie versage es sich, durch unlautere Mittel zu Geld kommen zu wollen. Denn so etwas spricht sich herum, und sie würde damit ihrer eigenen Zukunft im Wege stehen.

Wie hat eine Prostituierte nun an ihre Aufgabe heranzugehen? Zunächst mache sie sich fein und blicke dann die Hauptstraße auf und ab, wobei sie dafür Sorge tragen soll, daß sie selbst auch erblickt wird. Sie ist nun gleichartig mit einer Ware, aber gerade deshalb soll sie sich nicht allzu weit enthüllen.

Für einen dauerhaften Erfolg braucht sie jedoch Helfer und Freunde. Diese sollen sie bei der Gewinnung von Liebhabern unterstützen und ihr auch dann beistehen, wenn sie anderen Hetären den Verehrer abspenstig machen möchte. Sie sollen sie vor Unglück beschützen, und sie muß sicher sein, von ihnen nicht gedemütigt zu werden. Als Freunde gewinne sie am besten Wachleute, Gerichtsbeamte, Astrologen, tapfere Helden, an Wissen Gleiche, in den Künsten Erfahrene, außerdem aber noch Pithamardas, Vitas, Vidusakas, Blumenbinder, Parfümhändler, Kneipenwirte, Wäscher, Barbiere, fromme Bettler; alle diese sind Leute, die ihrer Sache nützlich sein können.

Folgende Arten von Besuchern sind ausschließlich um des Geldes willen einzulassen: ein Unabhängiger, ein in der ersten Jugend Stehender, ein Reicher, ein im Erwerb Selbständiger, ein Beamter, einer, dessen Reichtum mühelos einkommt, ein Eifersüchtiger, einer mit festem Einkommen, ein auf sein Glück Vertrauender, ein Prahlhans, ein als Mann gelten wollender Eunuch, ein mit seinesgleichen Wetteifernder, ein beim König oder Minister Angesehener, ein Fatalist, ein auf seinen Besitz Eingebildeter, ein der Zucht seiner Eltern Entwachsener, ein in seiner Familie Einflußreicher, ein mit Reichtum ausgestatteter einziger Sohn, ein Ordensbruder, ein heimlich Liebender, ein Held und ein Arzt. Deren Besitz aber in Liebe und Ruhm besteht, diese sind wegen ebendieses Vorzuges zu gewinnen.

Welche Tugenden soll ein wahrer Liebhaber aufweisen? Er soll aus angesehener Familie stammen, gelehrt, Kenner aller Texte, Dichter, im Erzählen talentiert, redegewandt und kühn sein, mannigfache Kunstfertigkeiten besitzen, das Alter achten, großzügig, kraftvoll, in der Liebe treu, nicht neidisch, freigebig, liebevoll zu seinen Freunden sein, Versammlungen, Geselligkeiten, Schauspiele, Gesellschaften, Vereinigungen und Spiele gern besuchen, gesund und nicht gebrechlich, kräftig, dem Schnapstrinken abhold, mannesstark, freundlich sein; er soll ferner die Frauen lenken und liebkosen, aber nicht ihr Unterworfener sein; er möge selbständig leben, nicht roh, eifersüchtig oder ängstlich sein.

Und welche Vorzüge sollen die Liebhaberin auszeichnen? Sie sei mit Schönheit, Jugend, günstigen Kennzeichen und Lieblichkeit ausgestattet; sie sei in die Tugenden, nicht aber in das Geld verliebt; sie habe Neigung und Veranlagung zum Geschlechts-

***Innige Umarmung – lustvolle Begierde***

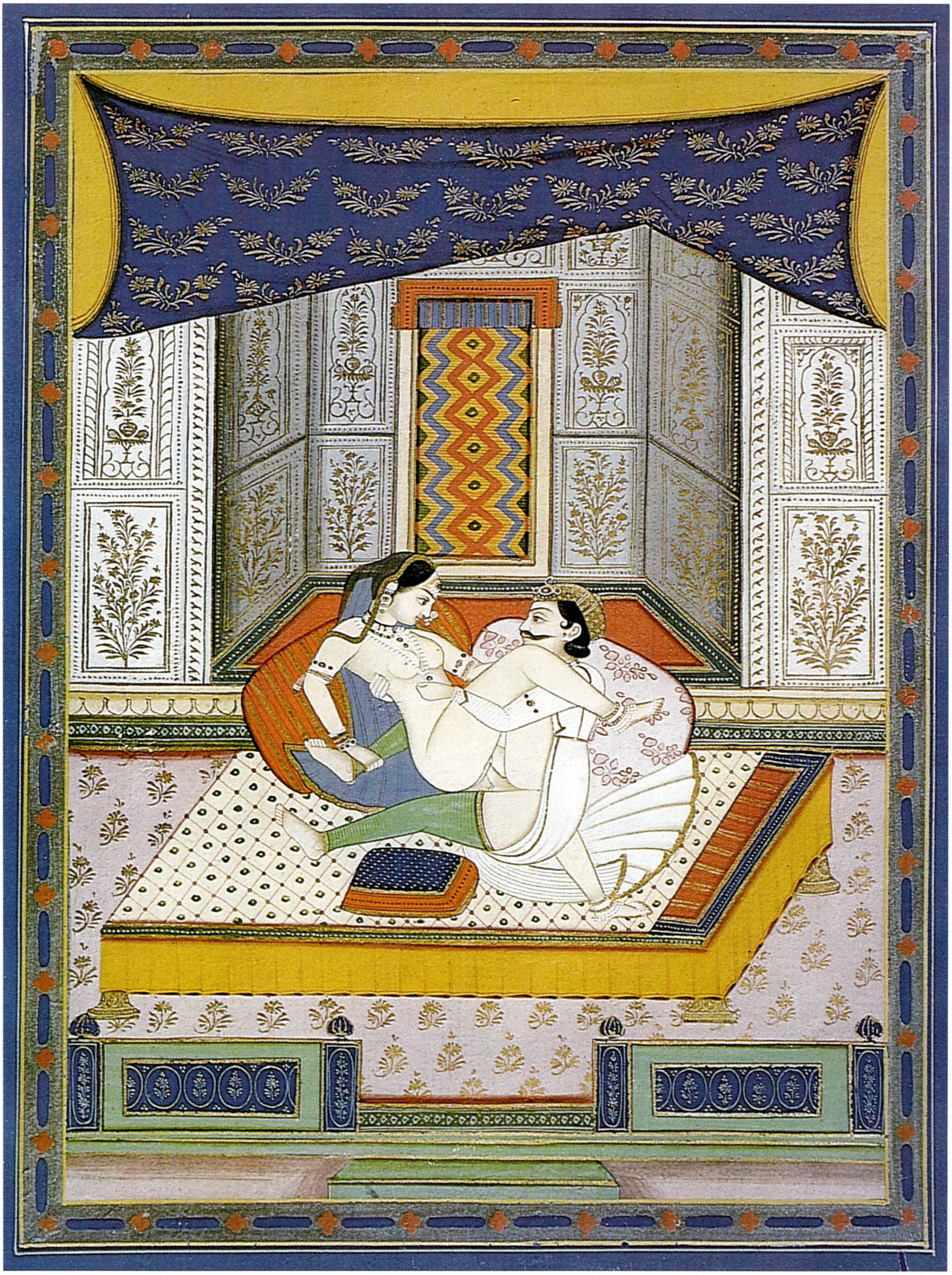

verkehr, sei festen Sinnes, ebenbürtig, strebe nach Besonderem, führe einen der Habsucht abgeneigten Wandel und liebe Geselligkeit und die Künste. Insbesondere besitze die Liebhaberin Verstand, Charakter und Geradheit; sie führe einen guten Wandel und erzeige Dankbarkeit; sie sei vorausschauend, niemals wortbrüchig, halte stets Ort und Zeit ein, besitze geschliffenes Wesen, sei frei von Niedergeschlagenheit, meide übermäßiges Gelächter, Verleumdung, üble Nachrede, Zorn, Gier, Hochmut und Leichtsinn. Sie spreche erst, nachdem sie zuvor angeredet wurde; sie sei erfahren im Kamasutra und in den weiteren, mit diesem Leitfaden verbundenen Künsten. Dies sind die allen guten Hetären gemeinsamen Tugenden.

Kehrt man diese Tugenden um, ersieht man leicht die Fehler. Demzufolge sind die folgenden Menschentypen von einer Hetäre zu meiden: ein Dahinsiechender, ein Kranker, einer mit Würmern im Stuhl, einer mit üblem Mundgeruch, einer, der im Grunde seine Ehefrau liebt, einer, der grobe Reden führt, ein Geiziger, ein Grausamer, ein von seinen Eltern Verlassener, ein Dieb, ein Betrüger, einer, der sich mit Wurzelzaubern befaßt, einer, der sich um Ehre und Schande nicht schert, einer, der mit Geld sogar von seinen Feinden zu gewinnen ist, und ein Schamloser. Bestimmte Lehrer glauben, daß sie eine große Anzahl von Motiven kennen, die die Hetäre bewegen können, einen Mann aufzusuchen. Dazu zählen sie Leidenschaft, Furcht, Geld, Wetteifer, Rache für Feindseligkeit, Neugier, Parteinahme, Kummer, religiöse Pflicht, Ruhm, Mitleid, Freundeswort, Scham, Seelenverwandtschaft, Reichtum, Stillung der Leidenschaft, Gleichheit der Geburt, Hausgenossenschaft, Beständigkeit und Hoffnung. Vatsyayana indessen konstatiert lediglich drei Hauptmotive: Geld, Abwehr eines Unglücks und Liebe. Dabei hat das Geld unbedingt den Vorrang vor der Liebe, aus dem es von letzterer nicht verdrängt werden kann. Wenn die anderen Lehrer noch Furcht und andere Gründe anführen, so könnte höchstens in Einzelfällen deren Wichtigkeit oder Unwichtigkeit abzuwägen sein. Soweit diese Betrachtung über die Freunde der Hetäre, über die zu Besuchenden, die nicht zu Besuchenden und die Anlässe des Besuchens.

Wird nun die Hetäre von einem Liebhaber eingeladen, wäre es falsch, etwa sofort darauf einzugehen. Es ist ja bekannt, daß die Männer eine leicht zu erlangende Frau geringschätzen. Um seine wirklichen Gefühle kennenzulernen, entsende sie beispielsweise Diener, Masseure, Sänger oder Komiker; sind solche Personen nicht verfügbar, kann sie auch den Pithamarda schicken. Diese Leute sollen in ihrem Auftrag klären, ob der Bewerber lauter ist oder nicht, ob er wahre Zuneigung empfindet, ob er anhänglich ist oder das Gegenteil und – als Wichtigstes – ob er freigebig ist oder lieber nimmt.

Erhält die Hetäre einen günstigen Bescheid, so schalte sie den Vita als Vermittler ein und knüpfe mit dem Bewerber das Liebesband. Auch der Pithamarda kann den Liebhaber in ihre Wohnung oder die Hetäre in die des Liebhabers bringen. Dabei wird er sich eines Vorwandes bedienen: Es finde ein Wachtel-, Hahnen- oder Widderkampf statt, man wolle Papageien oder Predigerkrähen das Sprechen lehren, ein Schauspiel aufführen oder sich der Ausübung der Künste widmen.

Ist der Liebhaber in das Haus der Hetäre gekommen, reiche diese ihm einen Gegenstand, von dem sie annehmen darf, daß er Liebe und Interesse weckt, als Liebesgabe. Dies begleite sie mit den Worten: »Nur du allein sollst das benutzen!« Sie sei höflich zu ihm und unterhalte ihn so, daß er sich daran freut und in Entzücken gerät. In den darauffolgenden Tagen schicke sie wiederholt eine Dienerin zu ihm, die ihm lächelnd ein Geschenk überreicht. Oder sie besucht ihn in Begleitung des Pithamarda selbst, wobei sie irgendeinen Anlaß zum Vorwand nimmt. So gewinnt die Hetäre einen Besucher, und dazu gibt es folgende Verse:

**Betelblätter wie auch Kränze**
**und wohlzubereitete Salbe**
**gebe sie liebevoll dem Besucher**
**und führe ein gebildetes Gespräch.**

***Friedliche Abendstimmung: Der Fürst und seine Frau auf dem Balkon des Palastes.***

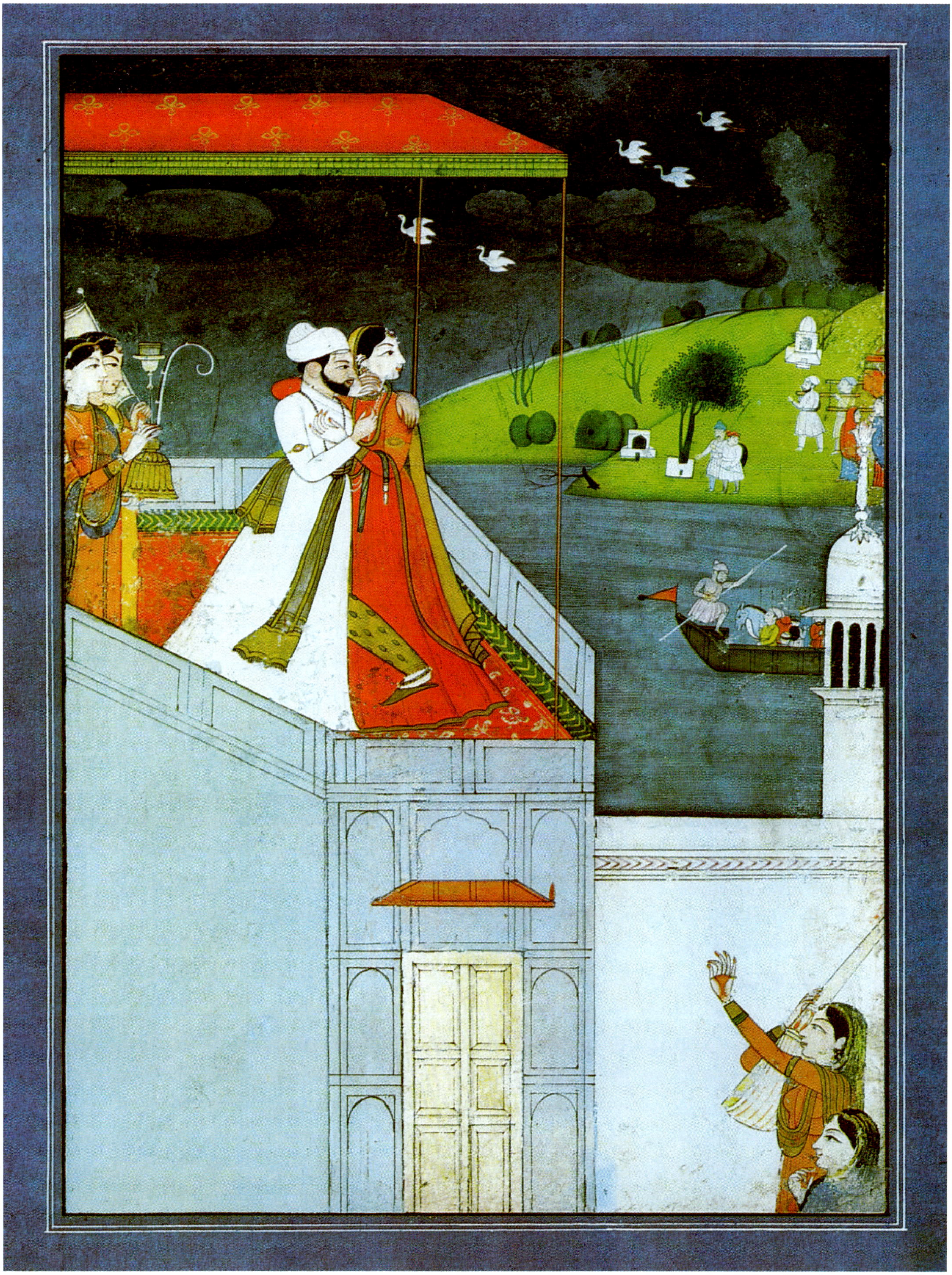

**Bei Zuneigung schenke sie ihm etwas,**
**tausche Geschenke mit ihm aus.**
**Ihr Sehnen nach Geschlechtsverkehr**
**mache sie durch ihr Selbst offenbar.**

**Mit Liebesgaben, Andeutungen**
**und mit reinen Höflichkeiten**
**soll sie den Besucher, mit ihm vertraut,**
**dann immer mehr ergötzen.**

## ZWEITES KAPITEL

## Die Hingabe der Hetäre an den Geliebten

Wenn die Hetäre ihr Ziel erreicht hat und mit ihrem Liebhaber im Konkubinat lebt, soll sie, um ihn zu erfreuen, ein Leben wie eine treue Gattin führen. Jawohl, sie soll ihn erfreuen, aber nicht ernstlich an sich binden. Nur verhalten soll sie sich so, als könne sie nichts von ihm trennen. Das ist, kurz gefaßt, die Grundregel für alle Hetären.

Am besten wird es für sie sein, wenn sie auf ihre Mutter hört, von der sie mit strenger Hand auf den Weg der Geldgier geführt wird. Ist eine Mutter nicht vorhanden, so mag sie auf die Großmutter oder auf die Stiefmutter hören. Die Mutter wiederum stehe dem jungen Mann, der sich um ihre Tochter bewirbt, mit Skepsis und Zurückhaltung gegenüber. Vorteilhaft ist etwa das folgende abgekartete Spiel: Die Mutter gibt vor, die Tochter an einen anderen Ort zu bringen. Letztere spielt dem Liebhaber Furcht und Unwillen ob dieser Maßnahme vor, stellt ihm die Unübertretbarkeit des mütterlichen Gebotes dar und verweigert ihm unter Vortäuschung von Kopf- oder Magenschmerzen den Besuch. Allenfalls unter religiösen Vorwänden mag sie eine vertraute Dienerin zu ihm schicken. All das wird den Verehrer anfeuern und seine Freigebigkeit stimulieren.

Ist er dann unter entsprechenden Opfern endlich am Ziel seiner Wünsche und schläft mit ihr, dann soll sie seine Eitelkeit befriedigen und so tun, als ob sie seine sexuellen Raffinessen bewundere. Nimmt das Verhältnis seinen Fortgang, empfiehlt es sich für sie, die 64 mit der Liebe in Beziehung stehenden Künste zu erlernen. Verfügt er über besondere Fertigkeiten, so soll sie sich von ihm in diesen unterweisen lassen. Und so richte sie insgesamt ihr Verhalten nach seinen Eigenheiten ein. Dabei soll sie aber auf die Erwählung ihrer eigenen Wünsche durchaus nicht verzichten.

Hat sie irgendwelche Schönheitsmängel an den Brüsten oder in der Schamgegend, so soll sie diese tunlichst verdecken. Wenn er sich dann im Bett ihr zuwendet, darf sie nicht den Fehler begehen, ihn irgendwie zu vernachlässigen. Im Gegenteil: Berührt er ihre Geschlechtsteile, so komme sie ihm dabei entgegen. Auch wenn er schläft, möge sie ihn küssen und umarmen. Wenn sie spürt, daß sein Geist von ihr abgelenkt ist, richte sie ihre Blicke auf ihn, um ihn wieder auf sich aufmerksam zu machen. Wenn sie aus dem obersten Stockwerk ihres Hauses auf die Hauptstraße hinunterschaut und von ihm gesehen wird, braucht sie keine Scham mehr zu empfinden.

Zeichnet sich ein Verhältnis von längerer Dauer ab, so kann sie hinterlistigen Mitteln entsagen. Vielmehr hege sie gegenüber seinem Feind ebenfalls Feindschaft, gegenüber seinem Freund aber Freundschaft. Was ihn erfreut, diene auch ihr zum Wohlgefallen. Ihre Freude und ihr Kummer sollen sich nach seinen jeweiligen Gefühlen richten. Wenn von seinen anderen Frauen die Rede ist, verschließe sie nicht etwa die Ohren, sondern bekunde ihre Neugier, deren Bekanntschaft zu machen. Und ist sie wirklich einmal zornig, so möge ihr Zorn nicht zu lange währen.

Natürlich liegt all dem letztlich Verstellung zugrunde. Wenn sie also beispielsweise an ihrem Geliebten Spuren von Kratzern und Bissen vorfindet, sei sie im Inneren mißtrauisch, ob diese Liebesmale – selbst wenn sie von ihr selbst stammen könnten – nicht von anderen Frauen herrühren.

Dem Manne ständig Liebeserklärungen zu machen, wäre verkehrt, aber in ihrer Miene darf sich ihre Zuneigung durchaus widerspiegeln. Im Rausch, im Schlaf oder im Fieber kann sie die

***Krischna, der indische Gott der Sinnlichkeit, nimmt Huldigungen verliebter Mädchen entgegen.***

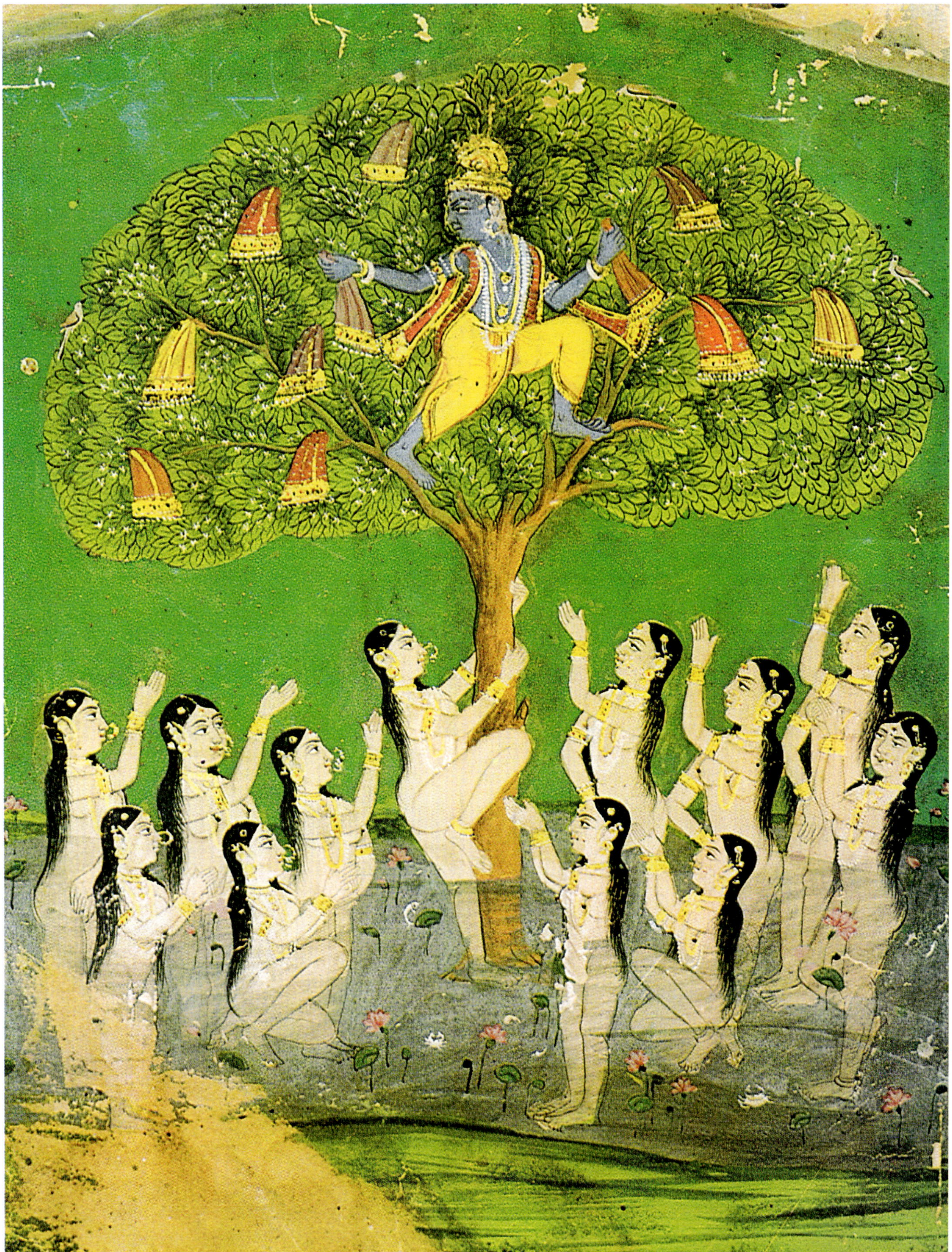

Gelegenheit finden, ihrer Liebe auch in Worten Ausdruck zu verleihen. Und wenn er einmal besonders liebevoll ist, mag sie das ebenfalls durch zärtliche Worte belohnen.

Wenn er spricht, dann soll sie sich ernsthaft bemühen, den Sinn seiner Worte zu erfassen. Hat sie ihn verstanden, preise sie seine Klugheit. Kommt sie mit anderen Menschen zusammen, spreche sie über ihren Freund ausschließlich lobend. Und redet er liebevoll zu ihr, widme sie ihm stets eine entsprechende Antwort. Wenn er etwas mit ihr bespricht, so gehe sie aufmerksam auf ihn ein, es sei denn, er äußere sich über ihre Nebenbuhlerinnen. Passiert ihrem Freund ein Mißgeschick – sollte er also stolpern, hinfallen oder auch nur übermäßig seufzen oder gähnen –, so mache sie das Unglück durch einen passenden Spruch wieder gut. Wenn er niest, rufe sie ihm »Gesundheit!« zu.

Sollte es nun einmal vorkommen, daß sie schlechter Laune ist und sie diese nicht verbergen kann, so gebrauche sie eine Unpäßlichkeit oder auch Schwangerengelüste als Ausrede. Vermeiden sollte sie, einen anderen Mann als ihren Geliebten wegen seiner Trefflichkeit zu rühmen. Weist ein anderer dagegen die gleichen Fehler auf wie ihr Freund, so unterlasse sie es, jenen dafür zu tadeln. Die vom Geliebten erhaltenen Geschenke hebe sie sorgfältig auf. Wird er von einem Schicksalsschlag betroffen, soll sie ihr Mitgefühl dadurch bekunden, daß sie auf das Anlegen von Schmuck verzichtet und stattdessen fastet. Mit ihm zusammen soll sie ihre Wehklage ertönen lassen. Sollte er es für nötig halten, das Land zu verlassen und ins Exil zu gehen, so erkläre sie sich ebenso bereit, ihn zu begleiten wie ihn erforderlichenfalls vom König loszukaufen. Bei all dem soll sie ihm sagen, daß sie ohne ihn überhaupt nicht mehr leben möchte.

Wenn ihr Freund dagegen von einem Glücksfall begünstigt wird – etwa durch Gelderwerb, durch die Erfüllung eines Wunsches oder durch Wiedergenesung nach einer Krankheit –, soll sie ihrer Schutzgottheit dafür ein Dankopfer darbringen. Im übrigen trage sie immer den ihr von ihm geschenkten Schmuck und verhalte sich bei der Nahrungsaufnahme mäßig. Wenn sie singt, versäume sie nicht, in ihren Liedern den Geliebten zu erwähnen. Ist sie einmal ermüdet, so mag sie ihm das dadurch andeuten, daß sie die Hand auf Brust und Stirn legt und danach einschläft. Am besten ist es, wenn sie auf seinem Schoß sitzend einschläft. Sollte er es aber vorziehen zu gehen, so soll sie ihn trotz ihrer Müdigkeit auf jeden Fall begleiten.

Um ihn zu erfreuen, möge sie ihm sagen, daß sie sich von ihm einen Sohn erhofft und sich wünscht, nicht über die Lebenszeit des Geliebten hinaus zu leben. Über seine Angelegenheiten spreche sie zu niemandem, es sei denn, daß es ihr ausdrücklich gestattet worden wäre. Hat er ein Gelübde, etwa bezüglich des Fastens, auf sich genommen, das ihn nun belastet, so befreie sie ihn davon mit der Bemerkung, daß sie die Verantwortung übernehme und die Schuld trage. Sollte er aber darauf nicht eingehen, so erleichtere sie ihm die Erfüllung seines Gelübdes, indem sie es mit ihm zusammen befolgt. Gibt es einmal einen Streit, so verhalte sie sich so, daß ihm eine klare Entscheidung gegen sie unmöglich wird. Der Mehrung seines Besitzes widme sie sich mit einem Eifer, als ginge es um ihren eigenen Besitz. Niemals begebe sie sich ohne seine Begleitung auf Gesellschaften. Ansonsten sei sie bescheiden und begnüge sich etwa mit dem Tragen der von ihrem Geliebten abgelegten Kränze. Alles ihren Liebhaber Betreffende soll sie ehren: seine Familie, Kaste, Heimat, Kunstfertigkeit, seinen Charakter und Besitz, sein Wissen, Aussehen und Alter, seine Tugenden und seine Freunde. Ist er sangeskundig, soll sie ihn zum Singen ermuntern. Wenn er ihren Besuch erwartet, dürfen sie weder Kälte noch Hitze noch Regen davon abhalten. Bei allen Gelegenheiten, selbst beim Totenritual, äußere sie den Wunsch, daß einzig und allein er ihr gehören möge. Und so richte sie sich stets nach seinen Wünschen, nach seinem Geschmack, Wesen und Charakter. Auf Zaubereien lasse sie sich nicht ein; lieber berichte sie ihm immer wieder von angeblichem Streit mit ihrer Mutter und daß diese sie unter Gewaltanwendung wegbringen lassen wolle.

***Ein indischer „Amor" mit verkehrt aufgestecktem Liebespfeil.***

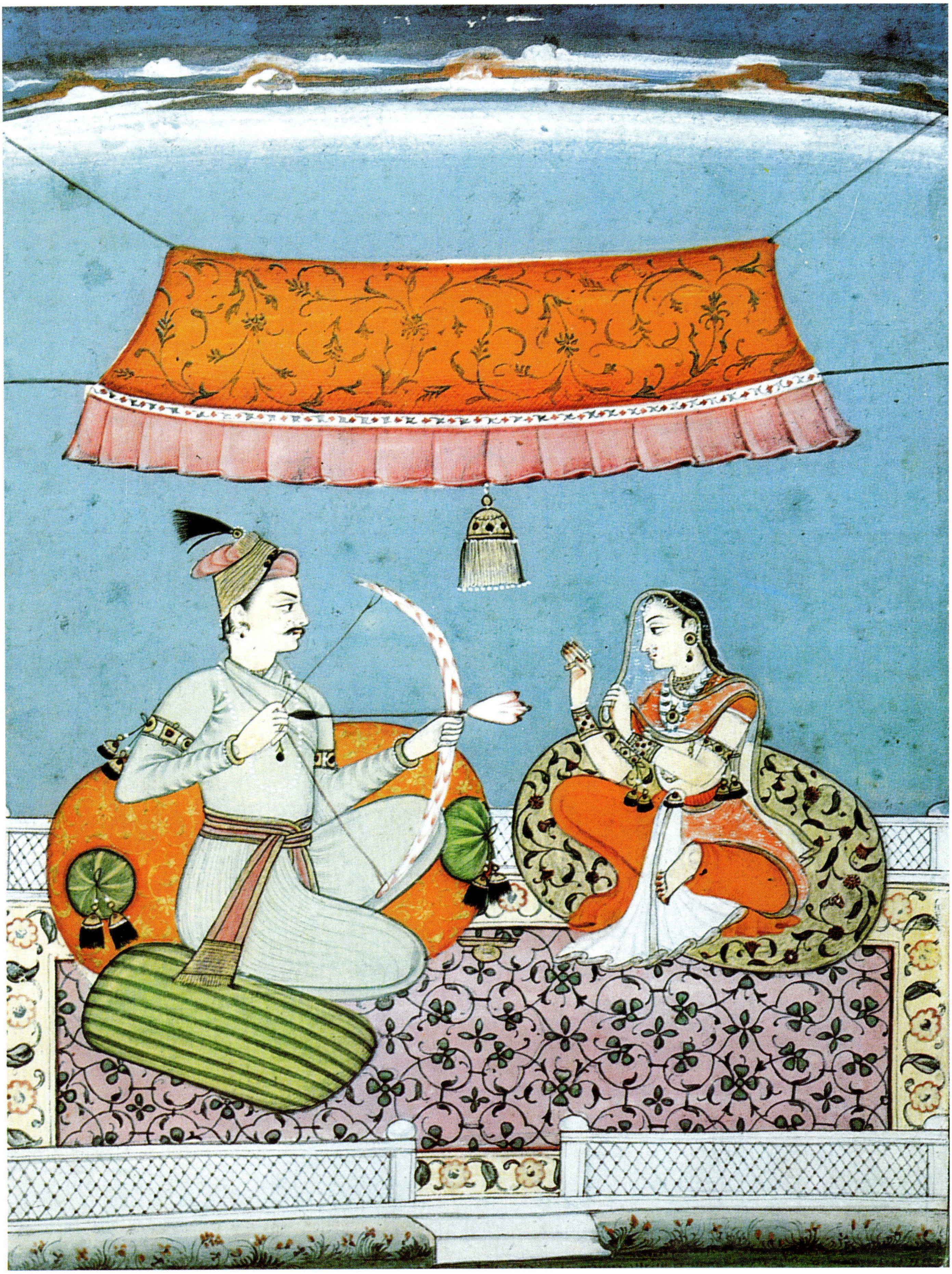

In diesem Falle aber werde sie den Tod durch Gift, Hunger, Schwert oder Strick einer Trennung von ihrem einzig Geliebten vorziehen. Das kann sie ihm durch eine beauftragte Liebesbotin ausrichten lassen oder es ihm selbst mitteilen.
Sie hüte sich davor, mit ihm in Geldangelegenheiten zu streiten. Andererseits unternehme sie nichts, ohne ihre Mutter vorher um Rat zu fragen. Sollte er einmal verreisen müssen, erflehe sie von den Göttern eine schnelle Rückkehr. Während seiner Abwesenheit schränke sie die tägliche Kosmetik ein und verzichte insbesondere auf Schmuck, mit Ausnahme eines Amuletts. Allenfalls darf sie sich ein einzelnes Muschelarmband gestatten. Sie möge an die zusammen mit ihm verlebten glücklichen Zeiten denken und sich zu Wahrsagerinnen begeben oder auf nächtliche Orakelstimmen hören, um etwas über sein Ergehen und den Zeitpunkt seiner Rückkehr zu erfahren. Sternbilder, Mond, Sonne und Sterne mag sie beneiden: Sie sehen ja den Geliebten! Vielleicht erweckt aber ein günstiger Traum in ihr die Hoffnung auf seine baldige gesunde Rückkehr. Hat sie aber einen ungünstigen Traum, so muß sie sogleich, auch wenn sie aufgeregt ist, eine Beschwichtigungszeremonie durchführen.
Ist der Geliebte glücklich zurückgekehrt, soll sie den Gottheiten Dankesgaben spenden und insbesondere den Liebesgott verehren. Von Freundinnen lasse sie ein mit Köstlichkeiten gefülltes Gefäß bringen und verehre es den Krähen, die das Schicksal des Liebhabers günstig beeinflußt haben.
Und nachdem sie dann mit ihm die Freuden des Geschlechtsverkehrs genossen hat, verehre sie nochmals die Götter, während sie auf die Krähen nicht noch einmal zurückzukommen braucht. Wenn der Geliebte ihr nun völlig hingegeben ist, verspreche sie, ihm dereinst in den Tod folgen zu wollen.
Und woran kann sie erkennen, ob der Liebhaber wirklich an ihr hängt?
Das Gefühl des Vertrauens, gleiche Lebensführung, die Erfüllung ihrer Wünsche, das Freisein von Mißtrauen ihr gegenüber sowie Großzügigkeit in Geldangelegenheiten – das sind die Merkmale, die ihn als ihr wirklich ergeben kennzeichnen.

Was hier gesagt wurde, entspricht der Lehre des Dattaka. Eine auf Erfolg bedachte Hetäre möge aber bedenken, daß das Leben vielgestaltiger ist, als es dieses kurze Kapitel zeigt. Daher möge sie die obigen Ausführungen durch eigene Erfahrungen von der Welt und insbesondere von der Natur des Mannes vervollständigen.
Hören wir zum Schluß noch diese beiden Verse:

**Wegen ihrer Zartheit und gleichzeitig ihrer Gier**
**und weil man ihr wahres Wesen nicht durchschaut,**
**ist selbst von Kundigen nur schwer zu erkennen,**
**ob Frauen Liebe empfinden oder nicht.**

**Sie lieben – und sie werden gleichgültig;**
**sie entzücken den Mann – und verlassen ihn.**
**Auch nachdem sie alles an sich gerafft haben,**
**erkennt man dennoch nicht die Frauen.**

## DRITTES KAPITEL

### Wie eine Hetäre zu Geld kommt – Woran man erkennt, daß sie dem Geliebten gleichgültig wird – Wie die Hetäre einen lästig gewordenen Liebhaber vergrault

Letzten Endes geht es der Hetäre darum, möglichst viel von dem Reichtum des sie verehrenden Mannes zu erlangen. Das geschieht entweder auf natürliche Weise oder durch List. Verschiedene Lehrer untersagen die Anwendung von List, wenn die Hetäre auf natürliche Weise zu ihrem Geld kommt, und vor allem dann, wenn sie mehr erhält, als sie ursprünglich erhofft hatte. Vatsyayana indessen ist frei von solchen Skrupeln: Er rät, das vereinbarte Geld zu nehmen und weiteres durch List zu erraffen; auf diese Weise zählt der Liebhaber doppelt.
Eine kluge Hetäre hat Möglichkeiten von fast unendlicher Vielfalt, um ihren Verehrer um mehr

*Die Liebesschaukel – eine erregende Inszenierung.*

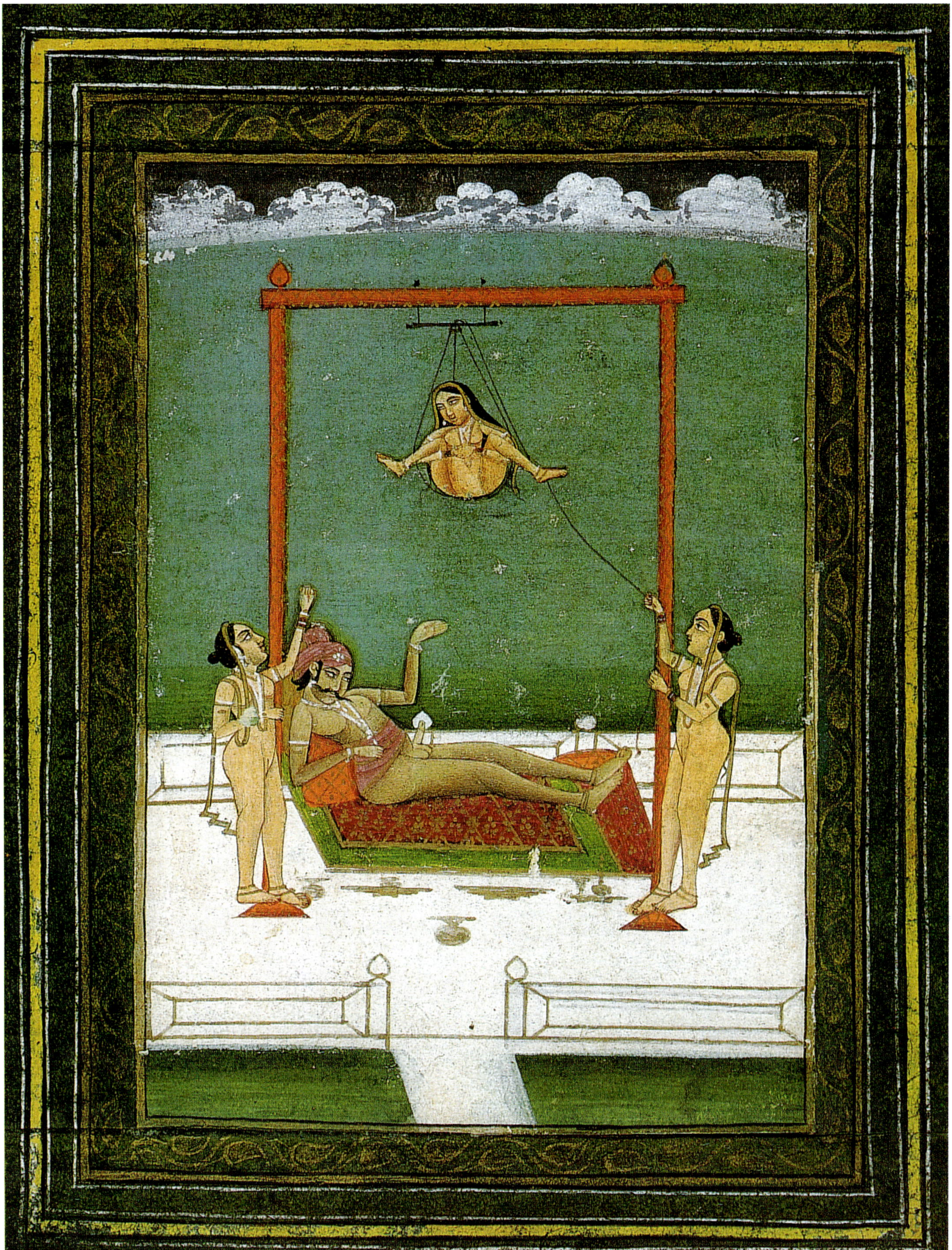

oder minder große Geldsummen zu erleichtern. Einige wollen wir hier anführen.
Sie erzähle ihrem Freund, daß sie für die Besorgung von Schmuck, Nahrungs- und Genußmitteln, Getränken, Kränzen, Kleidern, Parfüms und anderen Artikeln den Händlern viel Geld habe bezahlen müssen; er aber sei ja wegen seines Reichtums allgemein berühmt! Was kann sie ihm noch alles erzählen? Sie habe zu religiösen Zwecken Tempel errichten, Bäume pflanzen, Haine, Teiche und Gärten anlegen, Feste ausrichten und milde Gaben aushändigen lassen. Während sie ihren Freund besucht habe, sei ihr ganzer Schmuck durch die Wächter oder durch Diebe gestohlen worden. Sie habe Schaden durch einen Brand erlitten. Man habe bei ihr eingebrochen. Durch Fahrlässigkeit sei Geld in Verlust geraten. Das betreffe auch den ihrem Liebhaber gehörenden und bei ihr hinterlegten Schmuck. Um den Liebhaber in angemessener Aufmachung besuchen zu können, habe sie einen großen Aufwand treiben müssen. Überhaupt habe sie um seinetwillen Schulden gemacht. Dafür habe sie sich selbst mit ihrer Mutter überworfen. Einladungen von Freunden sei sie nicht gefolgt, da ihr all diese Geldeinbußen nicht gestattet hätten, den Einladenden etwas mitzubringen; dabei habe sie auf die Rückerstattung früher gemachter wertvoller Geschenke seitens der Freunde gerechnet. Um des Liebsten willen habe sie ihre früher gewohnte Tätigkeit abgebrochen. Er habe den Handwerkern nicht genug gezahlt; so habe sie das Fehlende abarbeiten müssen. Auch Ärzten und Ministern habe sie allerlei Dienste leisten müssen. Die Freunde des Liebhabers habe sie bei Unglücksfällen finanziell unterstützt. Als für den Sohn ihrer Freundin eine religiöse Zeremonie ausgerichtet wurde, habe sie sich an den Kosten beteiligen müssen. Sie sei schwanger, und die Befriedigung der in diesem Zustand auftretenden Gelüste verschlinge mehr Geld als gewöhnlich. Sie sei krank gewesen und habe Geld für Arzneien ausgeben müssen. Sie habe einem Freund aus der Not heraushelfen müssen. Im Interesse des Liebhabers habe sie teilweise sogar ihren Schmuck verkauft. Sie habe Schmuck, Geschirr und Hausgerät an einen Händler verkaufen müssen.

Damit sind die Möglichkeiten der Hetäre, zu Geld zu kommen, durchaus noch nicht erschöpft. Sie kann versuchen, Gegenstände gegen ähnlich aussehende, aber wertvollere, aus dem Besitz anderer Hetären auszutauschen. Hat sie früher ihrem Verehrer einmal einen Dienst erwiesen, soll sie diesen nicht in Vergessenheit geraten lassen und ihn öfters einmal anpreisen. Durch ihr ergebene Beauftragte mache sie ihrem Freund klar, daß andere Hetären im Vergleich zu ihr wesentlich höhere Einkünfte hätten. Wiederum schildere sie gegenüber Standesgenossinnen im Beisein des Liebhabers die immense Höhe ihrer eigenen Einkünfte, auch wenn dies gar nicht den Tatsachen entspricht; damit legt sie ihren Freund aber in der Öffentlichkeit auf entsprechende Zahlungen fest. Frühere Verehrer, die ihr überaus hohe Geldsummen versprochen hätten, wenn sie die Beziehungen mit ihnen wiederaufnehmen würde, habe sie abgewiesen. Immerhin seien aber seine Mitbewerber wesentlich freigebiger als er.
Schließlich mag sie ihm schmollend nahelegen, sie nicht wieder zu besuchen.
Nun kann es aber auch umgekehrt vorkommen, daß die Hetäre dem betreffenden Mann überdrüssig wird. Das sollte sie rechtzeitig erkennen. Aber woran? Nun, der Gleichgültige verändert sein ganzes Verhalten und insbesondere seinen Gesichtsausdruck. Er ist der Hetäre gegenüber zerstreut und gibt entweder zuwenig oder zuviel. Mit ihren Widersachern verbündet er sich. Er betreibt nichts mehr mit ihr zusammen, sondern schützt andere Obliegenheiten vor. Schließlich gibt er ihr überhaupt kein Geld mehr. Seine Versprechen vergißt er entweder gänzlich, oder er tut etwas anderes, als er versprochen hat. Mit seinen Freunden spricht er hinter dem Rücken der Hetäre. Er bricht auch mit der Gewohnheit, mit ihr zu übernachten, indem er sich mit irgendeiner einen Freund betreffenden Angelegenheit herausredet. Die ihm von früher bekannte Dienerschaft der Hetäre interessiert ihn jetzt

***Ein Freier überreicht seiner Auserwählten eine kleine Liebesgabe. Ihre Dienerin signalisiert die huldvolle Annahme.***

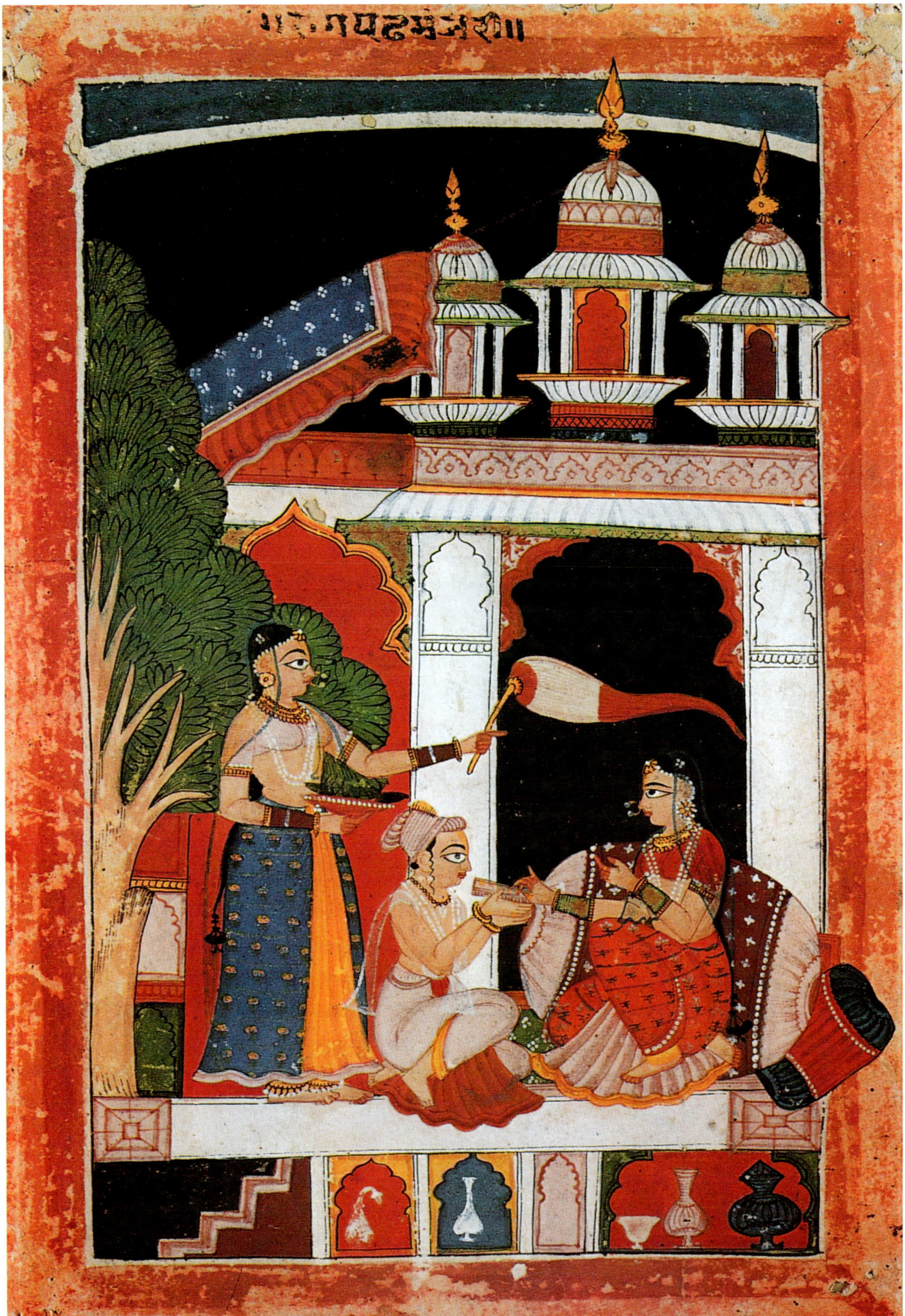
॥ रा: गपटमंजरी ॥

mehr als diese selbst. Was soll nun die Hetäre tun, wenn sie spürt, daß das Interesse ihres Liebhabers zu erkalten droht? Sie bringe vor allem seine Wertgegenstände in ihre Hand, bevor er es merkt. Zum Schein lasse sie diese einen angeblichen Gläubiger an sich nehmen. Wenn der bisherige Verehrer dann die Sachlage begreift, mag er sich mit diesem »Gläubiger« im Gerichtshof herumstreiten; erreichen wird er kaum etwas.

Aber ebensogut kann es vorkommen, daß ein der Hetäre ergebener Mann, der ihr immer dienstbereit war, für sie nutzlos wird. Wie kann sie sich seiner entledigen? Auch hierfür gibt es viele Mittel. Zunächst mag sie ihn hemmungslos betrügen. Einem ihr völlig wertlosen Mann gegenüber bedarf es überhaupt keines Zugeständnisses; sie vertreibe ihn mit Hilfe des neuen Liebhabers. Im übrigen bediene sie sich folgender Mittel: Sie macht alles das, wovon sie weiß, daß es ihm nicht gefällt. Was er einmal an ihr getadelt hat, das tut sie nun gerade: Beispielsweise preßt sie die Lippen zusammen oder stampft mit dem Fuß auf die Erde. Sie spricht über Dinge, von denen er nichts versteht. Redet aber er über etwas, worin er beschlagen ist, zeigt sie sich uninteressiert, schmäht ihn und verletzt seinen Stolz. Sie bevorzugt den Umgang mit Leuten, die ihm überlegen sind, und nimmt auf ihn keinerlei Rücksicht. Leute, die die gleichen Fehler haben wie der Verehrer, tadelt sie ausdrücklich. Sie hält sich mit Vorliebe dort auf, wo er sie nicht vermutet. Wird er zu ihr zärtlich, weist sie ihn nervös zurück und gibt ihm zu verstehen, daß sie seine Annäherung verabscheut: Sie wendet den Mund weg, verdeckt ihre Schamgegend, zeigt Ekel vor Kratz- und Bißwunden. Die Lust, sie zu umarmen, treibt sie ihm gründlich aus, und zwar dadurch; daß sie im Ärmel eine Nadel versteckt; außerdem macht sie sich steif, verschränkt die Schenkel und tut so, als überwältige sie Müdigkeit. Wenn sie aber umgekehrt gewahrt, daß er ermattet ist, dann fordert sie ihn höhnisch zum Verkehr auf. Erweist er sich dann als unfähig, bricht sie in Gelächter aus. Ist er dagegen zum Beischlaf imstande, zeigt sie kein Vergnügen daran, weder nachts noch am Tage. Wenn sie spürt, daß seine Neigung zum Geschlechtsverkehr aufflammt, kann sie auch einfach weggehen und sich zu einem anderen Mann begeben. Aus den Worten des verschmähten Verehrers greift sie absichtlich das Falsche heraus. Wo es keinerlei Grund zur Fröhlichkeit gibt, lacht sie laut auf. Bei einem Scherz lacht sie über etwas ganz anderes. Wenn der bisherige Geliebte etwas sagt, blinzelt sie aus den Augenwinkeln der Dienerschaft zu und stößt diese an. Wenn er irgend etwas erzählt, unterbricht sie ihn und fängt von ganz etwas anderem an. Vor der Öffentlichkeit erwähnt sie seine Fehler und Laster, die er nicht ablegen kann. Selbst zu einer Dienerin äußert sie sich ungeniert über seine schwachen Seiten. Wenn er sie besucht, sieht sie ihn nicht an, aber sie bittet ihn um so dreister um etwas Unpassendes. Wenn man diesen Ratschlägen des Dattaka folgt, wird die Hetäre den nunmehr überflüssig gewordenen einstigen Verehrer gewissermaßen von selbst los.

Hören wir dazu noch diese beiden Verse:

**Vereinigung mit Besuchern, nachdem sie geprüft,**
**Erfreuen des Mannes beim Verkehr**
**und Annahme des Geldes vom Verliebten,**
**zum Schluß dann Trennung – das ist Hetärenart.**

**Die bei der Annahme von Liebhabern**
**nach dieser Richtschnur sich verhaltende Hetäre**
**wird von Besuchern nie betrogen,**
**und reichlich Geld kommt bei ihr ein.**

## VIERTES KAPITEL

### Wie man ein locker gewordenes Verhältnis erneut festigt

Hat eine Hetäre den gegenwärtigen Liebhaber gehörig ausgesogen, mag sie ihn verlassen und sich erneut mit dem zusammentun, mit dem sie früher verbunden war. Das setzt aber voraus, daß dieser letztere inzwischen wieder zu Geld gelangt und wohlhabend geworden und daß er immer noch in sie verliebt ist.

***Höhere Liebeskunst:***
***Vereinigung in gehocktem Schneidersitz.***

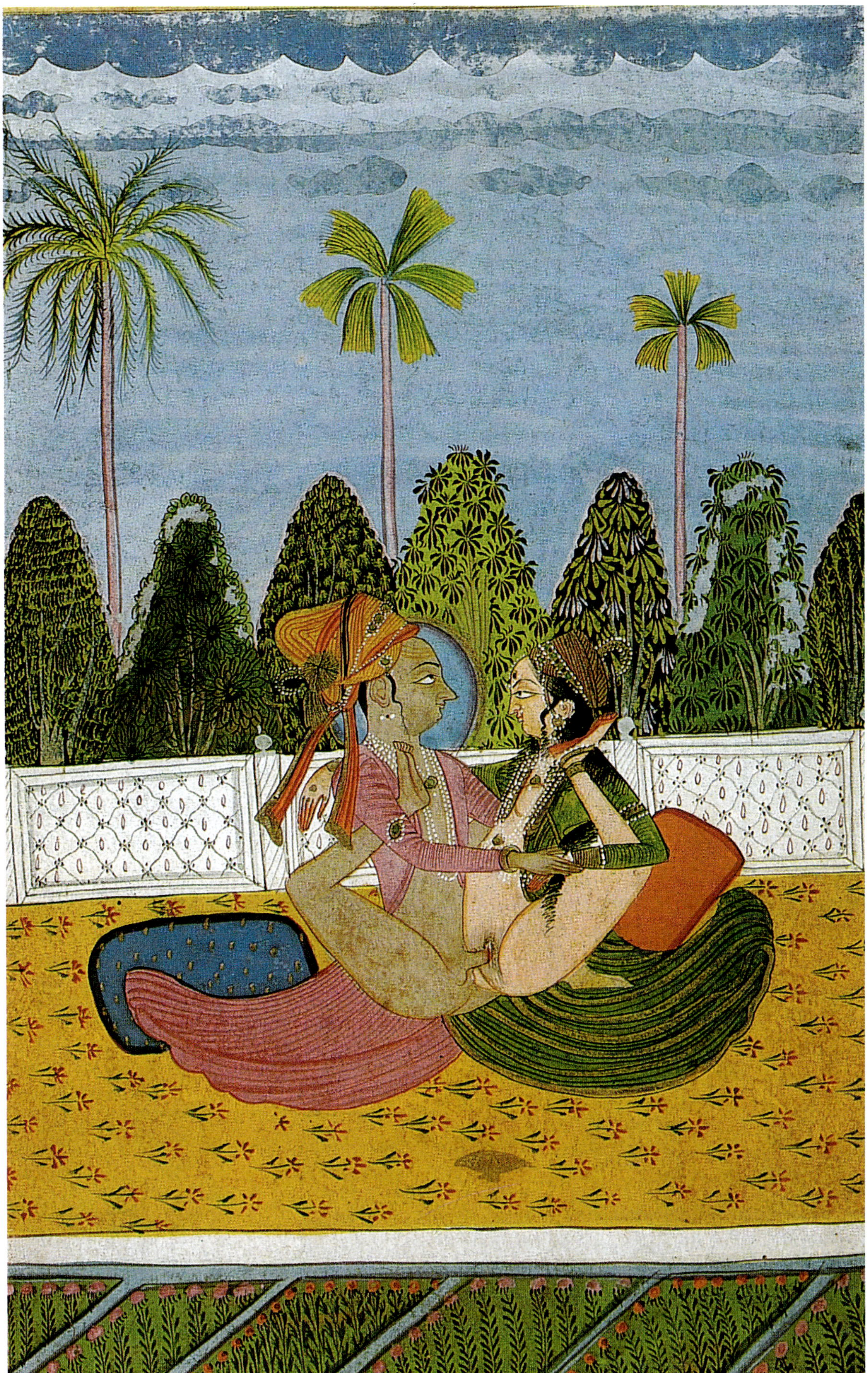

Hat er sich jedoch in der Zwischenzeit einer anderen Frau angeschlossen, dann muß die Hetäre herausfinden, welcher Art diese Verbindung ist. Es gibt hier nämlich sechs Möglichkeiten. Er kann sowohl von hier als auch von dort von selbst weggegangen sein. Er kann von hier wie von dort vertrieben worden sein. Er kann von hier von selbst weggegangen, von dort aber vertrieben worden sein. Er kann von hier von selbst weggegangen sein und sich gegenwärtig dort noch aufhalten. Er kann von hier vertrieben und von dort von selbst weggegangen sein. Schließlich kann er von hier vertrieben worden sein, sich aber gegenwärtig dort noch aufhalten.

Was tut man mit einem Mann, der von hier und von dort von selbst weggegangen ist und nun die erste der beiden Hetären anfleht, daß sie ihn wieder zuläßt? Einen solchen Mann weist man zurück, denn er hat ja erkennen lassen, daß er die Vorzüge beider Hetären verschmäht und überhaupt schwankenden Sinnes ist.

Dagegen ist ein sowohl von hier als auch von dort vertriebener Mann von festem Sinn. Ist er wohlhabend und sollte er von einer Hetäre vertrieben worden sein, die von anderer Seite hohe Einkommen hat, dann ist es unbedingt geraten, sich wieder mit ihm zu liieren. Denn er wird über die andere Frau immer noch erzürnt sein, und es steht zu erwarten, daß er aus ebendiesem Ärger heraus besonders freigebig ist. Anders liegt die Sache, wenn er wegen seiner Mittelmäßigkeit oder gar wegen seines Geizes verlassen wurde: Dann ist er offensichtlich nichts wert, und mit einem solchen Menschen darf man sich natürlich nicht zusammentun.

Ein Mann, der von hier von selbst weggegangen ist und von dort vertrieben wurde, nun aber gleich zu Anfang sich als freigebig zeigt, sollte wieder zugelassen werden.

Ist ein Mann von hier von selbst weggegangen und noch mit der anderen Hetäre verbunden, muß er, wenn er die Beziehungen wieder aufnehmen will, genau geprüft werden. Immerhin ist er ein aussichtsreicher Bewerber. Es ist ja denkbar, daß er auf die Suche nach etwas Besonderem gegangen war und nichts Besonderes gefunden hat und daß er nun auf die frühere Geliebte zurückkommt. Ein solcher wird sich aus Verliebtheit gewiß freigebig zeigen. Ebenso möglich wäre, daß er bei dem anderen Freudenmädchen allerlei Fehler gesehen hat, die nun die Vorzüge der einstigen Gespielin in um so hellerem Lichte erscheinen lassen; ein solcher Mann wird diese Vorzüge jetzt zu schätzen wissen und darum besonders viel geben.

Hat sie erkannt, daß der Bewerber sich wie ein Knabe verhält oder sich auch für andere Hetären interessiert oder sie nur betrügen will oder seine angebliche Leidenschaft nicht beständiger ist als die Farbe des gelben Ingwer, hat sie also dergleichen und noch anderes erkannt, dann soll sie sich lieber nicht mit ihm verbinden.

Ein Mann, der von hier vertrieben wurde und der von der anderen Hetäre von selbst weggegangen ist, muß, wenn er die Wiederaufnahme der Beziehungen anstrebt, ebenfalls geprüft werden. Wenn er aus Zuneigung zurückkommt, wird er ja viel geben; immerhin scheint es ja so, daß er bei der anderen nicht befriedigt worden ist und sich nun der Vorzüge der früheren Freundin entsinnt.

Allerdings können die Dinge auch vollkommen anders liegen, so daß Vorsicht auf jeden Fall geboten ist. Hat sie den Mann einst ohne Veranlassung vertrieben, so könnte er sich jetzt dafür rächen wollen. Vielleicht will er auch das ihm seinerzeit abgelistete Geld auf irgendeine Weise zurückerlangen und zu diesem Zweck der einstigen Geliebten Vertrauen einflößen. Oder aber er könnte für die erlittene Unbill Vergeltung anstreben, indem er die Hetäre mit ihrem gegenwärtigen Freund entzweit und sie danach sitzenläßt. Man muß also sorgfältig prüfen, und hat man erkannt, daß der betreffende Mann Unheil im Schilde führt, darf man sich natürlich nicht mit ihm abgeben. Also muß sich die Prüfung auf einen entsprechend langen Zeitraum erstrecken. Ähnlich ist das Verhalten zu einem Mann, der von hier vertrieben wurde, sich noch bei einer anderen Hetäre befindet, aber zurückkehren möchte.

Wenn die Hetäre sich für einen Mann interessiert, der noch bei einer anderen verkehrt, so muß sie sich

***Intimes Gespräch in zärtlicher Umarmung: ein Bild vertrauter Innigkeit.***

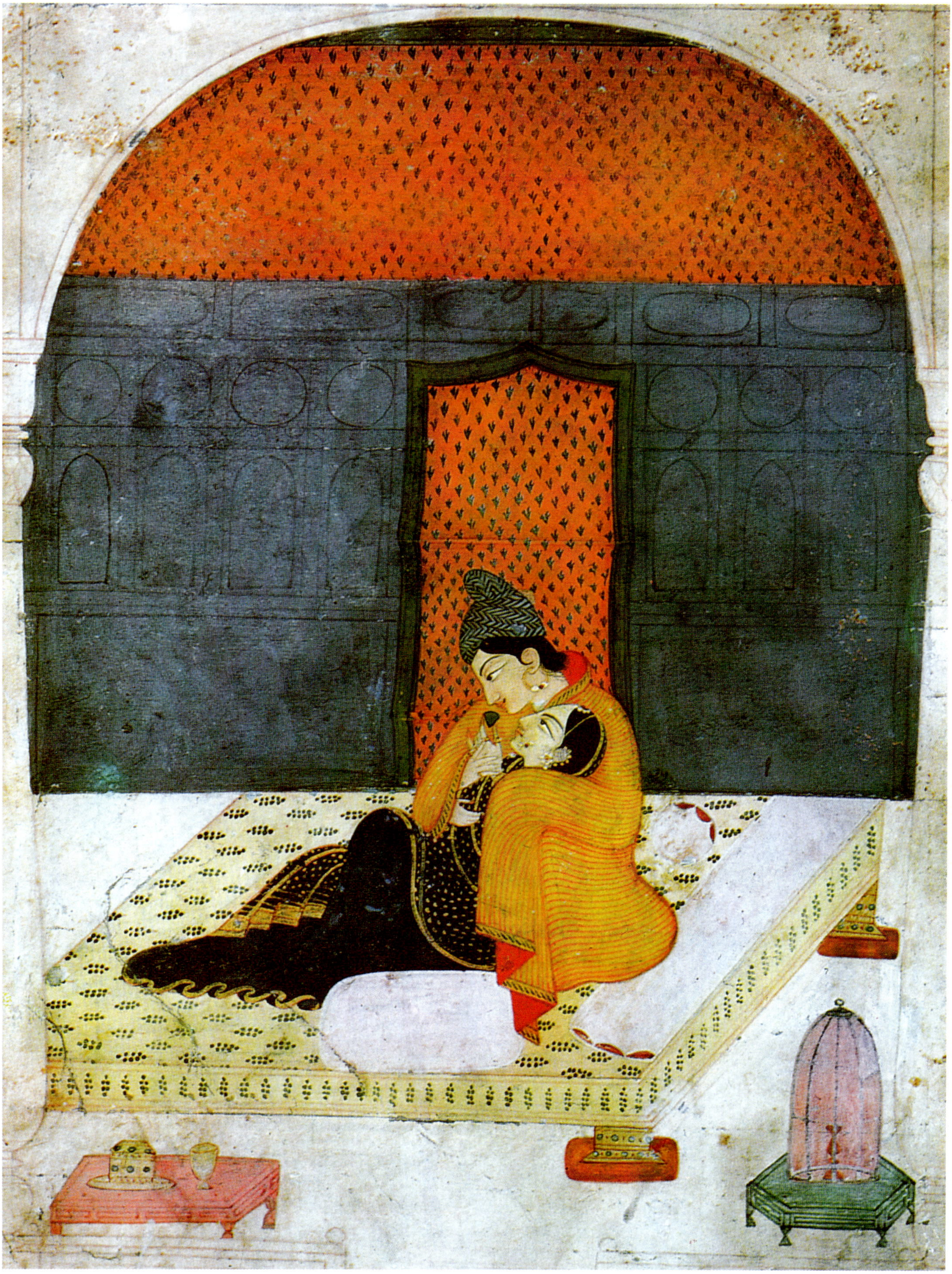

viel Mühe geben, um ihn an sich zu fesseln. Das gilt besonders dann, wenn sie ihn seinerzeit mit einer Übeltat verstoßen hatte. Immerhin ist es möglich, daß, wenn es ihr nur gelingt, ihn wieder ins Gespräch zu ziehen, die andere Frau sich mit ihm zerstreitet. Bestimmte Gründe können sie geradezu drängen, daß sie ihr früheres Verhältnis mit ihm wiederherstellt. Er könnte beispielsweise in den Besitz größerer Geldsummen gelangt sein. Vielleicht ist ihm auch eine Rangerhöhung zuteil geworden, oder er hat irgendein einflußreiches Amt erhalten. Aber auch wenn sich bei ihm privat etwas verändert hat, kann das für ihn sprechen: Etwa wenn er sich von seinen Gattinnen oder vom Vater und Bruder getrennt oder sich aus seiner Abhängigkeit befreit hat.
Wir können hier nur noch einige der vielen Gründe aufzählen, die die Hetäre veranlassen können, sich tatkräftig um einen solchen Mann zu bemühen. Sie kann sich sagen, daß sie mit ihm einen wohlhabenden Liebhaber gewinnt. Hat sie erfahren, daß er von seiner Gattin beschimpft worden ist, wird sie ihn nun gerade auf diese hetzen. Vielleicht liebt sein Freund eine ihr verhaßte Nebenbuhlerin; da könnte sie den wiedergewonnenen Mann natürlich dazu nutzen, um die beiden auseinanderzubringen. Weiß sie um den wankelmütigen Charakter des Mannes, darf sie darauf hoffen, ihn zu ihrem Vorteil zum Leichtsinn zu verführen.
Auf welche Weise bringt sie es nun fertig, die einst zerrissenen Fäden wieder zu knüpfen? Am besten schickt sie den Pithamarda, Vita oder Vidusaka aus, die dem einstigen Verehrer schildern sollen, daß die Hetäre ihn immer geliebt habe, in ihrer Zuneigung aber ohnmächtig war gegenüber der Niedertracht der Mutter – niemand anders als diese sei es gewesen, die befohlen habe, den Liebsten wegzujagen. Gewiß, sie habe wieder Verbindung zu einem anderen Mann; sie sei aber durch und durch lieblos; ja, man hasse sich geradezu. Die frühere Zuneigung der Hetäre bestünde nach wie vor fort; außerdem habe man doch gemeinsame Erinnerungen. Sie werde nie vergessen, wie lieb er damals zu ihr gewesen sei.
So also stellt man die Verbindung mit einem früheren Liebhaber wieder her. Denn die Hetäre muß sich sagen, daß es zwei Arten von Verehrern gibt: den von früher her nicht Vertrauten und den von früher her Vertrauten. Von diesen beiden ist der letztere jedenfalls der bessere, lehren verschiedene Autoritäten. Denn, so sagen sie, sein Charakter ist bekannt, sein Benehmen gut, und man weiß um die Art seiner Leidenschaft. Aber es gibt auch Lehrer, die genau die entgegengesetzte Ansicht vertreten. Vatsyayana gibt zu bedenken, daß ein von früher her Vertrauter, der seinerzeit gründlich ausgeplündert worden ist, daraus bestimmt die Schlußfolgerung gezogen hat, künftig weniger freigebig zu sein. Es wird also für die Hetäre nicht ganz einfach sein, das Vertrauen eines solchen Mannes wiederzugewinnen. Im Gegensatz dazu kann sie einen, der nicht mit ihr vertraut war, ihr Wesen also nicht kennt, schnell verliebt und sich gefügig machen.
Je nach der Wesensart des beteiligten Mannes gibt es hierbei bestimmte Besonderheiten, und diese sollen in den folgenden Versen vorgetragen werden:

**Warum wünscht eine Hetäre**
**erneute Wiedervereinigung?**
**Um eine andere mit ihrem Freund zu entzweien,**
**oder um den Besucher einer anderen zu entfremden,**
**oder um den gegenwärtigen Freund zu verjagen.**

**Ist ein Mann der Hetäre tief ergeben,**
**fürchtet er ihre Vereinigung mit einem anderen,**
**schließt er die Augen vor ihren Übeltaten**
**und wird er aus Furcht vor Verstoßung freigebig sein.**

**Einen nicht anhänglichen Mann erfreue**
**und einen anhänglichen mißachte die Hetäre.**
**Schickt ein sehr erfahrener Mann**
**ihr einmal einen Liebesboten,**

**so bevorzuge sie den,**
**der als erster zu ihr kam,**
**halte stets mit ihm Verbindung,**
**verlasse ganz auch nicht den Anhänglichen.**

***Eine schüchterne Haremsdame wird dem Fürsten zugeführt und von einer anderen Kurtisane im Privatgemach empfangen.***

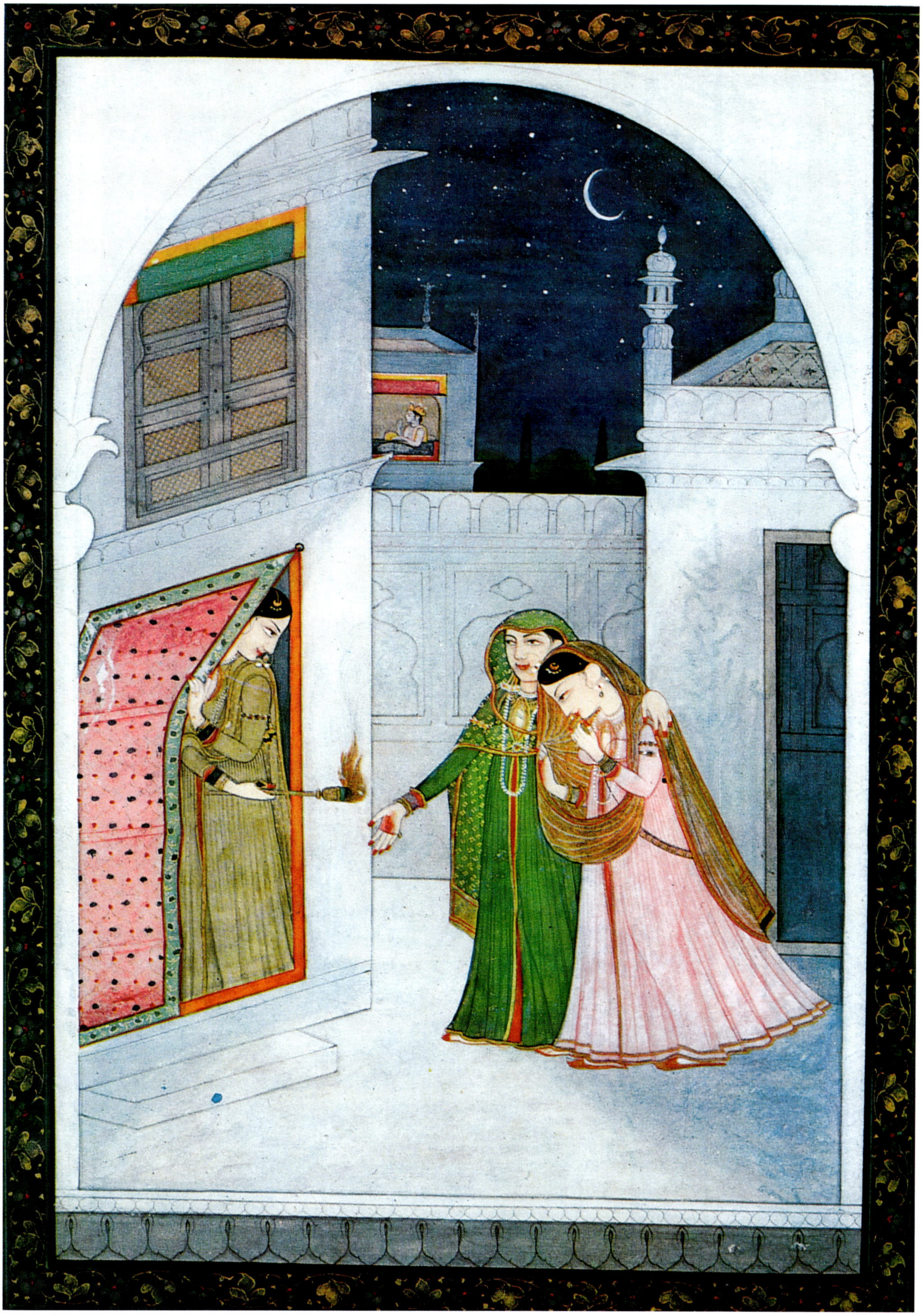

*Einen anhänglichen Mann mag die Hetäre umgarnen und doch sich auch anderswo umtun. Hat sie dem Neuen sein Geld abgenommen, mag sie den Anhänglichen entzücken.*

*Die erfahrene Hetäre prüfe zu Beginn Zukunftsaussichten, Gewinn und Liebe wie auch Freundschaft. Und danach mag sie mit dem früheren Liebhaber sich wieder vereinen.*

FÜNFTES KAPITEL

## Arten des Einkommens einer Hetäre

Sollte sich bei einer Hetäre zahlreicher Besuch anmelden, der zudem reichen Gewinn verspricht, ist es für sie günstig, an jedem Tag mehr als einen einzigen Mann zu empfangen.

Wieviel Geld soll sie für eine Nacht verlangen? Das hängt von mehreren Umständen ab: von der Art des Treffpunktes, von der Zeitdauer des Zusammenseins, von den ihrem Freier dargebotenen Körperstellen, von ihrer Schönheit und überhaupt von ihren Qualitäten und von dem Ruf, den sie im Vergleich zu anderen Hetären genießt.

Zur Anbahnung eines Besuches sende die Hetäre dem Freier Boten zu, möglichst solche, die ihm ebenfalls bekannt und vertraut sind. Zeigt sich die Aussicht auf hohen Gewinn, gehe sie auch zwei-, drei- oder viermal zu ein und demselben Mann.

Was soll die Hetäre für ihre Gunst verlangen? Einige Autoritäten meinen, daß, wenn mehrere Besucher gleichzeitig kommen und ein gleich hohes Entgelt bieten, die Hetäre den bevorzugen sollte, der genau dasjenige Gut gibt, das sie verlangt. Vatsyayana jedoch erweist sich als nüchtern rechnender Kaufmann und rät den Hetären, auf jeden Fall Gold zu verlangen, da es die Preisgrundlage für sämtliche Artikel darstellt. In abnehmender Reihenfolge des Wertes kommen außer Gold noch Silber, kupferne, messingne und eiserne Töpfe und Hausgeräte, Teppiche, Decken, Festkleider, Duftstoffe, scharfes Gewürz, Geschirr, Schmelzbutter, Öl, Getreide und Vieh in Betracht.

Wenn verschiedene Bewerber Gegenstände von gleichem Wert anbieten, so wähle sie denjenigen, zu dem ihr die Freunde raten, der die meisten Zukunftsaussichten hat, die größten Vorzüge aufweist und zu dem sie die Liebe hinzieht.

Wer ist nun eher zu erwählen, ein Verliebter oder ein Freigebiger? Einige Kenner des Liebeslebens meinen, daß der Vorzug offenkundig beim Freigebigen liegt. Vatsyayana aber sieht es anders. Er weist darauf hin, daß es durchaus möglich ist, einen Verliebten zur Freigebigkeit zu bewegen. Selbst ein Habsüchtiger ist ja freigebig, wenn er verliebt ist. Auf der anderen Seite gelingt es einer Hetäre nicht durch bloße Hartnäckigkeit, daß ein Freigebiger sich gerade in sie verliebt.

Ferner argumentieren einige Autoritäten folgendermaßen: Bei der Wahl zwischen einem Reichen und einem Armen gebührt der Vorzug
lich dem Reichen. Und wenn zwischen einem Freigebigen und einem Mann zu entscheiden ist, der gemäß den Absichten der Hetäre handelt, hat offensichtlich wiederum der letztere den Vorrang. Aber Vatsyayana schätzt dies nicht so ein. Wer gemäß den Absichten der Hetäre handelt, der meint, es sei schon genug, wenn er sich nur einmal erkenntlich gezeigt hat. Ist jemand aber zur Freigebigkeit veranlagt, so denkt ein solcher nicht daran, was er in der Vergangenheit alles gegeben hat; er wird vielmehr auch weiterhin freigebig sein. Auch hier leitet sich also der Vorrang aus dem Grad der jeweiligen Vorzüge ab.

Ein weiteres Problem besteht darin, ob ein Dankbarer oder ein Freigebiger verdient, vorgezogen zu werden. Etliche Lehrer nennen hier den Freigebigen. Doch Vatsyayana verweist auf folgenden Sachverhalt. Ein Freigebiger kann sehr wohl durch eine einzige Übeltat der Hetäre so verärgert oder von einer anderen Hetäre dermaßen aufgehetzt worden sein, daß er alle früher von seiner Freundin für ihn aufgewandte Mühe übersieht, selbst wenn er lange Zeit über mit ihr zufrieden war.

***„Der ewige Koitus“: In dieser leidenschaftlichen Position können die Liebenden stundenlang verharren.***

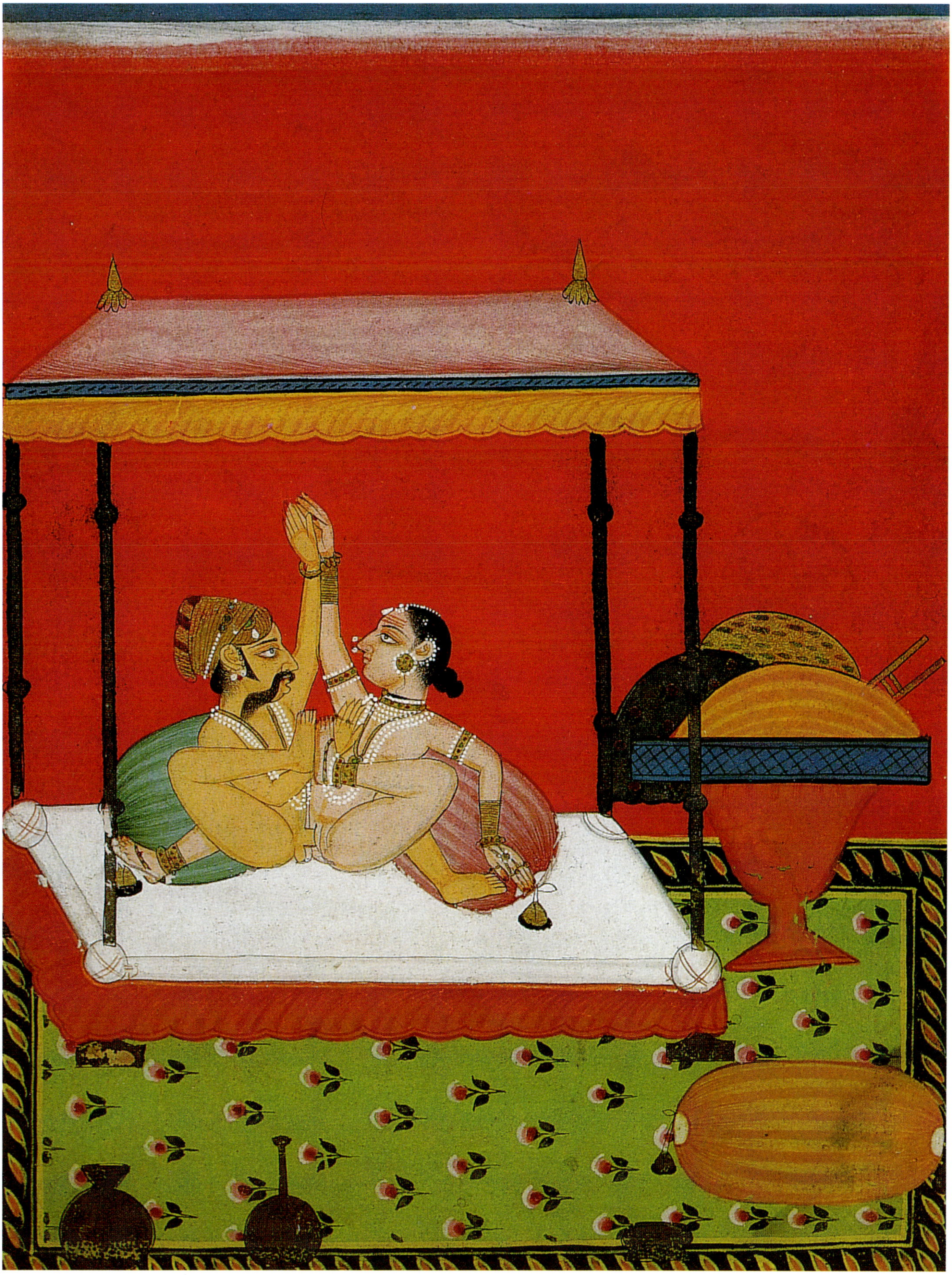

Ein solches Verhalten liegt ganz auf der Linie von Freigebigen, die bekanntlich würdevoll, geradlinig und nicht kleinlich sind. Ein Dankbarer dagegen wird die früher für ihn aufgewandte Mühe berücksichtigen und ganz gewiß nicht zu plötzlicher Gleichgültigkeit neigen. Und aufhetzen lassen wird sich ein solcher Mann auch nicht. Man sieht auch hier wieder: Der Vorrang leitet sich aus dem Grad der jeweiligen Vorzüge ab.

Weiter sehen manche Autoritäten geldliche Einkünfte für wichtiger an als das Wort eines der Hetäre ergebenen Freundes. Vatsyayana aber meint, daß die Geldeinkünfte ohnehin mit dem Verkehr verknüpft sind. Weist die Hetäre aber das Wort eines aufrechten Freundes ab, so verärgert sie diesen ganz unnötigerweise. Das soll nicht heißen, daß die Hetäre unbedingt den letzteren vorzuziehen habe. Ihr Verhalten richte sie am besten nach dem Eingang der Zahlungen ein. Den Freund versöhne sie unter Vortäuschung irgendeiner dringlichen Angelegenheit, vertröste ihn auf den folgenden Tag und nehme das ihr dargebotene Geld entgegen.

Was ist besser – der Erhalt von Geld oder die Abwehr eines Unglücks? Während einige Kenner Geldeinkünften den Vorrang geben, argumentiert Vatsyayana, daß Geld immer nur in begrenzter Menge erhältlich ist; wenn aber das Unglück einmal in Gang gekommen ist, kann niemand sagen, welche Auswirkungen es haben wird. Hier leitet sich der Vorzug aus dem Verhältnis von gewichtig und unbedeutend ab. Damit will Vatsyayana zum Ausdruck bringen, daß gegenüber einem zweifelhaften Gelderwerb die Abwehr eines Unglücks den Vorrang hat. Hetären von besonders vorzüglichen Eigenschaften haben bekanntlich enorme Geldeinnahmen, die sie nicht völlig für ihre persönlichen Bedürfnisse in Anspruch nehmen sollten. Man erwartet vielmehr von solchen Hetären, daß sie ihren Gewinnüberschuß verwenden, um Göttertempel zu errichten, Teiche, Haine und Dämme anzulegen, Tempel für den Feuergott zu erbauen, Geschenke von Tausenden von Rindern durch Vermittler an die Priesterschaft zu geben – man versteht, daß Priester keine direkten Gaben von Hetären annehmen können – und die Götter durch Opfer und Spenden zu ehren.

Eine Stufe tiefer als diese »höchsten Hetären« stehen diejenigen, die von ihrer Schönheit leben. Diese verwenden ihren Überschuß dazu, um an allen Gliedern Schmuck zu tragen, ein vorzügliches Haus zu führen, das Haus prachtvoll, etwa durch kostbares Geschirr, auszustatten und sich eine Schar von Dienern zu halten.

Noch tiefer stehen die »Wasserträgerinnen«. Ihr Überschuß ist natürlich weniger reichlich und dient zum Tragen weißer Kleidung, zur Beschaffung von Speise und Trank, zum ständigen Gebrauch von Parfüm und Betel sowie zum Erwerb vergoldeten Schmucks.

Etliche Kenner der Szene wollen die Hetären nun nach der Höhe des erzielten Überschusses klassifizieren. Vatsyayana zeigt, daß das nicht geht, weil der Gewinn je nach Gegend, Zeit, finanziellen Möglichkeiten des Liebhabers, Grad der Zuneigung und ortsüblichen Gewohnheiten stark schwankt.

Es kann Fälle geben, bei denen die Hetäre sich mit einem geringeren Gelderwerb, als ihr eigentlich zusteht oder von ihr erwartet wird, einverstanden erklären sollte. So will sie vielleicht den betreffenden Besucher von anderen Hetären fernhalten oder den einer anderen Frau anhängenden Mann dieser entreißen. Möglicherweise möchte sie einer Rivalin den Gewinn abspenstig machen. Natürlich können auch solche Überlegungen die Handlungen der Hetäre beeinflussen wie die Hoffnung, durch den betreffenden Mann zu Rang, Gedeihen, besseren Zukunftsaussichten und zur Mehrung des Besucherstroms zu kommen. Es ist ferner denkbar, daß sie gerade einen solchen Liebhaber benötigt, um mit seiner Hilfe Unglück abzuwehren. Ein Mann dieser Art kann aber auch dazu herhalten, um durch den bloßen Kontakt mit ihm einen anderen Mann zu kränken oder ihn trotz früher geleisteter Dienste zu verhöhnen. Und schließlich wollen wir zugestehen, daß es sich durchaus auch einmal wirklich um Liebe handeln kann.

***Die „Liebesspirale“: eine Herausforderung an die Biegsamkeit des weiblichen Körpers.***

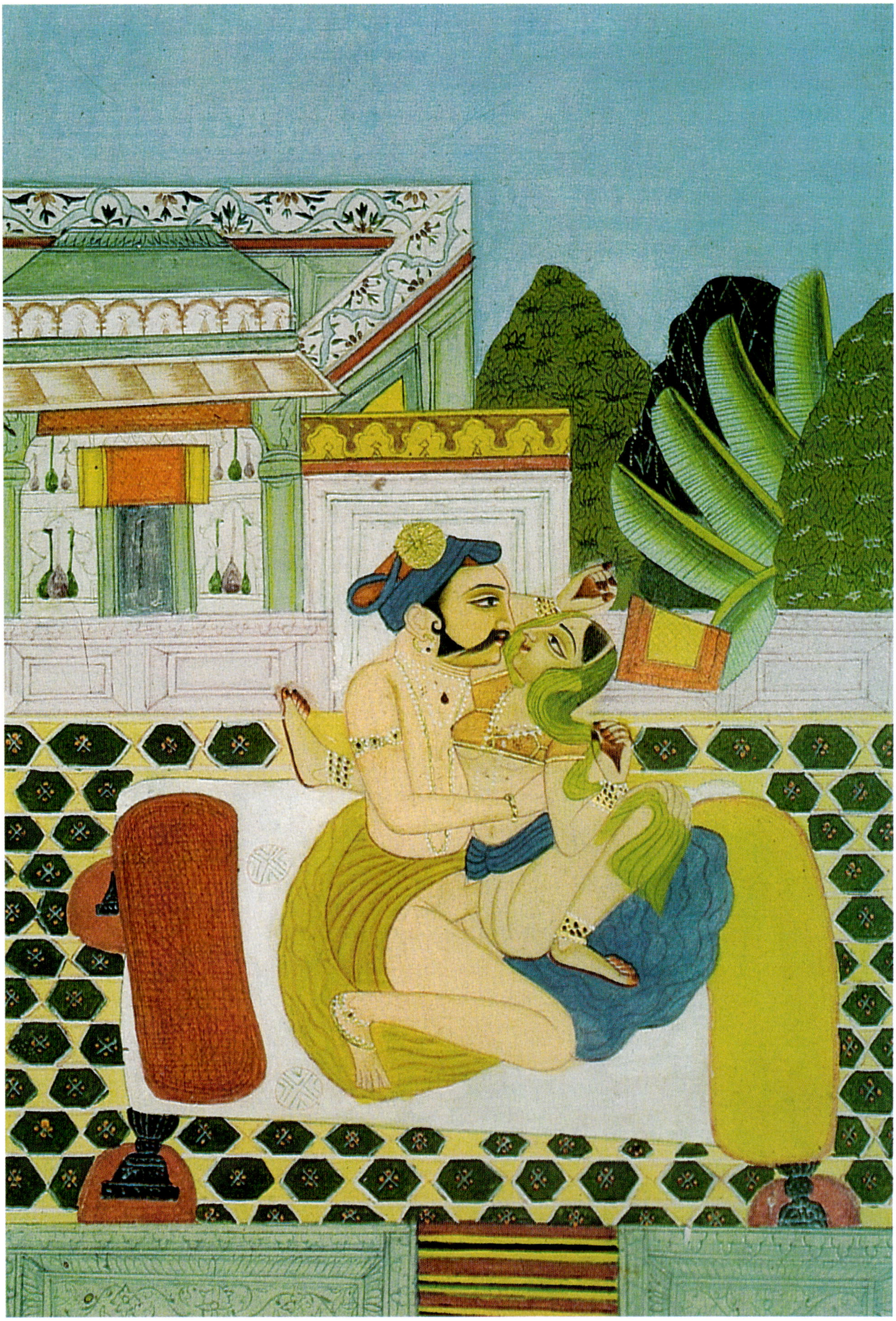

Wenn sich die Hetäre aber zur Sicherung ihrer Zukunft und zum Schutz vor Notfällen an einen Mann gehängt hat, nehme sie von einem solchen kleine Summen nicht entgegen. Dabei gibt es Fälle, bei denen die Hetäre auf schnellsten Erhalt ihres Geldes bestehen sollte. Das gilt etwa dann, wenn sie sich entschlossen hat, den betreffenden Mann zu verlassen und eine neue Verbindung einzugehen. Ein anderer solcher Fall wäre gegeben, wenn sie fürchten müßte, verlassen zu werden, weil der Freund, sagen wir, sich wieder seinen Gattinnen zuwenden möchte. Wenn sie aber bemerkt, daß ihr Liebhaber sein Geld anderweitig verschleudert, muß sie genauso handeln. Dann wiederum könnte es sein, daß ein Vorgesetzter oder der Vater den Freund unter seine Botmäßigkeit nimmt und ihn damit der Hetäre entzieht oder daß seine Stellung ins Wanken gerät. Auch sein Wankelmut sei für das Freudenmädchen Anlaß zu entsprechendem Handeln.

Wenn es aber sicher ist, daß er eine vom Herrscher versprochene Gnade erhalten wird, etwa ein einflußreiches Amt oder eine hohe Stellung, oder wenn er dabei ist, sich eine selbständige Existenz aufzubauen, oder wenn er durch Handel und Ernten hohe Einkünfte hat, und wenn man von ihm weiß, daß in ihn gesetzte Hoffnungen nicht getäuscht werden und daß er immer Wort hält – dann soll sich die Hetäre einen solchen Mann einfangen oder, noch besser, seine Ehefrau werden. Dazu wollen wir nun noch die folgenden Verse hören:

**Die nur mit Mühe reich geworden sind,**
**brutale Günstlinge des Königs,**
**soll sie in Zukunft wie in Gegenwart**
**in weitem Bogen meiden.**

**Die, werden sie gemieden, Unheil bringen,**
**jedoch Erfolg versprechen als Besuchte,**
**die soll sie, und sei es mit Anstrengung,**
**gewinnen unter einem Vorwand.**

**Die auch einer unbedeutenden Hetäre**
**freundlich bieten ungezählten Reichtum dar,**
**die Freigebigen, die voller Energie,**
**besuche sie, und sei's auf eigene Kosten.**

## SECHSTES KAPITEL

## Betrachtungen über Gewinn und Verlust – Typen von Prostituierten

Die von einer Hetäre erworbenen Gelder können unter Umständen auch Quelle des Unglücks sein oder ein Risiko bergen. Wie schnell kann Erworbenes wieder in Verlust geraten! Gefahren können sich aus vielerlei Ursachen ergeben: aus der Schwachheit des menschlichen Verstandes, aus übergroßer Leidenschaft, Hochmut, Heuchelei, aber auch aus zu stark ausgeprägter Geradheit, aus übergroßer Vertrauensseligkeit, Zorn, Fahrlässigkeit und Unbesonnenheit; schließlich aus der Launenhaftigkeit des Schicksals.

Die Folgen solcher Fehler können vernichtend sein: Umfangreicher Aufwand erweist sich als fruchtlos; die Situation wird aussichtslos; der erhoffte und erwartete Geldeingang bleibt aus; das früher erhaltene Geld schwindet dahin. Solche Unglücksfälle führen zu Veränderungen im Wesen der Hetäre: Sie wird grob, vernachlässigt ihr Äußeres, so daß ihre Attraktivität sinkt; ihr Körper verfällt, die Haare fallen aus; schließlich erfolgt allgemeiner Zusammenbruch. Darum soll die Hetäre unter allen Umständen Fehler wie die erwähnten von Anfang an vermeiden und die Mittel und Wege wählen, die das meiste Geld versprechen.

Worin besteht nun der Gewinn einer Hetäre? Er ist von dreifacher Art und besteht in Geldgewinn, seelisch-geistigem Gewinn und Lustgewinn. Ebenfalls von dreifacher Art ist der Verlust: Er äußert sich in Geldverlust, Schuld und Haß. Alle diese Arten des Gewinns und Verlustes hängen eng zusammen, so daß eins mit dem anderen folgerichtig verknüpft ist. Wenn das Erreichen eines Zieles zweifelhaft ist, so spricht man von einem Risiko. Stellt man die Frage »Wird es stattfinden oder nicht?«, so handelt es sich um ein »reines Risiko«. Wenn aber dieses oder jenes stattfinden kann, nennt man dies ein »gemischtes Risiko«.

***Animierender Tanz und eindeutige Geste: Vorspiel im Schlafgemach.***

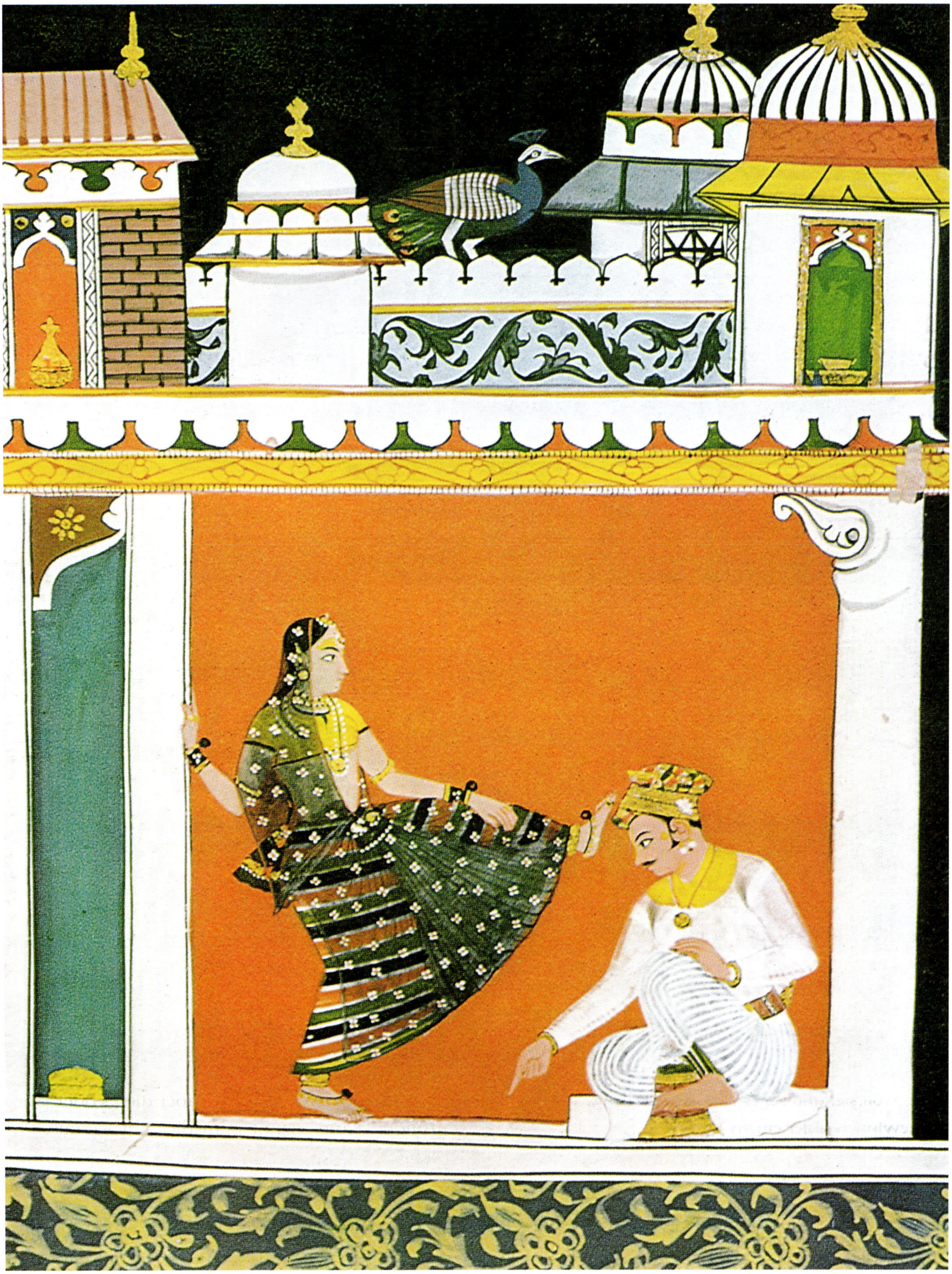

Wird eine einzige Handlung ausgeführt und diese erbringt zwei Resultate, so ist dies ein Erfolg nach beiden Seiten. Ein aus allseits entspringenden Handlungen hervorgehendes Resultat ist ein allseitiger Erfolg. Darauf werden wir noch zurückkommen. Jetzt haben wir zunächst einmal die Dreizahl des Gewinns und umgekehrt die Dreizahl des Verlustes geprüft.

Wenn die Hetäre den mit bedeutenden Geldeinnahmen verbundenen Besuch eines sehr hochgestellten Mannes erhält, der ihr gefällt und der ihr Zukunftsaussichten sowie Besuch und Nachfrage von anderen Männern eröffnet, so hat sie einen Gewinn gemacht, an den sich weiterer Gewinn anschließt. Wenn dagegen der Besuch eines Liebhabers mit einfachem Gewinn abläuft, so hat sie einen Gewinn ohne Anschluß eines weiteren Gewinns zu verzeichnen.

Nimmt sie aber Geld von einem Dieb oder Betrüger, so ruiniert sie ihre Zukunft, und ihr Geld schwindet. Es könnte danach zu Besuchen fragwürdiger Kerle kommen, was ihre Zukunft vollends vernichten würde. Das ist also ein Gewinn, an den sich Verlust schließt.

Manchmal kann die Hetäre aber auch einen Verlust in Kauf nehmen müssen, weil sich an ihn ein Gewinn knüpft. Das ist etwa der Fall beim Besuch eines Helden oder eines mächtigen Ministers. Auch wenn ein solcher Besuch auf ihre Kosten geht und fruchtlos zu sein scheint, kann er durchaus zur Abwehr von Mißgeschicken und zur Beseitigung der Ursache von Geldverlusten führen und damit ihre Zukunft sichern.

Es gibt auch einen Verlust, an den sich kein weiterer Verlust anschließt. Wenn sich die Hetäre einen Geizhals geneigt macht, einen sich für unwiderstehlich Haltenden, einen Undankbaren oder einen, der auf Betrügereien aus ist, und wenn das auf ihre Kosten geht und am Ende fruchtlos bleibt, dann sind das kennzeichnende Beispiele für diese Konstellation.

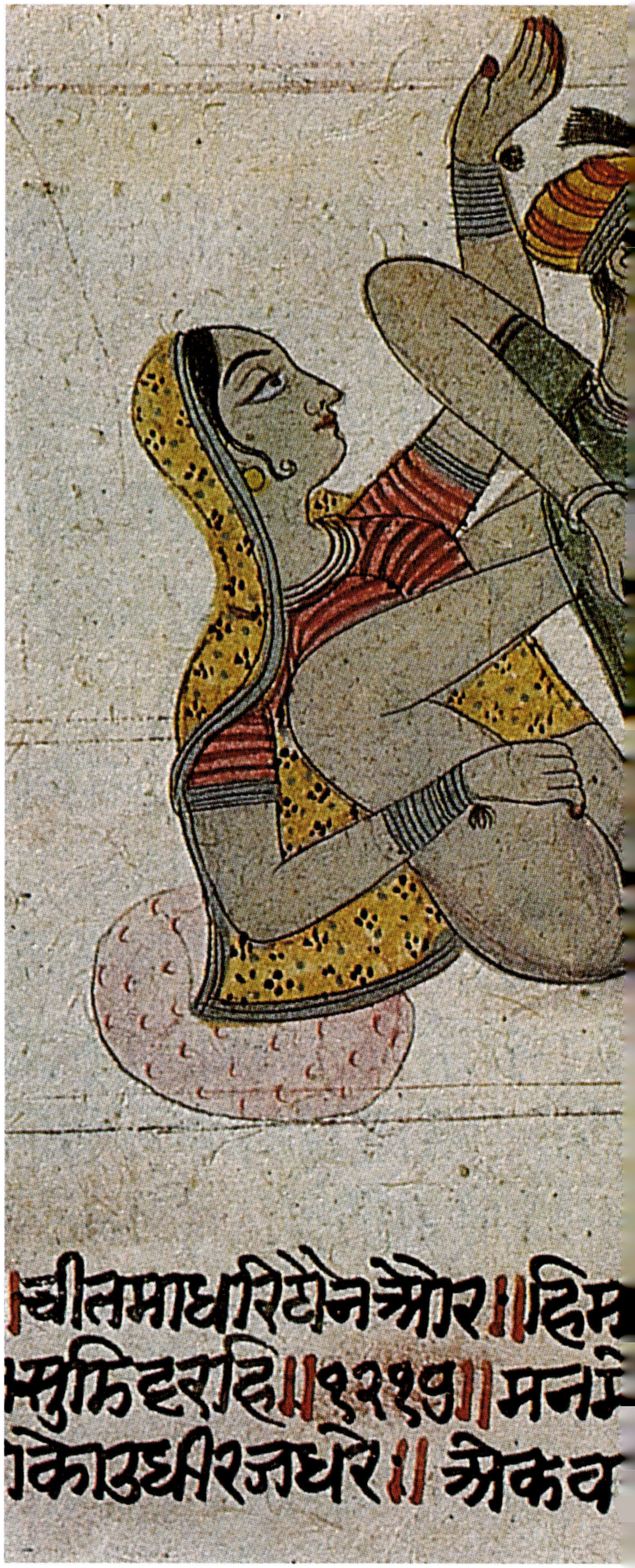

***Ein immer wiederkehrendes Motiv altindischer Erotik: Bogenschießen beim Geschlechtsverkehr.***

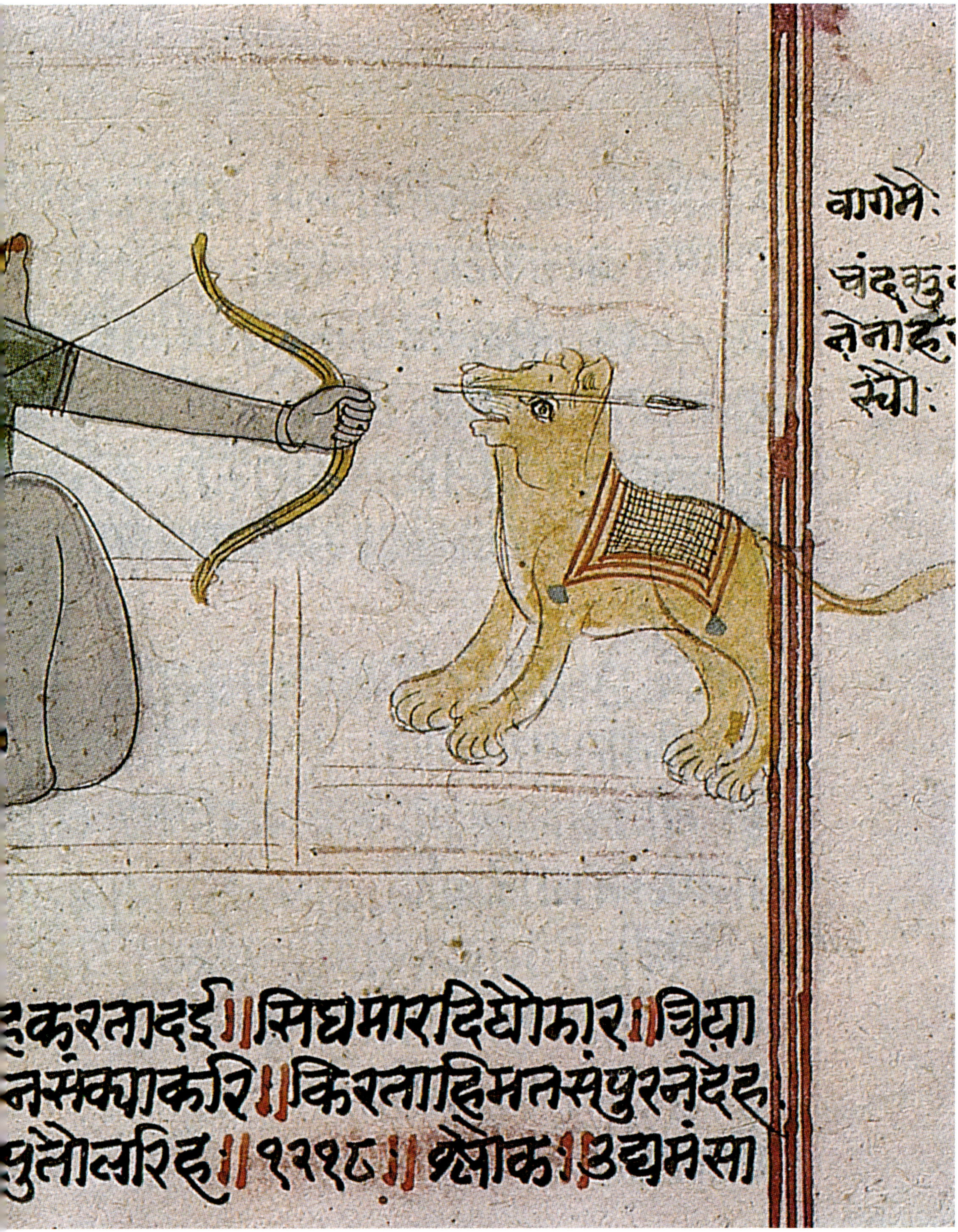
हकरताद‌ई॥ सिघमारदियोफार॥ त्रिया
नसक्याकरि॥ किरताहिमतसंपुरनदेह
पुलोलरिह॥ ११९८॥ श्लोक॥ उद्यमंसा

Schließlich kann es auch einen Verlust geben, an den sich weiterer Verlust anschließt. Wenn sich die Hetäre einen Mann geneigt macht, der ein mächtiger, aber grausamer Günstling des Königs ist, so ist dies am Ende doch fruchtlos. Und wie will sich die Hetäre von einem solchen Mann wieder lösen? Davon hätte sie doch nur Schaden.

Wir haben bis jetzt nur vom Gelderwerb gesprochen, doch ist das Gesagte sinngemäß natürlich auch auf die beiden anderen Aspekte des Gewinns und ihre gegenseitigen Beziehungen anzuwenden.

Nun wollen wir noch kurz die Risiken erörtern. Auch wenn der Freier befriedigt wurde, steht immer die Frage, ob er zahlen wird oder nicht. Das ist das Geldrisiko.

Dann kann es den Fall geben, daß die Hetäre einen Mann völlig ausgesogen hat, so daß er für sie nutzlos geworden ist, weil er einfach nichts mehr herzugeben hat. Wenn sie diesen nun deswegen sitzenläßt, kann wohl kaum jemand von Moral sprechen. Das eben ist das Moralrisiko.

Wenn die Hetäre nun selber jemanden liebt, vielleicht einen Diener oder einen anderen Mann von niedrigem Stand, wird sie da wohl wiedergeliebt werden? Das ist nun ihr Liebesrisiko.

Dann wiederum mag es einen mächtigen, charakterlich aber tiefstehenden Mann geben, der den Besuch der Hetäre verlangt, gegen den sie aber solchen Widerwillen empfindet, daß sie seinem Verlangen nicht nachgibt. Wird er sie daraufhin ins Unglück stürzen oder nicht? Das ist das Unglücksrisiko.

Manchmal ist ein für die Hetäre nutzloser Liebhaber von hündischer Ergebenheit. Wenn sie diesen verstößt und er aus Kummer darüber stirbt, dann hat sie gewiß nicht sehr moralisch gehandelt. So gibt es eben auch ein Risiko der Unmoral. Schließlich mag es Männer geben, über deren Gefühle sie im Zweifel ist, da sie keine Anzeichen von Zuneigung wahrgenommen hat. Vielleicht wird sie von diesen gehaßt? Das ist das Haßrisiko. Dies sind die »reinen Risiken«; nun mögen noch einige Worte über die »gemischten Risiken« folgen. Wenn sich die Hetäre einem Neuankömmling von unbekanntem Charakter oder einem mächtigen Günstling widmet, so kann daraus Gewinn oder Verlust entstehen.

Wenn sie auf Ersuchen eines Freundes oder aus eigener Gutherzigkeit einen gelehrten Brahmanen besucht oder einen Brahmanenschüler, Geweihten, Gelübdeträger oder Sektenanhänger, der, nachdem er sie gesehen hatte, in Leidenschaft geriet und nun im Sterben liegt, dann kann man darüber streiten, ob ihr Verhalten die Erfüllung einer religiösen Pflicht ist oder Unmoral bedeutet. Hierin liegt ihr Risiko.

Wenn sie jemanden besucht, über den man sich allgemein noch nicht schlüssig geworden ist oder den sie noch nicht geprüft hat, von dem sie also nicht weiß, ob er anständig oder schlecht ist, ob er Liebe oder Haß bringt, so ist dies ebenfalls ihr Risiko. Alle diese Risiken können sich untereinander verbinden.

Riskant, aber andererseits chancenreich ist die Verbindung der Hetäre mit mehreren Liebhabern. Ein günstiger Fall liegt vor, wenn die Frau Geld sowohl von einem neuen als auch von dem ursprünglichen Liebhaber empfängt; dann ist das ein Gewinn in doppelter Hinsicht. Bleibt aber ein auf eigene Kosten anderswo unternommener Besuch fruchtlos und verlangt der ihr ursprünglich ergebene, jetzt aber natürlich verärgerte Mann sein Geld zurück, so ist das ein Verlust in doppelter Hinsicht. Wenn es Bedenken gibt, ob beim Besuch eines neuen Liebhabers Geld herausspringen wird oder nicht und ob der ihr gegenwärtig ergebene Mann aus Wetteifer mehr geben wird oder nicht, so ist dies ein Gewinnrisiko in doppelter Hinsicht. Wenn es bei einem Besuch auf eigene Kosten ungewiß ist, ob der frühere Liebhaber feindselig werden und aus Zorn Schaden stiften wird oder nicht und ob der ihr Anhängende verärgert das Gegebene zurücknehmen wird oder nicht, so ist dies ein Verlustrisiko in doppelter Hinsicht.

Dies sind die Beziehungen in doppelter Hinsicht, wie sie Auddalaki sieht. Doch die Anhänger des Babhravya vertreten eine von dieser etwas abweichende Auffassung. Einen Gewinn in doppelter Hinsicht sehen sie darin, wenn bei einem Besuch ein Gewinn herauskommt und sich durch den Nichtbesuch des ihr anhängenden Verehrers ebenfalls ein Gewinn ergibt. Wo dagegen bei einem Besuch fruchtloser Aufwand entsteht und beim Nichtbesuch ein unabwendbarer Verlust – das gilt als Verlust in doppelter Hinsicht. Ergeben sich bei einem Besuch Zweifel darüber, ob der Besuchte auch ohne großen Aufwand ihrerseits zu geben bereit ist oder nicht oder ob beim Nichtbesuch der ihr Anhängende geben wird oder nicht, so sprechen die Babhravya-Anhänger von einem Gewinnrisiko in doppelter Hinsicht. Hat die Hetäre aber Zweifel, ob der frühere Liebhaber sich als feindselig erweisen wird oder nicht und ob er, wenn nicht besucht, aus Zorn Schaden stiften wird, so ist dies ein Verlustrisiko in doppelter Hinsicht. Gewinn, Verlust und die entsprechenden Risiken können hierbei verschiedene Kombinationen miteinander eingehen. Die Hetäre muß in bezug auf ihre Verehrer alle diese Möglichkeiten sorgfältig prüfen. Dabei entscheide sie sich stets nach der Seite der reichlichsten Gewinnerwartung, wobei sie ein Gewinnrisiko in Kauf nehmen muß. Auf Moral und Liebe sind diese Grundsätze sinnentsprechend anzuwenden. Im Überblicken aller sich hier ergebenden Kombinationen sollte die Hetäre Meisterschaft erwerben. Dies über die Beziehungen in doppelter Hinsicht.

Wir haben soeben den Fall erörtert, daß eine Hetäre mehrere Verehrer hat, wobei sie die aktive Rolle spielt. Umgekehrt ist natürlich auch denkbar, daß sich mehrere Lebemänner von sich aus zusammentun und entweder abwechselnd oder auch gemeinschaftlich mit der Hetäre geschlechtlich verkehren. In einem solchen Fall bemühe sich letztere, von jedem einzelnen Mann so viel Geld wie möglich zu erraffen. Auch ihre Mutter kann sie hier tatkräftig unterstützen, indem sie etwa am Frühlingsfest und bei anderen passenden Gelegenheiten bekanntgibt, daß ihre Tochter denjenigen besuchen werde, der ihr die Erfüllung dieses oder jenes Wunsches zusage. Die Hetäre nutze den unter den Herren bestehenden Wetteifer, um jeden einzelnen von ihnen zu besonderer Freigebigkeit zu ermuntern. Bei diesen »allseitigen Beziehungen« kann sich von einer und von allen Seiten Gewinn, aber natürlich auch ebensolcher Verlust ergeben. Die Überlegungen über Gewinn- und Verlustrisiko sowie über Moral und Liebe sind auch hier sinngemäß anzuwenden.

Nach diesen Betrachtungen zu Gewinn, Verlust und Risiko wollen wir noch kurz auf die Typen von Prostituierten eingehen. Diese sind: die schon erwähnte »Wasserträgerin«, die Dienerin, die Fremdgehende, die Ausschweifende, die Tänzerin, die Künstlerin, die offenkundig Verdorbene, die von ihrer Schönheit Lebende und die Hetäre. Die weiter oben gegebenen Regeln über Besucher, Freunde und deren Entzückung, über die um des Gelderwerbs willen anzuwendenden Listen, über das Vergraulen und die erneute Vereinigung, über die Arten und Folgen von Gewinn, Verlust und Risiko gelten sinngemäß auch für alle die genannten Typen.

Dies ist der der Prostitution gewidmete Hauptteil, und dazu hören wir noch diese beiden Verse:

**Da die Männer nach Liebesgenuß verlangen**
**und es nach Liebesgenuß auch die Frauen gelüstet,**
**daher wird hier als Hauptzweck des Lehrbuches**
**die Vereinigung mit den Frauen gelehrt.**

**Die Frauen sind auf Leidenschaft bedacht,**
**doch lieben heiß sie auch das Geld.**
**Die Leidenschaft haben wir daher zuerst geschildert,**
**im Abschnitt über Prostitution dann das Hetärenwesen.**

SIEBENTER HAUPTTEIL

# GEHEIMMITTEL

## ERSTES KAPITEL

### Wie man gewinnend wirkt – Wie man andere bestrickt – Zur Anwendung von Aphrodisiaka

Nunmehr ist alles Wichtige gesagt worden, so daß wir an dieser Stelle das Kamasutra eigentlich abschließen könnten. Aber es gibt vielleicht doch Menschen, die trotz Befolgung der im Lehrbuch gegebenen Regeln ihr Ziel nicht erreichen. Diese Menschen sollten sich die folgenden Geheimlehren zunutze machen.

Natürlich wirkt am ehesten gewinnend, wer Schönheit, Jugendlichkeit, Tugend und Freigebigkeit in sich vereint. Dieselbe Wirkung hat aber auch eine aus den Blättern von Tagara, Kustha und Talisa bereitete Salbe. Man kann diese Salbe aus den genannten Substanzen auch in einem Menschenschädel zubereiten und, fein verrieben, mit Öl bestreichen. Gleiche Wirkung hat ein Öl, das man aus den Wurzeln der Sahadevi, Sariva, des Kurantaka und den Blättern des blauen Lotus gewinnt; damit kann man auch im Haar zu tragende Kränze präparieren. Gewinnend wirkt man auf die Menschen, wenn man ein Pulver aus den getrockneten Staubfäden von Wasserrosen und blauem Lotus, das mit Honig und Butterschmalz versetzt ist, leckt. Ebendiese Stoffe, mit Tagara-, Talisa- und Tamala-Blättern als Salbe zubereitet, wirken ähnlich. Eine andauernde Wirkung erzielt man, wenn man das Auge eines Pfauen oder einer Hyäne, das mit einem Stück Blattgold umwickelt ist, am rechten Handgelenk trägt. Ebenso trage man ein Amulett aus der Wurzel von Badara und ein Muschelamulett. Bei solchen Amuletten wähle man die Verfahren, die der Atharvaveda für derartige Fälle lehrt.

Vatsyayana kennt geheime Ratschläge noch für viele andere Lebenslagen. So soll ein Herr seine Dienerin, die das Jugendalter erreicht hat, für die Dauer eines Jahres von anderen jungen Leuten fernhalten. Dadurch werden letztere auf sie besonders lüstern; das Fernhalten bewirkt ja eine enorme Steigerung des Interesses. Der Herr hat es dann nicht mehr schwer, die Dienerin dem Meistbietenden zu überlassen.

Hat die Tochter einer Hetäre das Jugendalter erreicht, so möge sie von der letzteren über ihre Zukunft aufgeklärt werden. Die Mutter kann ihr sagen, daß derjenige Bewerber sie bekommen werde, der der Beste sei, worunter natürlich der Gebefreudigste zu verstehen ist. Bis es soweit ist, mag die Tochter sich ruhig auch ohne das Wissen ihrer Mutter mit reichen jungen Leuten amüsieren. Mit solchen kann sie sich beim Erlernen der Künste, in einer Konzerthalle, im Haus einer Bettelnonne oder auch an anderen Orten treffen. Weiß die Mutter von solchen Begegnungen, so lasse sie ihre Tochter nur dann gehen, wenn sich die jungen Leute als zuverlässige Zahler erweisen. Hat sie aber ein weiches Herz und kommen die jungen Männer gelegentlich in Geldverlegenheit, vervollständige die Mutter die Geldsumme aus ihrer Privatschatulle, stelle es vor der Tochter aber so dar, als ob das gesamte Geld von den Männern gegeben worden sei.

Findet die Tochter einen Ehemann, gibt sie natürlich die Jungfräulichkeit auf; geschieht das aber vor der Ehe und heimlich, so stelle sie sich unwissend und melde ihre Defloration den Gerichtsbeamten.

Ist die Hetärentochter aber von einer Freundin oder Sklavin mit dem Finger entjungfert worden und hat sie den Inhalt des Kamasutra voll erfaßt und sich mit den dort dargelegten Praktiken vertraut gemacht, so mag sie sich nunmehr in gegenseitigem Einvernehmen von ihrer Mutter trennen. Wenigstens bei den östlichen Völkern herrscht diese Gepflogenheit.

Sie kann jetzt am besten eine Zeitehe eingehen. Diese dauert ein Jahr, und während desselben sollte sie sich keinen Fehltritt zuschulden kommen lassen. Danach hat sie wieder freie Wahl. Sollte der Mann nach dem Probejahr ein weiteres Zusammenleben mit ihr wünschen, so verzichte sie auf Gewinn und gehe für die nächste Nacht zu ihm. So kann auch eine Prostituierte zu einer festen Verehelichung gelangen. Gleiches gilt für die vom Theaterspielen lebenden Mädchen; nur sollten hier die Mütter die Tochter demjenigen geben, der über ausgezeichnete Musikinstrumente verfügt, mit denen er den Lebensunterhalt der Tochter sichern kann.

Wie kann man sich nun eine geschlechtlich bezwingende Kraft verschaffen? Ein Mittel dazu ist das Einreiben des Penis mit einem mit Honig vermischten Pulver aus Dhattura, Marica und Pippali. Man kann aber auch ein vom Wind aufgewirbeltes Blatt von einem Kranz, der auf der Brust eines Toten gelegen hat, und einen Pfauenknochen pulverisieren und damit die Geschlechtsteile bestreuen. Gleiches gilt vom pulverisierten Leichnam eines von selbst gestorbenen Geierweibchens, der mit Honig vermischt und mit Myrobalanenfrüchten gewässert worden ist.

Eine Substanz ganz besonderer Natur ist die folgende: In Stücke geschnittene Stengelknoten der Vajrasnuhi werden mit rotem Arsenikpulver und Schwefelblüte versetzt, siebenmal getrocknet, gepulvert und mit Honig vermischt. Reibt man damit den Penis ein, erhält dieser eine gewaltige Kraft. Zündet man die Mischung in der Nacht an, so daß Rauch entsteht, erscheint der von diesem Rauch verhüllte Mond golden. Mischt man noch den Kot eines rotgesichtigen Affen hinzu und bestreut damit ein Mädchen, so darf man sicher sein, daß es keinem anderen gegeben wird.

Wegen ihrer Kraft, die unwiderstehliche sexuelle Potenz bewirkt, selbst von den Göttern hochgeschätzt, ist folgende Salbe: Man tränkt Wurzelknollen der Vaca mit Mangosaft, höhlt einen Simsapa-Baum aus und bewahrt jene Knollen sechs Monate lang in einem Ast dieses Baumes auf. In dieser Zeit bildet sich besagte Salbe. Auf gleiche Weise erlangen dünne Späne aus dem Mark des Khadira-Baumes den Duft von Blüten eines ausgehöhlten Baumes, in dem man sie sechs Monate lang aufbewahrt hat. Das ergibt eine von den Gandharven geschätzte Salbe. Die Schlangendämonen wiederum bevorzugen eine Salbe aus Priyangu-Blüten, die mit Tagara und Mangosaft vermischt und sechs Monate lang in einem ausgehöhlten Naga-Baum aufbewahrt wurden. Auch sie verleiht sexuelle Kraft.

Eine Augensalbe entsteht aus einem zerkleinerten Kamelknochen, den man mit dem Saft von Bhrngaraja getränkt und dann verbrannt hat. Gibt man sie dann in einen hohlen Kamelknochen und versetzt sie mit Hilfe eines ebenfalls aus dem Teil eines Kamelknochens bestehenden Stäbchens mit Antimonsalbe, so wird das Gemisch klar und ist nicht nur augenfreundlich, sondern verleiht auch dem Geschlechtsverkehr bezwingende Kraft. Damit sind zugleich die aus den Knochen von Falken, Geiern und Pfauen bereiteten Augensalben besprochen.

Wenn man eine Knoblauchzehe, Chaba-Pfeffer und Süßholz in gezuckerte Milch einrührt und diese trinkt, wird man potent. Das Trinken von gezuckerter Milch, die man mit Widder- und Ziegenbockhoden zubereitet hat, hat ebenso günstigen Einfluß auf die Potenz wie von Milchgemischen mit Vidari, Ksirika und Svayamgupta oder mit den Samen von Priyala, Morata und Vidari.

Manche Lehrer empfehlen für diejenigen Männer, die sich die Kraft für das Beschlafen unzähliger Frauen wünschen, das Essen einer Art von Kuchen: Man backt Zuckerrohrwurzel, gemahlenen Srngataka, Kaseruka und Madhulika, süße Milch und Schmelzbutter auf kleinem Feuer. Ferner raten sie zu folgender Prozedur: Man bade eine Bohne und eine Lotuspflanze in Milch, mache sie mit Schmelzbutter weich und bereite davon mit Honig und Butterschmalz sowie mit der Milch von einer Kuh, die ein erwachsenes Kalb hat, eine Speise. Ebenso potent wird ein Mann, der aus Vidari, Svayamgupta, Zucker, Honig, zerlassener Butter und Weizenmehl ein Gebäck herstellt und davon ißt. Kocht man aus der in einem Sperlingsei enthaltenen Flüssigkeit mit Reiskörnern eine Milchspeise und übergießt diese mit Honig und zerlassener Butter, so erzielt man die gleiche Wirkung. Wer mit der in einem Sperlingsei enthaltenen Flüssigkeit enthülste Sesamkörner tränkt und damit zusammen

Früchte von Srngataka, Kaseruka und Svayamgupta mit Weizen- und Bohnenmehl, Zucker, Milch und zerlassener Butter zu einem Kuchen backt, wird ebenso potent. Andere Lehrer raten, folgenden Nektar herzustellen: je zwei Pala zerlassener Butter, Honig, Zucker und Süßholz, ein Karsa von Madhurasa sowie ein Prastha Milch. Dieses sechsteilige Getränk ist kräftig und wirkt sich günstig auf Potenz und Lebensdauer aus.

Gleiches gilt von einer Speise aus dem Sud von Satavari, Svadamstra und Melasse sowie aus einer Paste von Pippali und Honig, mit Kuhmilch und Ziegenschmalzbutter vermischt, von der man zu Beginn eines bestimmten Frühlingsmonats täglich genießt. Ebensolche Wirkung haben die folgenden beiden Rezepte: Eine Speise aus den gemusten Früchten von Satavari, Svadamstra und Sriparni wird mit der vierfachen Menge Wasser bis zur richtigen Beschaffenheit gekocht; zu Beginn eines bestimmten Frühlingsmonats genieße man morgens davon. Oder man esse morgens nach dem Aufstehen täglich zwei Pala von einem Gemisch, das zu gleichen Teilen aus Gerstenmehl und aus dem Pulver von Svadamstra besteht. Hierzu gibt es noch folgende Verse:

**Aus dem Ayurveda, aus dem Atharvaveda**
**und aus den Geheimwissenschaften**
**wie auch von kundigen Leuten lernt man**
**die Mittel, welche Liebe fördern.**

**Man gebrauche keine zweifelhaften Mittel**
**oder solche, die den Körper schädigen;**
**nichts, was den Tod zur Folge haben könnte,**
**auch keine Mittel aus unreiner Substanz.**

**Als Frommer folge man den Vorschriften,**
**die von den Kundigen befolgt werden,**
**wie von Brahmanen und von Freunden,**
**und die auch Ärzte nicht verschmähen.**

## ZWEITES KAPITEL

### Wie man verlorene Liebesfähigkeit wiedergewinnt – Wie man seinen Penis vergrößert – Diverse Rezepte

Es kann vorkommen, daß man eine Frau von besonders feurigem Temperament nicht zu befriedigen vermag. Dann muß man bestimmte Hilfsmittel anwenden. Auf alle Fälle reibe man noch vor dem Verkehr die Schamlippen der Frau so lange mit der Hand, bis sie feucht geworden sind. Erst dann nehme man den Beischlaf vor.

Bei einem im Temperament langsamen, nicht mehr jugendlichen, korpulenten und in der Liebe erschlafften Mann führt man die Liebesfähigkeit am besten durch den Mundverkehr wieder herbei.

Hilft auch das nicht oder ist die Frau gar zu temperamentvoll, so wende man künstliche Geschlechtsteile an. Die Anhänger des Babhravya schätzen solche aus Gold, Silber, Kupfer, Eisen, Elfenbein, Büffelhorn, Zinn und Blei. Sie sollen kühlend wirken und die männlichen Aktivitäten stärken. Vatsyayana bevorzugt als Material jedoch Holz und stellt die Forderung auf, daß das künstliche einem natürlichen Glied ähnlich sein muß. Das Kunstglied soll die Ausmaße eines erigierten Penis haben. Vorteilhaft und genußerhöhend ist eine Aufrauhung durch zahlreich angebrachte kleine Höcker, die diesem Dildo das richtige Profil geben. Zusätzlich kann man das Kunstglied mit einer Schnur aus kleinen Perlen umwickeln; dies führt die Bezeichnung Ekacudaka. Ein an der Hüfte befestigter Dildo, der mit festen, rauhen, hodenartigen Kugeln versehen ist, heißt »Panzer« oder »Netz«. Kann man sich einen solchen selbst nicht herstellen, nehme man den röhrenartigen Teil der Flaschengurke oder ein Bambusrohr, das man zunächst mit Öl oder einer Paste bearbeitet, und binde es mit einem Faden an der Hüfte fest. Oder man verwende einen Kranz aus weichem Holz, der mit vielen Myrobalanenkernen versehen ist. Dies sind die äußeren Hilfsmittel, bei denen der Penis also nicht durchbohrt wird.

Einige Autoritäten sind nun der Meinung, daß erst ein durchbohrter Penis das richtige sexuelle

Vergnügen gewährleiste. Daher wird bei den Knaben der in Südindien wohnenden Völker der Penis ebenso durchbohrt wie die Ohrläppchen. Nachdem der Jüngling mit dem Messer einen Einschnitt in seinen Penis gemacht hat, halte er ihn bis zur Stillung der Blutung in Wasser. Um die perforierte Stelle indessen offenzuhalten, übe er die ganze folgende Nacht über Geschlechtsverkehr aus. Am Tag darauf reinige er die Wunde mit geeigneten Abkochungen. Danach umwickle man den Penis mit den Blattrippen vom Rotang und vom Kutaja, damit er im Umfang weiter zunimmt. Zwischendurch reinige man ihn immer wieder mit Süßholz, das mit Honig vermengt ist. Danach vergrößere man das durch den Penis gebohrte Loch mit einem Bleikügelchen und reibe das Glied selbst mit dem Öl des Bhallataka ein.

Ist das Perforationsloch genügend groß geworden und gut ausgeheilt, bringe man in ihm mannigfache, verschieden geformte künstliche Hilfs mittel an, etwa Stifte, die an den Enden kleine Kugeln tragen. Typische Formen sind: das Rundstück, das an einer Seite runde Stück, der »kleine Mörser«, das »Blümchen«, das »Dornenstück«, der »Reiherknochen«, der »Elefantenrüssel«, die »Achterkugel«, das »Bienchen«, das Srngataka und andere. Alle diese Hilfsmittel müssen einerseits eine große Beanspruchung aushalten können und andererseits je nach dem Wunsch und der Neigung der Partner geschmeidig oder rauh sein. So wird verlorene Liebesfähigkeit wieder herbeigeführt.

Welche Möglichkeiten gibt es nun, den Penis, falls es erforderlich ist, zu vergrößern? Man sammle Insekten von den Bäumen und reibe den Penis mit deren Stachelhaaren. Danach salbe man ihn über einen Zeitraum von zehn Tagen hinweg mit Öl. Reiben und Salben werden im Wechsel so lange fortgeführt, bis der Penis eine deutliche Schwellung zeigt. Nun lege man sich auf eine Bettstelle mit dem Gesicht nach unten und lasse das Glied durch ein darin angebrachtes Loch hinabhängen. Natürlich verursacht diese Behandlung zunächst Schmerzen, die man durch kühlende Mittel bekämpft. Man fahre in der beschriebenen Weise fort, bis der Penis die gewünschte Größe erreicht hat. Diese als »stachelhaarerzeugt« bezeichnete Vergrößerung des Gliedes hat den Vorzug, das ganze Leben lang erhalten zu bleiben.

Man kann den Penis auch für eine kürzere Zeit, sagen wir, für die Dauer eines Monats, vergrößern. Dazu verwendet man eine Einreibung aus dem Saft von Asvagandha, der Sabara-Wurzel, Blutegeln, den Früchten der Brhati, frischer Büffelkuhbutter, der Alocasia-Pflanze (dem sogenannten »Elefantenohr«) und der Vajravalli. Kocht man diese Substanzen in Öl und nimmt damit die Einreibung vor, dauert die Vergrößerung des Penis sechs Monate. Dasselbe Resultat zeitigt eine Einreibung oder Beträufelung mit folgender Substanz: Samen vom Granatapfelbaum und der Koloquinthengurke, Valuka und der Saft von Früchten der Brhati, auf kleinem Feuer mit Öl gekocht. Über diese und noch andere Mittel belehre man sich bei den geeigneten Leuten. Wir wollen nun noch einige spezielle Rezepte für besondere Gelegenheiten geben. Wenn man will, daß eine Frau keinen anderen liebt, bestreue man sie mit einem Pulver aus Dornen von Snuhi, das man mit Punarnava, Affenmist und der Wurzel der Langalika vermischt hat.

Es kann aber auch der Fall eintreten, daß die Frau einen ihr widerwärtigen Mann abschrecken und ihm das Wiederkommen ein für allemal verleiden möchte. Dann soll sie ihre Schamlippen mit Pulver von Somalata, Avalguja, Bhrngaraja, Eisen und Ameisen sowie mit dem harzartigen, eingedickten Saft der Früchte des Vyadhighataka und der Jambu bestreichen: Die Leidenschaft eines Mannes, der eine derart präparierte Frau besucht, schwindet mit Sicherheit. Gleiches gilt dann, wenn die Frau in Büffelkuhbuttermilch, vermischt mit den Pulvern von Mistkäfern, Bahupadika und Ameisen, gebadet hat. Eine aus den Blüten von Nipa, Amrataka und Jambu gefertigte und einem Feind beigebrachte Salbe bewirkt dessen Untergang. Mit einer solchen kann man auch Schmuckkränze präparieren. Was tut der Mann, wenn er sich mit einer Frau begatten möchte, diese aber als Typ der Elefantenkuh eine für ihn viel zu weite Scheide hat? Er bereitet eine Salbe aus den weißen Früchten des Kokilaksa, mittels derer sich die Vagina für die Dauer einer Nacht zusammenzieht.

Wenn nun umgekehrt ein kräftig gebauter Mann Schwierigkeiten beim Eindringen in eine Frau vom

Gazellentyp hat, so hilft er sich mit einer Salbe aus Pulvern des weißen und blauen Lotus, des Kadamba-Baumes, des Sarjaka und Sugandha, die mit Honig verrieben wurden; diese Salbe wird die zu enge Scheide in gewünschter Weise erweitern.

Wenn man sein Kopfhaar weiß färben möchte, helfen dabei mit den Milchsäften der Snuhi, des Soma und des Arka sowie den Früchten der Avalguja zubereitete Myrobalanenfrüchte. Eine Waschung mit den Wurzelextrakten von Madayantika, Kutaja, Anjanika, Girikarnika und Slaksnaparni bringt den Haaren ihre ursprüngliche Farbe zurück. Wenn man die weißgefärbten Haare mit einem aus diesen Substanzen sorgfältig gekochten Öl einreibt, erfolgt ihr erneutes Schwarzwerden erst nach und nach. Vermischt man Lack siebenmal mit dem Hodenschweiß eines Schimmelhengstes und bestreicht damit eine Lippe, so wird sie weiß. Madayantika und die anderen mit dieser im Zusammenhang genannten Substanzen stellen den ursprünglichen Zustand wieder her.

Hier folge noch ein Mittel, durch das man eine Frau in seine Gewalt bringt. Man blase auf einer Rohrflöte, daß die ersehnte Frau die Töne hört. Die Flöte muß mit einer flüssigen Lösung aus Bahupadika, Kustha, Tagara, Talisa, Devadaru und Vajrakandaka bestrichen sein.

Will man jemand in den Wahnsinn treiben, so versetze man seine Mahlzeit mit Dhattura-Früchten. Als Gegenmittel kommt verdaute Melasse in Betracht.

Wie macht man einen Gegenstand unsichtbar? Man berührt ihn mit der Hand, die ihrerseits mit dem Kot eines Pfauen bestrichen wurde, der gelbes und rotes Arsenik gefressen hat.

Mit der Asche von Kohlen und Gras sowie mit Öl vermischtes Wasser wird milchfarben. Eiserne Gefäße, die mit Früchten von Sravana und Priyangu, mit Blättern von Haritaka und Amrataka verrieben, bestrichen werden, bekommen Kupferfarbe. Wenn man mit Öl von Sravana und Priyangu eine Lampe anzündet, die einen Docht aus Seide und einer abgestreiften Schlangenhaut hat, erscheinen an der Seite gehaltene längliche Holzstäbe wie Schlangen.

Das Trinken der Milch einer weißen Kuh, die ein weißes Kalb hat, verleiht Ruhm und Lebenskraft. Gleiches gilt von den Segenssprüchen ruhmreicher Brahmanen.

Nun wollen wir den Sinn und Zweck unseres Lehrbuches in einigen Versen zum Ausdruck bringen:

Frühere Lehrbücher zusammenfassend,
nach ihren Vorschriften sich richtend,
ist als Leitfaden dies Kamasutra
mühevoll erarbeitet worden.

Dharma, Artha wie auch Kama
und Vertrauen wie die Welt erschaut,
wer des Kamasutra Wesen kennt,
Ihn blendet nicht die Leidenschaft.

Die hier dargelegten Mittel
zur Steigerung der Leidenschaft
sollen – dies sei hier betont –
immer frei von Mißbrauch bleiben.

Mancher Mensch lobt nur die Praxis;
die Theorie mißachtet er.
Doch alldurchdringend ist die Theorie,
die Praxis aber sieht nur Teile.

Der Sinn des Leitfadens von Babhravya
ist von Vatsyayana erforscht worden.
Dieser hat sodann, getreu den Regeln,
geschaffen dieses Kamasutra.

In keuschem Wandel und Versenkung
hat vollbracht er dieses Werk,
um dem Welttreiben zu nutzen,
doch nicht für bloße Leidenschaft.

Weil befolgt er die Bestimmung
von Dharma, Artha wie auch Kama,
wird der Kenner dieses Lehrbuchs
künftig seine Sinne zügeln.

Wer darin tüchtig ist, der Wissende,
auf Dharma, Artha eifrig schauend,
wird frei von übergroßer Leidenschaft
und hat als Liebender vollendeten Erfolg.

# GLOSSAR

Das Glossar erläutert die im Text der Kamasutra-Übersetzung vorkommenden Sanskrit-Termini und Eigennamen. Es ist in der Reihenfolge des lateinischen Alphabets geordnet.

**Abhira:** Name eines Gebietes im südlichen Gujerat nahe der Mündung der Narbada
**Agnimantha:** eine Pflanzenart, Clerodendrum phlomoides
**Ahalya:** Name einer mythischen Geliebten des Gottes Indra
**Ahicchattra:** Name einer alten Stadt in Rohilkhand: das heutige Ramnagar, westlich von Bareilly in Nordindien
**Amrataka:** eine Mangoart, Spondias mangifera
**Andhra:** das von den Telugu bewohnte Land zwischen den Flüssen Godavari und Krschna im südöstlichen Indien; auch Volksname
**Anga:** Name eines alten Reiches: etwa das heutige West-Bangalen
**Anjanika:** nach dem Kommentar eine schwarze Blume, über die aber sonst nichts bekannt ist
**Arka:** eine Baumart, Calotropis gigantea
**Artha:** zusammenfassende Bezeichnung für materiellen Besitz und irdischen Wohlstand
**Asvagandha:** eine Pflanzenart, entweder die Solanacee Physalis flexuaosa oder Withania somnifera
**Atharvaveda:** Name der vierten und letzten Sammlung des ältesten literarischen Corpus Indiens (vgl. „Älteste indische Dichtung und Prosa", RUB Nr.729, Leipzig 1978, 21981, und „Geschichte der Literatur im alten Indien", RUB Nr.1021, Leipzig 1983)
**Auddalaki:** Nachkomme des Uddalaka (s. dort)
**Avalguja:** eine Pflanzenart, Vernonia anthelminthica
**Avanti:** Name eines alten Reiches nordöstlich des heutigen Bombay mit der Hauptstadt Ujjayini
**Avimaraka:** Name des Titelhelden eines Dramas von Bhasa
**Ayurveda:** Sammelbegriff für die altindische, teilweise bis auf den Veda zurückgehende Heilkunde

**Babhravya:** Name eines Lehrers, der als Autorität auf dem Gebiet der Liebeskunst galt; verfaßte ein Vorläuferwerk des Kamasutra
**Badara:** eine Obstbaumart, Zizyphus jujuba
**Bahlika:** ein im äußersten Nordwesten siedelndes Volk, dessen Wohnsitze sich vom Norden des heutigen Pakistan bis nach Afghanistan erstreckten
**Bahupadika:** einePflanzenart, Mentha longifolia, Minze
**Bali:** in der hinduistischen Mythologie Name eines Dämons, der sich an die Stelle des Gottes Indra setzen wollte, durch den Gott Vischnu aber in die Unterwelt verbannt wurde
**Bhallataka:** eine Pflanzenart, Semecarpus anacardium
**Bhoja:** Name eines alten Reiches in Zetralindien
**Bhrngaraja:** gemeine Ringelblume, Eclipta alba
**Brahma:** ursprünglich Konzeption einer allumfassenden Weltseele; in der Abfassungszeit des Kamasutra Name eines Hochgottes
**Brhaspati:** Name eines bereits in vedischer Zeit verehrten Gottes; galt im Indien der klassischen Zeit als Begründer des (meist vulgarisierten) Materialismus
**Brhati:** eine Baumart, Terminalia bellerica

**Carayana:** Name eines Lehrers, der als Autorität für allgemeine Probleme der zwischengeschlechtlichen Beziehungen galt
**Citralekha:** Name einer Tänzerin
**Citrasena:** Name einer Hetäre
**Coksa:** Name einer sozialen Gruppe, deren Frauen häufig Hetären waren
**Cola:** Name eines Dravida-Reiches im südöstlichen Indien

**Damanaka:** eine Baumart, Artemisia indica
**Dandakya:** Name eines Königs des Bhoja-Reiches in Zentralindien

**Dattaka:** Name eines Lehrers, der als Autorität für Probleme der Prostitution und des Lebens der Hetären galt

**Devadaru:** eine Nadelbaumart, Pinus deodora

**Dharma:** Gesamtheit sowohl der religiösen und moralischen Satzungen als auch der tugendhaften Werke und des moralischen Wandels

**Dhattura:** eine Stechapfelart, Datura innoxia

**Draupadi:** Tochter des Pancala-Königs Drupada, eine wichtige Figur des Epos Mahabharata; war mit fünf Königssöhnen in polyandrischer Ehe verbunden

**Dravida:** Bezeichnung für das südliche, z.T. auch das zentrale Indien und seine Bewohner

**Gandharva:** eine Gruppe von Halbgöttern, vorwiegend in der vedischen Mythologie

**Gandharva-Hochzeit:** Art der Eheschließung, die auf dem Einverständnis beider Partner beruht und vor allem sexuelle Ziele verfolgt

**Gauda:** das heutige West-Bengalen und seine Bewohner

**Ghotakamukha:** Name eines Lehrers; zeigte Mittel und Wege zur Herstellung der ehelichen Verbindung mit einem begehrten Mädchen auf

**Girikarnika:** eine Pflanzenart, Clitoria ternatea, Schmetterlingserbse

**Gonardiya:** Name eines Lehrers, der sich über die Aufgaben und Pflichten einer Ehegattin äußerte

**Gonikaputra:** Name eines Lehrers der Liebeskunst, der sich über die Beziehungen zu den Gattinnen anderer Männer äußerte

**Gramanari:** ein mythischer Ortsname, etwa „Weiberdorf“

**Hallisa:** Tanz der im Kreis sich bewegenden Frauen

**Haritaka:** eine Baumart, Terminalia Chebula

**Indra:** Name des wichtigsten Gottes im frühvedischen Indien

**Jambu:** eine Pflanzenart, Eugenia jambolana

**Kadamba:** eine Baumart, Anthocephalus indicus bzw. Nauclea Cadamba

**Kalinga:** Name eines alten Großreiches im östlichen Indien zwischen Godavari und Mahanadi

**Kama:** Gesamtheit der sinnlichen Freuden; im engeren Sinne der Liebesgenuß

**Karsa:** ein Gewichtsmaß, vermutlich etwa 11 g. Es galten die Relationen: 1 Pala = 4 Karsa; 1 Prastha = 32 Pala

**Kaseruka:** eine Pflanzenart, Scirpus Kysoor

**Kasi:** Name des heutigen Benares

**Khadira:** eine Akazienart, Acacia catechu

**Kicaka:** Name eines Heerführers, der im Epos Mahabharata erwähnt wird

**Kokilaksa:** eine Pflanzenart, Asteracantha longifolia

**Kosala:** ältestes indisches Großreich; lag nordöstlich vom mittleren Ganges

**Kotta:** Name einer alten Stadt im heutigen Gujerat

**Ksirika:** eine Pflanze, wohl die Bamubsart Bambusa arundinacea

**Kucumara:** Name eines Lehrers, der als Autorität für Geheimmittel in der Liebe (Aphrodisiaka und dergleichen) galt

**Kuntala:** Name eines alten Reiches im südwestlichen Indien, das sich vom nördlichen Maisur bis fast in die Gegend des heutigen Bombay erstreckte

**Kurantaka:** eine Pflanzenart, Barleria prionitis, gelber Amaranth

**Kustha:** eine Pflanzenart, Saussurea lappa

**Kutaja:** eine Baumart, Wrightia antidysenterica

**Langalika:** Eine Pflanzenart, entweder Glosiosa superba oder Jussieua repens

**Lata:** Name eines alten Reiches, etwa im Südteil des heutigen Gujerat (westliches Indien) gelegen

**Madayantika:** der Hennastrauch, Lawsonia inermis, vielfach zur Gewinnung eines Färbemittels für Haare und Fingernägel verwendet

**Madhulika:** eine Pflanzenart, Bassia latifolia

**Madhurasa:** eine Pflanzenart, s. Morata

**Madhyadesa:** das „Mittelland“, nämlich das zentrale Nordindien, etwa der heutige Unionsstaat Uttar Pradesh

**Mahadeva:** Beiname des Hochgottes Siva

**Maharastra:** Provinz im westlichen Indien, die auch heute noch diesen Namen trägt

**Maireya:** ein stark gewürzter Branntwein
**Malava:** Name eines Gebietes im Flußbereich des Chenab im West-Panjab (heute Pakistan)
**Malayavati:** Name einer Großkönigin im Kuntala-Reich (s. dort)
**Manu:** Name eines mythischen Sohnes des Gottes Brahman; galt als Stammvater der Menschheit
**Marica:** schwarzer Pfeffer, Piper nigrum
**Morata:** die Blattpflanze Sansevieria Roxburghiana; vgl. Madhurasa

**Naga:** eine Baumart, Mesua Roxburghii
**Nagara:** „Stadt", steht im Kamasutra mitunter für Pataliputra (s. d)
**Nagaraka:** Typ des gebildeten, jungen Städters
**Nandin:** Name eines Anhängers des Gottes Siva; soll ein Vorläuferwerk des Kamasutra verfaßt haben
**Nandyavarta:** eine nicht sicher zu identifizierende Pflanzenart
**Naradeva:** Name eines Königs
**Nipa:** eine Baumart, Nauclea Cadamba

**Paksiki:** bestimmter Typ einer Frau von erotisch ungebundenem Lebenswandel
**Pala:** ein Gewichtsmaß, s. Karsa
**Pancala:** Name eines großen vedischen Volkes; siedelte im zentralen Nordindien südöstlich des heutigen Delhi
**Patalika:** eine Pflanzenart, Cocculus hirsutus
**Pataliputra:** Name der Hauptstadt des Magadha-Reiches, eines der ältesten indischen Großreiche, im jetzigen Unionsstaat Bihar; heute Patna
**Pippali:** eine Pfefferart, Piper longum
**Pithamarda:** im Kamasutra Typ des verarmten, aber gebildeten und kunstbeflissenen Mannes; im altindischen Drama der Begleiter des Helden
**Prajapati:** Name der bedeutendsten abstrakten Gottheit in mittelvedischer Zeit (etwa 9. bis 6. Jh. v.Chr.), galt auch später noch lange Zeit als Schöpfergott par excellence
**Prastha:** ein Gewichtsmaß, s. Karsa
**Priyala:** die Cuddapah-Mandel, Buchanania latifolia
**Priyangu:** eine Hirseart, Panicum italicum
**Punarnava:** eine Pflanzenart, Boerhavia procumbens

**Ravana:** Name eines Dämonenfürsten; sein Raub der Sita (s. dort) ist ein zentrales Thema des Epos Ramayana
**Rgveda:** im engeren Sinne (Rksamhita) Sammlung von 1028 Hymnen, die hauptsächlich an Götter wie Indra (s. dort) und Agni gerichtet sind; ältestes indisches Literaturwerk, etwa um 1000 v.Chr. redaktionell abgeschlossen

**Sabara:** eine Pflanzenart, Symplocos racemosa
**Sahadevi:** eine Pflanzenart, Sida cordifolia oder Vernonia cinerea
**Saketa:** Name einer alten Stadt im nordostindischen Kosala (s. dort)
**Sakuntala:** Name einer himmlischen Nymphe in der altindischen Mythologie, Titelheldin eines berühmten Dramas von Kalidasa
**Sala:** der Sal-Baum, Shorea robusta
**Sarasvati:** Göttin der Eloquenz und Schirmherrin der Künste und Wissenschaften
**Sariva:** eine Pflanzenart, Ichnocarpus frutescens
**Sarjaka:** eine Baumart, Terminalia tomentosa
**Satakarni Satavahana:** Name eines Königs des Kuntala-Reiches (s. dort)
**Satavari:** eine Pflanzenart, Asparagus racemosus
**Simsapa:** eine Baumart mit rotem Holz, Dalbergia sissoo
**Sita:** Name einer Königsgattin, deren Entführung durch den Dämonenfürsten Ravana ein zentrales Thema des Epos Ramayana ist
**Slakschnaparni:** nach dem Kommentar in Kasmir beheimatete, doch nicht zu identifizierende Pflanze
**Snuhi:** s. Vajrasnuhi
**Soma:** im alten Indien und Iran kultisch stark genutzte Pflanze und ihr Saft. Trotz unzähliger Bemühungen ist noch keine botanische Identifizierung beweiskräftig geglückt. Man kommt vielfach wieder auf eine Sarcostemma-Art zurück
**Somalata:** eine Pflanzenart, Ruta graveolens
**Sravana:** eine Pflanzenart, Cardiospermum
**Sriparni:** indischer Flachs, Gmelina arborea
**Srngataka:** eine Pflanzenart, Trapa bispinosa
**Strirajya:** wörtlich: Amazonenreich; Name eines mythischen Königreiches im Norden
**Sugandha:** eine Grasart, Andropogon schoenan-

thus. Doch kann im vorliegenden Zusammenhang auch Schwefel oder Majoran gemeint sein
**Surana:** eine Pflanzenart, Amorphophalus campanulatus
**Surasena:** Name eines alten Reiches im Gebiet von Mathura (Nordindien)
**Surastra:** alte Bezeichnung der Halbinsel Kathiawar im westlichen Indien
**Suvarnanabha:** Name eines Lehrers, der als Autorität für Wissen von den beim Geschlechtsverkehr einzunehmenden Positionen galt
**Svadamstra:** eine Pflanzenart, Pedalium murex oder Asteracantha longifolia
**Svayambhu:** Beiname des Hochgottes Brahma (s. dort)
**Svayamgupta:** eine Pflanzenart, Mucuna prurita, Juckbohne
**Svetaketu:** Sohn des Uddalaka (s. dort), berühmter Lehrer und Philosoph der Upanischaden-Zeit; lebte um 600 v.Chr., soll ein Vorläuferwerk des Kamasutra verfaßt haben

**Tagara:** eine aromatische Pflanze, Tabernaemontana coronaria
**Talisa:** eine Tannenart, Abies Webbiana
**Tamala:** die wohlriechenden Lorbeerblätter von Cinnamomum tamala

**Uddalaka:** berühmter materialistischer Philosoph und Lehrer eines großen Schülerkreises; mit ihm tritt die Philosophie in Indien in ihr eigentliches geschichtliches Stadium ein
**Usiraka:** eine Grasart, wahrscheinlich Andropogon muricatus

**Vaca:** eine Pflanze mit aromatischer Wurzel, Acorus calamus
**Vajrakandaka:** eine Wolfsmilchart, Euphorbia antiquorum
**Vajrasnuhi:** eine Wolfsmilchart, Euphorbia neriifolia oder E. antiquorum
**Vajravalli:** eine Pflanzenart, Heliotropium indicum
**Valuka:** eine Pflanzenart, Cucumis utilissimus
**Vanavasa:** Name eines alten Reiches östlich der Konkan-Küste bis zur Tungabhadra, umfaßte also große Teile der Waldgebirge in den West-Ghats
**Vanga:** Name eines alten Reiches in Bengalen: etwa das heutige Bangla Desh
**Varna:** Bezeichnung der vier sozialen Hauptgruppen im alten Indien. Dazu gehörten die Brahmanen (Priester), Kschatriyas (Krieger, Träger der politischen Macht), Vaisyas (arische Bauern, Handwerker, Kaufleute), Sudras (meist aus der vorarischen Bevölkerung durch kollektive Unterjochung hervorgegangene Heloten). Die Varnas entstammen der vedischen Ära, hatten also die Autorität der Tradition für sich. In der Entstehungszeit des Kamasutra waren sie jedoch schon weitgehend verblaßt
**Vatsagulma:** Name eines alten Reiches im Dekhan, das Teile des späteren Berar umfaßte
**Vidarbha:** Name eines bedeutenden Reiches im Dekhan, im wesentlichen das spätere Berar
**Vidari:** eine Pflanzenart, Hedysarum gangeticum oder Ipomoea paniculata
**Vidusaka:** im Kamasutra wie auch im altindischen Drama Typ des wenig gebildeten, aber gutmütigen Spaßvogels
**Vita:** im Kamasutra Typ des guten, wenngleich nicht vermögenden Ehemannes, der aber auch in der Gesellschaft geschätzt wird; im altindischen Drama ein gebildeter, doch abhängiger Höfling
Vyadhighataka: eine Pflanzenart, Cathartocarpus fistula

## NACHWORT

# DAS KAMASUTRA UND SEINE LEHREN

Asketen und Heilige treten vielfach als die Schöpfer von Werken der altindischen Literatur hervor, die in der Tat zu einem großen Teil religiösen Charakter hat. Dennoch schweigt sich die Literatur der alten Inder von Anfang an keineswegs über die geschlechtliche Liebe aus. Schon in der ältesten Hymnensammlung, im Rgveda aus der zweiten Hälfte des 2. Jahrtausends v.Chr., findet sich der Lobpreis der Liebe. Der im Kern ebenso alte, wenngleich später redigierte Atharvaveda enthält einige recht drastische Liebeszauber. Daß reiche Nachkommenschaft als ein Segen gilt, wird in der epischen Literatur mit gleichem Nachdruck hervorgehoben wie in den Gesetzbüchern des Brahmanismus.

Zwischen dem 9. und 4. Jahrhundert v.Chr., das heißt in mittel- und jungvedischer Zeit, entstand ein umfangreiches Schrifttum, das mit dem Opferritual zusammenhing und sich demzufolge vorwiegend auf astronomische, geometrische, phonetische, metrische, grammatikalische und anatomische Fragen bezog. Aus ihm entwickelten sich in nachvedischer Zeit die eigentlichen Lehrbücher (Sastra). Einzelne Gebiete wie Politik und Diplomatie, Human- und Veterinärmedizin, Ackerbau, Architektur, Edelsteinkunde und eben nicht zuletzt die Erotik wurden nun systematisch erörtert, so daß sich eine reiche wissenschaftliche Literatur herausbildete. Leider hielt sie die einheimische Tradition lange Zeit für weniger wertvoll als die ältere Hymnen- und Ritualliteratur; sie ist daher minder gut überliefert worden, vieles dürfte für immer verlorengegangen sein. Um so bedeutsamer ist es, daß ein solches grundlegendes Werk wie das Kamasutra erhalten geblieben ist.

Die Geschichte der altindischen Liebeslehren reicht bis in mythische Zeiten zurück. Den Mythen ist zu entnehmen, daß die Götter Brahman beziehungsweise Prajapati zuerst die Liebeskunst verkündet haben. Aus dieser Legende geht so viel hervor, daß es regelrechte Lehrbücher sehr wahrscheinlich schon in der vedischen Ära gegeben hat. Eine umfangreiche Abhandlung ist offenbar in spätvedischer Zeit von Svetaketu Auddalaki verfaßt worden. Auszüge daraus hat später Babhravya Pancala, den Vatsyayana zu Beginn seines Werkes ausdrücklich erwähnt, in sieben Hauptteilen niedergelegt. Diese wiederum wurden in der Folgezeit einzeln von – wir würden heute sagen – Spezialkennern bearbeitet, so daß das eigentliche Grundwerk fast verlorenging. An die Leitgedanken des alten Werkes hat schließlich Vatsyayana angeknüpft und eine neue Zusammenfassung gegeben. Es steht also außer Frage, daß Mallanaga Vatsyayana (so lauten sein persönlicher und sein – gebräuchlicherer – Sippenname) das Kamasutra als selbständiger und alleiniger Autor geschaffen hat. Allerdings fußt er dabei, wie gesagt, auf den Leistungen seiner Vorgänger, die er zu Wort kommen läßt, wenn er eine von seiner Auffassung abweichende Meinung referiert, oder aber, wenn er einen eigenen Standpunkt durch die Autorität eines anderen unterstreicht. Von sich spricht er, gewissermaßen sich selber zitierend, zumeist in der dritten Person.

Dem Kamasutra folgen verschiedene ähnlich orientierte beziehungsweise weiter spezialisierte Werke. Von ihnen hat das „Geheimnis der Liebeskunst" (Ratirahasya) des Kokkoka (wohl 12. Jahrhundert), ein Werk der Kunstdichtung, große Berühmtheit erlangt. Die sonstige hierher gehörende Literatur vermag einem Vergleich mit dem Kamasutra nicht standzuhalten.

Als literarisches Werk seines Genres und seiner Zeitstellung behauptet das Kamasutra den Rang der Einmaligkeit. Eine Gleichsetzung mit dem chinesischen „Kin P'ing Me" ist nicht nur unzutreffend, weil zwischen den beiden Werken eine Zeitspanne von mindestens einem Jahrtausend liegt, sondern weil das Kamasutra sich als Lehrbuch der zur Lebenskunst gehörenden Liebeskunst dem Wesen und der Form nach auch grundlegend vom chinesischen Sittenroman unterscheidet, der vor den Folgen ausschweifenden Wandels warnen will. Eine außerindische Parallele zum Kamasutra ergibt sich am ehesten zur „Ars amatoria", wenn man von deren offenkundig gegen den offiziellen Ton der Zeit gerichteten Tendenz absieht. Doch kann es keinem Zweifel unterliegen, daß das Kamasutra inhaltlich reicher, im Aufbau systematischer und in der Diktion ernsthafter und sachlicher als jenes Werk des Ovid ist.

Ein weithin ausgeprägter Sinn für Erotik und körperliche Schönheit führte in Indien zur Schöpfung bedeutender Werke der bildenden Kunst und sogar zur Herausbildung beziehungsweise Ausprägung mystisch-religiöser Kulte. So gehen sowohl die weltberühmten Skulpturen von Khajuraho, Bhubaneshwar und Konarak wie auch die Mystik des Tantrismus (1. Jahrtausend) auf die Vorstellungswelt des Kamasutra zurück. Im Gegensatz dazu finden sich im Buddhismus sowie in verschiedenen Lehren des Brahmanismus (teilweise sehr stark ausgeprägte) Tendenzen zur Askese und Weltentsagung, die mit deutlicher Ablehnung der Sexualität einhergehen. Doch wird dies mit dem Weltlichkeitsstreben der letzteren, das der Erlösung von irdischen Banden entgegenwirkt, begründet, nicht aber mit einem ihr etwa anhaftenden Odium des Vulgären. Die früher verbreitete Auffassung, die altindische Erotik und ihr Schrifttum seien obszön und pornographisch, hat heute als überwunden zu gelten. Im Prozeß der Kulturgeschichte war Pornographie gewöhnlich eine Reaktion auf asketische, sexuelle, antierotische Bestrebungen. Zwar war das alte Indien von solchen Tendenzen keineswegs frei, doch hatten diese keine organisierte staatliche oder kirchliche Gewalt hinter sich, so daß sie sich nicht zu einem die Gesellschaft knebelnden Zwang auswachsen konnten.

Das Leben des Menschen dient nach einer in Altindien verbreiteten Morallehre dem Streben nach einem dreifachen Ziel (Trivarga), nämlich nach dem Guten (Dharma), dem Nützlichen (Artha) und dem Angenehmen (Kama). Unter Kama im engeren Sinn ist die Liebeslust zu verstehen. Insofern nahm Erotik und Sexualität im alten Indien in weder positiver noch negativer Hinsicht eine Sonderstellung ein. In der Trivarga-Lehre des Hinduismus steht die Liebe an Bedeutung hinter religiöser Tugendhaftigkeit und irdischem Besitzstreben nicht zurück. Dabei ist Kama zunächst allgemein der lustbetonte Bezug der fünf Sinne auf ihre entsprechenden Objekte. Im weiteren Sinne ist Kama sodann der Sinnesgenuß par excellence: der Liebesgenuß. Das entsprechende Hauptwerk, in dem das Wesen und die verschiedenen Weisen der Liebe systematisch dargelegt werden, ist kein anderes als eben das Kamasutra.

Das Kamasutra vertritt mit Entschiedenheit die in Europa bis ins 20. Jahrhundert hinein schamhaft unterdrückte Lehre, daß sexuelle Befriedigung für das Wohlbefinden des Menschen von unabdingbarer Wichtigkeit ist. Gegner dieser Auffassung gab es allerdings auch im mittelalterlichen Indien. So unterstellte der idealistische Philosoph Madhusudana Sarasvati dem Autor des Kamasutra eine materialistische Haltung und meinte, daß man das Werk, das weit davon entfernt ist, Liebe als etwas bloß Physisches zu verstehen, zur Medizin (Ayurveda) rechnen müsse. So wie es Richtlinien für das erfolgreiche Streben nach Artha und Dharma gab, wollte auch Vatsyayana sein Buch als praktischen Leitfaden aufgefaßt wissen. Denn ein Optimum an Genuß sei nur dann zu gewinnen, wenn Kama regelrecht als Disziplin erlernt werde. Dieses Studium – und das verdient besonders betont zu werden – ist Sache beider Geschlechter, denn nicht etwa der Mann allein soll der Liebesfreuden teilhaftig werden: Auch Frauen, in erster Linie die Prinzessinnen und die Töchter hochgestellter Beamter, also nicht etwa nur die Prostituierten, sollen die Liebe als Kunst erlernen. Ausdrücklich wird der Frau zugebilligt, daß auch sie die erotische Initiative ergreifen darf. Der Mann hat beim Liebesakt auf die körperliche Konstitution der Frau angemessen Rücksicht zu nehmen und seine Position danach einzurichten. Er soll nicht Herr, freilich ebensowenig Diener sein; vielmehr sollen beide Partner einander auszeichnen. Wie hoch überragt Vatsyayana damit viele seiner im strikten Patriarchalismus befangenen Zeitgenossen!

Um sowohl den Frauen wie den Männern den Weg zu sexueller Erfüllung zu weisen, beschreibt Vatsyayana systematisch und sorgfältig die Arten der geschlechtlichen Stimulierung und Befriedigung sowie die sich hierzu empfehlenden Kohabitationspositionen. Erst fast zwei Jahrtausende später ist die Bedeutung der letztgenannten von abendländischen Autoren erkannt worden (etwa von Th. H. van de Velde in seinem Werk „Die vollkommene Ehe, eine Studie über ihre Physiologie und Technik", Leipzig und Stuttgart 1927, in dem er unter anderem unter der Bezeichnung „Synousiologie" eine Beschreibung und Bewertung dieser Positionen bietet). Alle von Vatsyayana gegebenen Vorschriften – und dies ist wiederum hoch einzuschätzen – sind frei von Dogmatismus, betont er doch selbst, daß eine Vorschrift nicht ohne weiteres aus sich heraus Autorität besitzt. Insgesamt ergibt sich als eine Grundmaxime des Kamasutra, daß sich in der Liebe – besonders in physischer Hinsicht – gleich zu gleich gesellen soll. Ein weiteres, hoch zu würdigendes Grundprinzip ist die Hervorhebung der Selbstbeherrschung. Vatsyayana tritt nachdrücklich für humanes und gegen animalisches Verhalten ein. Sadistische Praktiken lehnt er ab; stets fordert er Rücksichtnahme gegenüber der Frau, weshalb er den Coitus inversus für Schwangere, Wöchnerinnen und Menstruierende verbietet. Wie sehr ihm Zügellosigkeit verhaßt ist, ersieht man nicht zuletzt daraus, daß er am Schluß seines Buches nochmals vor blinder Leidenschaft warnt. Er selbst habe, so betont er, das Werk in geistiger Konzentration (Samadhi) und keuschem Wandel (Brahmacarya) verfaßt. Diese Feststellung erinnert an den bekannten Satz des Marcus Valerius Martialis „Lasciva est nobis pagina, vita proba est" (unzüchtig ist unsere Buchseite, doch unser Leben ist sittsam).

Die Rücksichtnahme auf Konstitution und Selbstwertgefühl der Frau ist für Vatsyayana in einem Maße kennzeichnend, daß es sich aus moralphilosophischer Sicht verbiete, ihn eines egoistischen Hedonismus zu zeihen. Sein Ziel ist vielmehr, den nach Dharma und Artha strebenden Menschen zu helfen, daß sie ihr Leben durch Kama abrunden und dadurch glücklich werden. Damit erweist sich Vatsyayana als Verfechter eines humanistisch orientierten Eudämonismus.

Höchstes Glück der geschlechtlichen Vereinigung von Mann und Frau setzt nach Vatsyayanas Überzeugung ein partnerschaftliches Verhältnis in der Lieber voraus, ein Anspruch, der auf ein gleichberechtigtes Miteinander der Geschlechter zielt. Im weiteren erweist sich der Kamasutra-Autor jedoch durchaus als Kind seiner patriarchalischen Zeit, leitet er doch aus der biologisch motivierten Überlegenheit des Mannes dessen sozialen Vorrang ab. Die von Vatsyayana vertretene Gesellschaftslehre entspricht im wesentlichen den damals herrschenden Auffassungen des Brahmanismus. Deren Grundkonzeption ist das sogenannte Varna-Asrama-System, durch das die soziale Position eines jeden Individuums zu jedem Zeitpunkt seines Lebens geregelt wurde. Die Zugehörigkeit zu einem bestimmten Varna (Brahmane, Krieger, Handwerker/ Kaufmann/ Bauer, Helot mögen hier als die etwas generalisierten Charakteristika der vier Grund-Varnas genannt werden) gab die Basis für die gesellschaftliche Stellung eines Menschen ab. Je nach seiner Altersgruppe befand er sich zudem in einer der vier sogenannten Lebensstufen (Asrama), die das Verhalten und die Tätigkeit des einzelnen näher bestimmten.

Zu einem kultivierten Liebesleben, wie Vatsyayana es vorgeschwebt hat, gehörten Wohlhabenheit, Jugend, Bildung und ein bestimmtes Maß an Fertigkeiten. Vatsyayana wendet sich daher nicht an einen bestimmten Varna, sondern in der Hauptsache an einen Menschentyp, den er als Nagaraka bezeichnet. Leider gibt es dafür im Deutschen kein passendes Äquivalent; alle Übersetzungen wie „Stutzer“, „Lebemann“ oder „Elegant“ sind nur Notbehelfe und vermitteln zu Unrecht den Beigeschmack des Negativen. Der Nagaraka repräsentierte aber nicht eine Schicht von übersättigten, dekadenten Wollüstlingen, sondern vielmehr den Typ des gebildeten, sich seiner Jugendkraft freuenden Mannes, der zugleich ein Stadtbewohner war. Wir erfahren zahlreiche Details über die Hauseinrichtung der Nagarakas, ihr äußeres Erscheinungsbild, ihre künstlerischen Neigungen und ihre Vergnügungen, die von Picknicks im Mondschein bis zur Konzerten und Gartenfesten reichten.

Die Rolle, die der Familie und speziell der Frau im Kamasutra zugewiesen wird, ergibt sich aus den Bedingungen in den Jahrhunderten um und nach der Wende des ersten Jahrtausends v.Chr., als sich in weiten Gebieten Indiens die Urgesellschaft auflöste und eine Epoche mit qualitativ neuen Merkmalen anbrach. Dies bedeutet das Aufkommen der Warenproduktion, des Geldes, der Territorialstaaten und nicht zuletzt der Familie in der Form der patriarchalischen Großfamilie. Zur Zeit des Vatsyayana hatte sich der Patriarchalismus so gut wie vollständig durchgesetzt. Gegenüber extremen, intoleranten Haltungen sieht der Autor des Kamasutra sich zu der Feststellung veranlaßt, daß ihm die Frau in gleicher Weise als Mensch gilt, wie der Mann, was eine nüchterne und sachliche Information über ihr Los als Prostituierte und Haremsinsassin nicht ausschließt. Sie hat im Kamasutra keinen Status inne, der so weit heruntergekommen ist, daß sie erst Prostituierte werden muß, um sich als Frau verwirklichen zu können. Die Prostitution hatte sich in dem Maße, wie die Frau in der Ehe darauf beschränkt wurde, erbberechtigte Kinder zur Welt zu bringen, nach dem Ermessen ihres Mannes eine oder mehrere Nebenfrauen dulden und im übrigen für die Bedienung des Gatten, für Kindererziehung und Hauswirtschaft dasein zu müssen, als eine Einrichtung entwickelt, die das Leistungsverhältnis zwischen Mann und Frau auf ein reales Geldverhältnis zurückführte. Allerdings war die Frau dabei gezwungen, ihre legitimen „bürgerlichen“ Rechte preiszugeben. Vatsyayana unterscheidet strikt zwischen den Ganika (Hetären) und Rupajiva, den gewöhnlichen, ihren „Lebensunterhalt mittels des Körpers verdienenden“ Dirnen; erstere standen an gesellschaftlicher Wertschätzung ihren athenischen Kolleginnen der Perikles-Zeit in nichts nach. Der sechste Hauptteil des Kamasutra ist dank der umfassenden, realistischen Abhandlung über die Prostitution für unser Wissen über deren Entwicklung und Geschichte von erstrangiger Bedeutung.

Alle noch so reichhaltigen kulturgeschichtlichen Informationen, die das Kamasutra bereithält, hängen gewissermaßen in der Luft, wenn sie nicht in den Ablauf der indischen Geschichte eingeordnet werden können. Nun ist es aber eine Eigenart der indischen Literaturgeschichte, daß Lebensdaten von Autoren oder Entstehungsdaten ihrer Werke nur sehr spärlich mitgeteilt werden. In vielen Fällen müssen wir uns mit der Erkenntnis der relativen Chronologie zufrieden geben, und auch diese ist keineswegs immer gesichert. So sind auch bezüglich des Kamasutra zahlreiche und teilweise höchst scharfsinnige Überlegungen angestellt worden, um seine Entstehungszeit zu ermitteln. Man hat dazu sowohl literaturgeschichtliche Indizien als auch solche aus der politischen Historie Indiens und angrenzender Länder herangezogen. Faßt man alle diese

Quellen und Hinweise zusammen, so kommt man zu dem Schluß, daß das Kamasutra im 3. Jahrhundert, und zwar vermutlich in dessen zweiter Hälfte, entstanden sein dürfte.

Ähnlich vage sind die Auskünfte, die über den Autor des Kamasutra gegeben werden können. Viele der Angaben, die Vatsyayana über die Bewohner – insbesondere die Frauen – in verschiedenen indischen Provinzen macht, beziehen sich auf die Landstriche zwischen Rajputana im Nordwesten und Konkan, einem Küstenstreifen im Südwesten Indiens. Daraus kann man nicht schlußfolgern, daß der Autor diese Gegenden persönlich gekannt haben muß; nach Lage der damaligen Reisemöglichkeiten kann es gar nicht anders gewesen sein, als daß viele, vielleicht sogar die meisten seiner Angaben nicht auf persönlicher Kenntnis, sondern auf Berichten anderer beruhen. Dennoch ist es sehr wahrscheinlich, das das Kamasutra im Westen des indischen Subkontinents verfaßt worden ist.

In der Art der Durchführung seiner Thematik ist Vatsyayana ein Erbe seiner Traditionen. Die schon in den vedischen Prosaschriften, den Brahmanas, so verbreitete Neigung zum Klassifizieren und Systematisieren ist auch bei unserem Autor voll ausgeprägt. Einem Lehrbuch kommt diese Tendenz natürlich zustatten; daher paaren sich im Kamasutra Sachkenntnis und Genauigkeit. Eine Neigung zur Pedanterie kann der Verfasser dabei nicht immer verbergen. Anstoß daran genommen haben allenfalls die damaligen Benutzer des Werkes; wir hingegen werden um der Ausführlichkeit der Quellen willen gern auch eine solche Neigung in Kauf nehmen.

Der höchst eigentümliche Stil des Kamasutra wurzelt in der jungvedischen Literatur. Besonders für die Leitfäden des Opferrituals, aber auch für andere alte Kompendien zur Grammatik, Etymologie, Metrik usw. hatte sich ein eigener, nämlich der sogenannte Sutra-Stil dadurch entwickelt, daß die Prosa der Brahmanas sich zu außerordentlich gedrängter, mitunter geradezu änigmatischer Kürze verdichtet hat. Für einen Leitfaden ist ein solcher Stil also wohl geeignet. Zudem mildert er entschieden jegliche laszive Wirkung, die von dem einen oder anderen Sujet des Kamasutra ausgehen könnte. Wird dem Leser doch bedeutet, daß man diesen Leitfaden nicht als Unbeteiligter studieren kann und daß man der Macht der Liebe schon mit seiner Lektüre huldigt. Dennoch haben die durchaus gefälligen Verse (Sloka), in die die Kapitelschlüsse gewöhnlich münden, mehr einen didaktischen Zweck, als daß sie poetischen Reiz ausüben.

Um der erwähnten, in Altindien verbreiteten Neigung zum Klassifizieren genügen zu können, bedurfte Vatsyayana einer entsprechenden Materialbasis. Er hat sein Werk daher enzyklopädisch angelegt. Ein bekanntes Beispiel für diese enzyklopädische Grundhaltung ist die Aufzählung von nicht weniger als 64 „Künsten" und Fertigkeiten, deren Beherrschung für einen in der Liebeskunst Erfahrenen vorausgesetzt wird. Das Prinzip der Liebeskunst als einer Seite, die zu kultivierter Lebensart gehört, bezieht ein, daß die Partner nicht nur ihre Technik vervollkommnen, sondern daß sie auch alle denkbaren, mit den 64 „Künsten" umschriebenen geistigen und manuellen Anlagen ausbilden. Zweifellos wird damit ein Persönlichkeitsideal postuliert, das in seinem weitreichenden Anspruch kaum zu verwirklichen ist.

Das Gesamtwerk besteht aus 1250 kurzen Abschnitten, die wie jenes die Bezeichnung Sutra führen. Diese Textmasse ist unterteilt in sieben Hauptteile (Adhikarana) und 36 Kapitel (Adhyaya). Statt der Kapitel findet man auch eine Einteilung in 64 beziehungsweise 67 Abschnitte (Prakarana), die jedoch weniger gebräuchlich ist. Um also eine Textstelle innerhalb des Kamasutra zu bezeichnen, führt man drei Ziffern an: eine römische für die Adhikaranas und zwei arabische für die Adhyaya und das Sutra. In unserer Ausgabe haben wir um der flüssigeren Lesbarkeit willen auf die Kennzeichnung der Sutras verzichtet und kommen daher mit zwei Zahlenangaben aus.

Das erste Adhikarana enthält eine Inhaltsübersicht und Bemerkungen zu allgemeinen Fragen. Erörtert wird das gegenseitige Verhältnis der drei Trivarga-Kategorien Dharma, Artha und Kama. Von kulturhistorischem Interesse sind hier besonders die Hygienevorschriften und die Bemerkungen über den Moralverfall der buddhistischen Nonnen. Das zweite Adhikarana ist speziell dem Geschlechtsverkehr gewidmet. Hier finden sich Betrachtungen über die Vorzüge und Nachteile der einzelnen Beischlafstellungen wie auch über die Besonderheiten der Küsse. Das dritte Adhikarana enthält Betrachtungen über Brautwerbung und Hochzeit. Die Rolle, die einer verheirateten Frau zukommt, berührt das vierte Adhikarana, während das Verhalten des Ehemannes zu den Gattinnen anderer Männer Gegenstand des fünften Adhikarana ist. Dieser besonders interessante Hauptteil lehrt – wiederum in der sachlichen Diktion eines Leitfadens – eine Reihe von Verführungskünsten; außerdem gibt er aber auch Hinweise dafür, wie sich der Ehemann schützen kann, selbst zum Hahnrei gemacht zu werden. Noch bedeutsamer ist das folgende sechste Adhikarana, dessen Thema die Prostitution ist. Hier werden die verschiedenen Arten und Gruppen von Hetären und die von ihnen angewandten Methoden zur Bereicherung ausführlich geschildert. Das siebente Adhikarana schließlich enthält „Geheimrezepte" für die Stimulierung der Libido se-

xualis und der Wollust, wobei Kosmetik, Medizin und Magie eine bunte Mischung eingehen. Eine medizinisch-naturwissenschaftliche Durchforschung dieses Hauptteils wäre durchaus lohnend, sind doch manche der hier aufgeführten Substanzen (Stechapfelalkaloide; Hennafarbe) noch heute im Gebrauch.
Schon aus dieser flüchtigen Skizzierung des Inhalts des Kamasutra ergibt sich, daß das Werk neben dem sexuologischen Aspekt eine wertvolle Materialquelle für Geschichte, Soziologie, Psychologie und Medizin darstellt. Für bestimmte spezifische Fragen wie etwa die Geschichte der Prostitution ist das Kamasutra eine Quelle von einzigartiger Bedeutung.
Wie schon der Name sagt, weist das Kamasutra den aus jungvedischer Zeit übernommenen sogenannten Sutra-Stil auf, der für Werke verwendet wurde, die nicht als Einführungen oder Kompendien für den Laien gedacht waren. Vielmehr wendeten sie sich an den bereits der Materie Kundigen, dem sie eine mnemotechnische Stütze, gewissermaßen eine Direktive sein wollten. Es war dies also eine Lektüre für den die Grundlagen des jeweiligen Faches im großen und ganzen eingeweichten Kenner.
Aus dem Gesagten ergibt sich, daß das Werk für den heutigen Leser nur schwer erschließbar ist. Wie fast alle Sutras würde sich auch das Kamasutra ohne die Zuhilfenahme von Kommentaren unserem Verständnis über weite Strecken hinweg entziehen. Der wichtigste Kommentar unseres Lehrbuches führt den Namen Jayamangala und wurde von Yasodhara Indrapada verfaßt. Beim Studium des Kamasutra ist er ein wertvolles, ja unentbehrliches Hilfsmittel, und dennoch dürfen wir auch ihm nicht kritiklos folgen .Da er im 13. Jahrhundert verfaßt wurde, liegen zwischen ihm und dem Werk, das er kommentiert, immerhin tausend Jahre. Zudem gibt es im Kamasutra nicht wenige Stellen, die der Kommentator nicht oder unzureichend erklärt; überhaupt wird der Kommentar gegen Schluß des Werkes immer spärlicher, lückenhafter und problematischer. Besonders die im siebenten Hauptteil enthaltenen zahlreichen speziellen Termini sind uns auch heute noch nicht alle verständlich.
Die hier vorgelegte Übersetzung hat das Ziel, dem Leser den eigentlichen und vollständigen Sinn des Kamasutra zu erschließen. Dazu war es erforderlich, den Sutra-Stil durch behutsame Auflockerung modernen Lesegewohnheiten anzupassen. Alle in der Übersetzung vorkommenden Sanskrit-Begriffe sind im Glossar erklärt.
Möge die hier vorgelegte Ausgabe des Kamasutra gleichermaßen als Kritik am Philistertum wie am Europazentrismus verstanden werden, und möge sie dem Leser verdeutlichen, daß uns auch der altindische Menschen- und Liebeskenner Vatsyayana aus geschichtlicher, kritischer Distanz bei der Aufrichtung eines humanistischen Verständnisses von Liebe und Sexualität Wesentliches zu sagen hat.

Klaus Mylius

Bildquellen: Peter Blachian, München; Lance Dane, Bombay; Prince of Wales Museum of Western India, Bombay; National Museum, New Delhi; Victoria and Albert Museum, London; Victor Lownes, London; School of Oriental and African Studies, London; the World of Indian Miniatures, Tokio; da einige Vorlagen nicht eindeutig zugeordnet werden können, werden berechtigte Honoraransprüche selbstverständlich abgegolten.



Herstellung und Organisation: Dr. Christian Zentner, München
Umschlag und Layout: Paul Zentner
DTP: Petra Obermeier, München
ISBN: 3-907194-01-2